临床常见疾病护理要点与告知

主编　陈艳　孙伟　邵明芳　张琨　庞凤美　陈永花

天津出版传媒集团

天津科学技术出版社

图书在版编目（CIP）数据

临床常见疾病护理要点与告知 / 陈艳等主编. -- 天
津：天津科学技术出版社，2023.7
ISBN 978-7-5742-1411-8

Ⅰ. ①临… Ⅱ. ①陈… Ⅲ. ①常见病－护理学 Ⅳ.
①R47

中国国家版本馆CIP数据核字（2023）第134599号

临床常见疾病护理要点与告知
LINCHUANG CHANGJIAN JIBING HULI YAODIAN YU GAOZHI
责任编辑：梁　旭

出　　版： 天 津 出 版 传 媒 集 团
　　　　　 天津科学技术出版社
地　　址：天津市和平区西康路35号
邮　　编：300051
电　　话：（022）23332369（编辑部）
网　　址：www.tjkjcbs.com.cn
发　　行：新华书店经销
印　　刷：天津印艺通制版印刷股份有限公司

开本 787×1092　1/16　印张 21.5　字数 450 000
2023年7月第1版第1次印刷
定价：70.00元

编委会名单

主 编

陈　艳　枣庄市立医院
孙　伟　枣庄市市中区人民医院
邵明芳　枣庄市峄城区人民医院
张　琨　枣庄市妇幼保健院
庞凤美　台儿庄区运河街道社区卫生服务中心
陈永花　枣庄市市中区人民医院

副主编

张　彭　枣庄市中医医院
常新婧　枣庄市中医医院
吴远玲　枣庄市立医院
颜　峰　枣庄市立医院
姜冰青　枣庄市妇幼保健院
刘海芹　枣庄市立医院
罗蓓蓓　山东国欣颐养集团枣庄中心医院
杨　娜　山东国欣颐养集团枣庄中心医院
赵　珍　山东国欣颐养集团枣庄中心医院
王　曹　山东国欣颐养集团枣庄中心医院
秦萍萍　山东国欣颐养集团枣庄中心医院
赵　静　山东国欣颐养集团枣庄中心医院
杨春丽　山东国欣颐养集团枣庄中心医院
孟静雨　山东国欣颐养集团枣庄中心医院
许纯纯　山东国欣颐养集团枣庄中心医院
陈水莲　山东国欣颐养集团枣庄中心医院

目 录

第一章　医院护理组织管理

第一节　护理管理体制及组织结构

一、护理部管理体制

县和县以上的医院应设护理部,实行院长领导下的护理部主任负责制。三级医院实行护理部主任—科护士长—护士长三级管理,二级医院实行总护士长—护士长二级管理。

二、护理管理组织结构

300 张病床以上有条件的三级医院设专职护理副院长,可兼任护理部主任,另设副主任 1~2 名,可设干事 1 名;500 张病床以上的三级医院设护理部主任 1 名,副主任 1~3 名,病区、门急诊及手术部根据工作任务及范围可设科护士长及护士长;二级医院设总护士长 1 名,可设干事 1 名。病房、门急诊、手术部、消毒供应中心设护士长。护理部主任(总护士长)、副主任由院长聘任,科护士长、护士长由护理部主任提名、院长聘任。

护理部下设若干委员会,如护理持续质量改进委员会(包括门诊和急诊管理组、病房管理组、基础和危重症护理组、护理文件书写管理组、医院感染管理组、手术部组、消毒供应中心组等),教学及继续医学教育委员会,科研委员会。各委员会根据其工作特点制订职责范围、工作内容、工作程序以及考核标准等。

第二节　护理部管理职能

护理管理职能是实现管理目标的重要保证,护理管理目标的制订和实现过程,是通过护理管理者运用管理职能对管理对象施加影响和进行控制的过程。

一、计划职能

计划职能是护理管理职能中最基本的职能,是管理的重要环节。计划能使决策具体化,使管理者在工作前有充分的准备。计划要通过科学的预测、权衡客观需要和主观可能,针对未来一段时间内要达到的目标和有待解决的问题进行组织安排,制订实施方案,合理使用人力、财力、物力和时间,确保目标的完成和问题的解决(详见本章第三节)。

二、组织职能

组织是实施管理的手段，是为了实现目标对人们的活动进行合理的分工和组合、合理的配备和使用资源。管理者必须通过组织管理对各要素和人员在系统中的相互关系进行合理、有效的组织，才能保证计划的落实和目标的实现。

组织工作主要有以下内容。

1.按照目标要求合理地建立组织机构和人员配备。

2.按照业务性质进行分工，确定各部门的职责范围。

3.确定各级管理人员的职责和权力。

4.为了保证目标的实现和工作的顺利进行，须制订有效的规章制度，包括考核、晋升、奖惩等制度。

5.建立信息沟通渠道，及时反馈各部门的信息。

6.对各级护理人员进行培训。

三、领导职能

领导是对组织(或群体)内的部门或个人的行为施加影响，以引导实现组织目标的过程。领导的本质是处理人际关系，通过沟通联络等方式影响组织或群体中的每一个成员，促使大家统一认识，使他们自觉地和有信心地为实现组织目标而努力奋斗。领导者要为下属提供发挥自身潜能的机会，协调好组织成员的个人需要与组织效率之间的关系。

四、控制职能

控制职能是对实现计划目标的各种活动及规定的标准进行检查、监督和调节。即发现偏差时及时采取有效的纠正措施，使工作按原定计划进行。每一种活动都是由各要素有机地组成并且有着极为复杂的内部联系和外部联系的，尽管在制订计划时要尽可能地做到全面、细致、周密，制订出切实可行的方案，但在管理过程中还会出现预料不到的情况，同时各种活动要素及其相互间也会存在一些事先预测不到的变化。因此，在计划实施的过程中，一旦发生偏差就要通过控制职能进行调节，必要时可调整计划，确保目标的实现。

控制的基本步骤如下。

1.确定标准　标准是衡量成效的依据，是体现各项工作计划方案的预期效果和达标依据。

2.衡量成效　将实际情况与预期目标相比较，通过检查获取大量信息，以了解计划执行的进度和目标实施过程中的偏差。

3.纠正偏差　偏差是指实际工作状态与目标标准的偏离程度。纠正偏差主要是对已经或可能发生的偏差及时采取纠正和防范措施，如调整计划、修改指标、更换人员或改变措施等，以保证目标的实现。

五、创新职能

护理管理者的创新职能就是为达到护理学科进步的目的，适应外部环境和内部条件的发展而实施的管理活动。管理活动的创新要求管理者首先具备观念上的超前意识和理论上的超前跨越,辅以组织结构和管理体制上的改革创新,以保证整个组织采用新技术、新设备和新方法,最终达到技术进步、学科发展和管理效能的提升。

第三节　护理管理程序

护理管理程序包括确定目标、制订计划、实施方案、信息的反馈处理及控制协调、评价与总结等基本步骤。

一、确定护理管理目标

护理管理目标是指护理部的各级组织运用行为科学理论,在一定时期内通过有效的管理方法和活动所要达到的目的。护理部必须根据医院整体目标,结合本部门的实际情况制订近期和远期目标。

(一)确定护理管理目标的意义

1.确定护理管理目标有助于建立和健全护理管理制度、确定管理内容、改进和选择有效的管理方法。

2.护理管理目标是各级护理人员的行动准则、工作指南和努力方向,对护理管理起着规范和促进作用。

3.护理管理目标既可鼓励广大护理人员的参与,充分发挥个人力量和潜能,激励创造性,又可促进管理者和被管理者双方互动,为实现目标而共同努力。

4.护理管理目标可用于客观地评价护理管理者的管理能力及工作优劣,还可作为评价护理管理质量的依据。

5.护理管理目标是现代管理的需要,对实现科学管理、提高护理管理质量起着积极的促进作用。

(二)确定护理管理目标的原则

1.整体性　确定目标须从护理管理的整体效益出发,考虑目标体系的整体性和一致性。护理部在制订护理目标时,应根据医院的整体目标,从医院的整体利益出发,指导各基层护理单元的护士长依据护理部的总体目标制订本部门及个人的工作目标,使基层护理单元的目标与总体目标相一致,才能更好地发挥整体功能。

2.先进性　先进性表现在开拓创新上,使目标具有竞争性。目标必须通过竞争和努力才能实现。

3.量力性　确定目标一定要从实际出发,量力而行。首先要从护理人员的数量和素质、现有的设备和设施、可能提供的经费、医疗技术力量以及其他可变因素考虑,全面分析内、外环境的影响,然后再确定目标的高低。既要防止唾手可得,又要防止高不可攀,目标过高可使群众丧失信心和竞争力。

4.应变性　为适应客观环境的动态变化,在确定护理管理目标时不仅要考虑目标的连续性和稳定性,还要考虑目标的灵活性和应变性,以便根据客观条件的变化随时调整管理目标。

5.可测性 制定目标要尽量做到具体化和数量化,对难测定的目标可分等级限定或用文字描述,如医德医风、服务态度等目标可用文字具体描述达标要求。

6.因地制宜 应根据各部门的特点和具体情况确定目标,以确保目标的实现。如神经外科与妇产科疾病的严重程度不同,在确定陪伴率时应有所区别。

(三)确定目标的方法和步骤

1.提出问题、确定重点 这是确定目标的第一步。提出的问题应反映护理管理中的关键问题、未来的发展方向、患者的要求、护理部门或本病房、本部门迫切需要解决的问题等。护理骨干对所提出的问题进行充分讨论、对比分析,判明主次缓急,再交群众讨论后确定重点。

2.草拟目标预案 根据确定的重点问题,拟定若干预案,供择优选用。

3.评价和选择目标预案 在骨干初步商议的基础上广泛征求群众意见,预案经过多方评议后,根据预案中的目标价值、预期成效及目标的可行性选出最佳目标预案。

4.目标综合论证和修订 目标综合论证和修订是指护理管理者根据医护人员和患者的信息反馈,结合我国卫生方针政策对目标进行全面分析,在分析的基础上重新修订目标,删除预案中不切合实际、不符合政策及可行性差的部分,使目标趋于完善。

5.确定重点目标 目标预案确定和修订后,还必须根据主次选出重点目标,对重点目标的实施应给予较大的人力、物力支持。

二、制订护理管理计划方案

计划是确定目标后整个管理工作的前提,是管理工作的重要环节。计划能使决策具体化,使管理者有充分的准备,以便应对。通过计划能合理地使用人力、财力、物力和时间,使人们的活动沿着既定的方向和目标前进。

(一)计划的种类

计划按时间可分为长期计划、中期计划和短期计划。按计划作用的范围可分为全面工作计划和单项工作计划。

1.长期计划 一般期限为3~5年,通常也称为长期规划,是预测医院发展趋势的行动规划。护理部上层管理者既要制订短期计划,也要制订长期规划。长期规划应带有战略性、持续性,时间较长。因此,要有弹性或调整的余地,使其能依据客观情况的变化进行调整。

2.中期计划 一般为2~3年,可根据计划目标来确定时间长短。

3.短期计划 一般期限为1年,按月、季度、年度制订计划。短期计划应以中、长期计划为指南,并与中、长期计划目标相呼应。但是短期计划多不具有弹性,不论是组织结构、达标标准、时间、措施,都力求具体明确,便于实施。

(二)制订计划的程序

在计划制订前首先应该收集资料,分析和预测未来的发展趋势、需求和可能的结果,在评估自身的优势和劣势的基础上确定目标,提出多个可行性方案,再通过论证选择最佳方案并组织实施。

(三)制订计划的依据

1.医院及护理部的总体目标和任务。

2.本部门的任务和护理发展的需要。

3.本部门的实际情况,如人员数量、素质、技术水平等。

4.社会需求,如社区对医疗护理和家庭护理的需求等。

5.上年度计划实施的反馈信息和客观评价。

6.任务时限的要求。

(四)制订计划的内容

计划应按照5个"W"、1个"H"的内容制订。

1.要做什么?(What to do it?) 这是要明确所要进行的护理活动及要求。如专科护士的培训要根据专科护理的特点和当前亟须解决的问题,在众多的专科中确定首先要举办哪一类专科护士培训班。如目标确定为重症监护病房(ICU)护士,则计划就要针对ICU的工作特点制订培训大纲。

2.为什么要做?(why to do it?) 这是要明确制订计划的原因和目的,使计划执行者了解实施此项计划的目的和意义,便于贯彻实施。如举办ICU专科护士培训班,其原因是ICU的患者病情危重、复杂,技术性强,护士必须通过培训才能胜任此项工作。因此,在制订大纲时必须结合其特点和ICU护士的实际需要,使培训达到预期的效果。

3.何时去做?(When to do it?) 这是要明确计划实施和结束的时间,以便进行有效的控制,以达到预期目的。

4.何地去做?(Whereto do it?) 即在何处实施此项任务,确定计划实施的场所和地点。在确定计划实施的场所时必须充分评估计划实施的环境和条件,分析其有利条件和不利因素,做到防患于未然,保证计划的实施。

5.由谁去做?(who to do it?) 即确定由哪个部门或由谁来承担此项任务,包括责任者或协助者。在确定部门或承担人时要考虑任务的性质、难易程度、承担人的个性特点和能力,以促使计划的顺利完成。

6.如何去做?(How to do it?) 如何去做则要在仔细调查研究、分析的基础上制订实施计划的具体措施和方法,在制订措施时必须注意措施要具体,方法要切实可行,要合理地安排人力、物力、时间等。

(五)制订计划的要求

1.应根据已确定的目标制订计划,计划应具有科学性。

2.制订计划前应进行调查研究,结合本单位或本部门的实际情况充分评估人力、物力、财力和时间等因素。

3.力求计划周密细致、措施具体,有可测性和可操作性。

4.计划要有弹性,便于应变。

5.长期计划要分阶段,任务分配要合理。

三、实施护理管理计划方案

召集有关人员研究方案,熟悉内容及实施方案的具体措施,落实责任者的职责,对可能出现的潜在问题应有估计并预先做好安排。方案在正式实施前可先试行,在试行过程中及时发现问题并予以纠正,以增强方案的适用性和可靠性。在方案实施中要求各级管理者和执行人员各尽其责,按计划程序实施并建立信息反馈系统及各级人员联络制度,定期检查方案实施情况。

检查方法如下。

1.全程督促实施 此方法贯穿于方案实施的全过程,对方案实施中的每一个步骤均要监督。

2.定期检查 一般由医院或护理部组织人员按月、季度、年度检查各科计划方案实施情况。

3.不定期抽查 这种方法易于了解真实情况,如护士长不定时查问,抽查护理人员坚守岗位及制度执行情况。

4.目标评价 通过自我评定、民主评定、考核等方法评价目标实现的进程和程度。

5.自我测评 通过自我测评激励下属发挥自身潜在能力,把方案执行与自我实现结合起来,自觉地实施方案。

四、信息反馈

信息反馈是实施计划方案的重要环节,各级护理管理者要做好目标管理,必须有一个高效的信息反馈系统,才能及时协调和修正护理计划实施中出现的问题,保证护理管理目标的实现。

(一)信息反馈的渠道

1.来自患者及社会的信息 护理部(基层护士长)通过与患者及患者家属的沟通,了解他们及社会对护理工作的需求。

2.医院内部上、下级之间的信息反馈 如下级对上级制定的目标、任务的安排和要求等方面的意见、请示、汇报、建议等以及各科室间的信息交流。

(二)信息反馈的要求

信息反馈是对决策的正确性、计划的合理性和方案实施的可行性的评价。因此,信息反馈要做到以下几点。

1.及时 反馈信息必须迅速、及时地反映护理管理计划方案实施的进度、动态变化及目标的可行性,以便及早地发现问题,做出相应的调整和处理。

2.准确 必须客观现实地反馈信息,才能作为控制、协调的依据。

3.适用 必须按规定要求有针对性地反馈有关信息,以适应控制的需要。

4.广泛 广泛地收集有关人员和有关渠道的信息,全面地评价方案实施的可行性。

(三)反馈信息的处理

对收集到的信息按照信息的内容、性质或来源进行分类,以便筛选和综合分析。经过分析各类信息,删去不确切和无关的部分,采用正确可靠的信息作为管理调控的依据,以修订计划实施方案。

五、控制、协调、评价与总结

(一)控制、协调的程序

控制、协调是管理过程中的一个重要环节,控制一方面对正在执行中的计划进行检查,排除可能出现的阻碍和干扰;另一方面是对护理管理系统运行中的信息反馈进行验证,以纠正可能出现的偏差,提高运行效能。协调是对护理管理系统中的诸多程序和环节进行理顺和调整,力求运行同步,共同为实现目标而完成各自的任务,以达到预定的目标。

1.制订标准 标准是衡量绩效的依据,也是体现各项计划方案的预期效果是否达标的依据。

2.衡量绩效 方案实施过程中须适时用已定的标准来评价和计量实际的工作绩效。

3.纠正偏差 偏差是指实际工作状态与目标标准的偏离程度,纠正偏差主要通过调整计划、修改指标、更换人员或改变措施等方法解决。

(二)评价成效(工作效率的评价)

评价是计划目标管理控制的重要内容,工作效率的评价应从时间、工作量指标、工作效果、效益与效率等方面进行评价,通过评价来促进管理方法的改善和计划目标的有效实现。

1.时间效率的评价应从时间分配、利用和计划安排上进行评价。

2.工作量指标是根据预定单位时间内的工作量来评价其完成目标的效率。

3.工作效果、效益和效率三者不可分割,效果和效益不仅是量的体现,也具有质的含义,是评价工作效率的客观依据。在评价计划的实施和成果时,还要注意客观求实、科学定量,防止主观片面。

(三)总结

总结是对前一段工作的回顾,应根据整体方案和具体计划提出总结提纲,抓住几个主要问题进行重点总结,找出其内在的规律性。

总结的内容包括以下几点。

1.完成任务的情况、数量和质量。

2.找出存在的问题,并分析其原因。

3.总结经验和吸取教训。

4.提出改进措施,使护理管理按照 PDCA(即计划、实施、检查、处理)循环规律,周而复始,以螺旋式的方式逐步提高。

(陈艳 孙伟 邵明芳 张彭 颜峰)

第二章 护理部文档管理

第一节 护理部文档管理要求

1.指定专人负责护理部文档管理,明确职责,确保护理部文档资料的齐全、完整。

2.护理部文档收集的范围除"文档管理"规定的内容外,还应注意对易流失的零星材料的收集。

3.护理部文档应分类登记,建立索引,分卷、分档存放,并根据年度装订成册。

4.护理部文档应定点存放,标识清晰。所有的文档资料不得丢失、涂改。

5.护理部文档借阅时应办理借阅手续并督促借阅人按期归还。

6.有条件的医院可利用计算机按上述要求进行护理部文档管理。

第二节 护理部文档管理内容

一、医院护理组织结构图及护理管理组织运行图

根据医院护理管理组织体系制订护理组织结构图及护理管理组织运行标准图。

二、全院护理人员名册

全院护理人员名册包括部门、科室、姓名、性别、出生年月、政治面目、民族、籍贯、学历、在学情况、毕业院校、毕业时间、参加工作时间、职称、取得现职职务、任职时间、身份证号、职业证号、调动时间等(以上内容可根据情况增减)。

三、护理部年度工作目标及计划

年度计划、季度安排、月重点及完成任务情况。

四、全院护理人员技术档案

全院护理人员技术档案包括护理人员的基本情况、学历、学位、职称、个人经历、进修情况、继续医学教育项目(省市以上)、社会兼职、业绩(论文、科研、奖惩等),具体可参照下列内容建档。

1.简历 包括姓名、性别、毕业时间、毕业学校、学制、学历、学位等,应粘贴照片。

2.技术职称和职务 职称、晋升及职务任职时间。

3.奖惩情况 何时受过何种奖励或处罚。

4.考核情况 各阶段的理论、技术操作、专科技能及外语考试成绩。

5.外出学习进修情况　在何时何地参加何种学习,附进修单位的鉴定表及进修结束时的考试成绩等。

6.论文情况　发表时间、期刊或会议名称、发表或交流论文题目等(包括论文或综述)。

7.著作时间、著作名称、出版地及出版社等。

8.科研、技术革新　时间、课题成果名称、证书或专利或获奖证明复印件。

9.学术团体　学术团体名称、任职时间、任何职务等。

通过护理人员技术档案的建立与资料积累,可以对护理人员的业务情况做出比较全面的鉴定,为晋职、晋级、奖惩、任用提供依据。

五、各级护理人员培训资料

1.各年资培训大纲。按职称或学历制订分层培训大纲,并根据临床要求及时修改、补充。

2.岗前、岗位培训计划及考核标准。

3.各级护理人员考核成绩(理论和技术操作)。

(1)理论、技术操作考核汇总表(半年、年终考核、参加人数、平均分数、达标率)。

(2)各年度试卷、技术操作原始资料及综合分析资料。

六、护理个案查房及质量查房有关资料

七、护理持续质量改进有关资料

护理持续质量改进有关资料包括检查项目、质量标准、分值、存在问题、得分、结果反馈。

八、夜班护士长交班记录

夜班护士长交班记录的重点包括医院动态(24h)、危重患者抢救情况、重大突发事件等。

九、护理缺陷管理有关资料

1.护理缺陷管理有关制度。

2.科室护理缺陷报告表。

3.护理缺陷登记、综合分析及整改措施。

4.院级护理缺陷讨论记录。

十、临床教学、进修及科研相关资料

(一)临床教学管理有关资料

1.临床教学组织结构。

2.教学老师聘任条件、职责及考核标准。

3.护生(即护理实习生)的实习大纲、实习守则及名册。

(二)进修护士管理有关资料

1.进修护士的管理有关规定。

2.进修护士应具备的条件。

3.进修护士的学习要求。

4.进修护士的培训计划。

(三)科研有关资料

科研有关资料包括科研立项、成果登记及经费管理。

十一、医院风险管理有关资料(风险应急预案及防范措施)

根据管辖范围及专科特点,制订各种应急预案程序及培训记录。

十二、护士长手册

护士长手册包括以下内容。

1.年度护理部工作计划。

2.年度科工作计划。

3.年度病房工作计划。

4.每季度科工作重点。

5.每月计划与实施情况。

6.每季度护理工作小结。

7.护士长个案查房记录。

8.护士长质量检查记录。

9.缺陷管理记录。

10.满意度调查分析。

11.护士考核记录。

12.护士考勤表。

13.年业务学习计划。

14.业务学习有关记录。

15.科研、继续医学教育及外出学习情况。

16.护理论文登记。

17.好人好事登记。

18.接受锦旗或表扬信及对护理工作满意度调查记录。

1 9.年护理工作总结。

十三、护士长会议记录

护士长会议记录包括科护士长会议、护士长会议记录。

十四、护理部协调、评价、总结记录

十五、奖惩资料

奖惩资料主要采用复印件。

十六、全院护理活动记录(包括大事记)

十七、医院护理部管理相关制度

(孙伟 邵明芳 张琨 吴远玲)

第三章 护理行政管理规章制度

第一节 护理部工作制度

1.护理部有健全的领导体制，在主管院长领导下实行三级管理，对科护士长、护士长进行垂直管理，或实行总护士长与护士长二级管理体制。

2.根据医院整体目标，结合临床医疗和护理工作情况制订护理工作计划，包括年度计划、季度计划、月工作重点，并认真组织落实及进行年终总结。

3.建立健全各项护理管理制度、疾病护理常规、操作规程及各级护理人员岗位职责。

4.护理部负责全院护理人员的聘任、调配、奖惩等有关事宜。

5.加强对外交流活动，拓宽管理思路，使护理管理工作不断创新。

6.制订持续质量改进的工作计划，以定期检查和抽查的形式开展多种护理质量管理活动，达到持续质量改进的效果。

7.建立护理不良事件报告体系，以促进护理质量、安全管理体系的持续改进。

8.健全科护士长、护士长的考核标准，定期考评，择优竞聘。

9.护理部定期组织护理查房，对各病区的质量管理进行重点检查，协助临床解决实际问题。

10.定期召开护理部、科护士长、护士长及全院护士大会。

11.做好与院内相关部门的协调工作，保证临床科室工作的顺利进行。

12.全面实施以患者为中心的护理服务理念，每季度进行住院患者、门诊患者满意度调查，每半年进行出院患者满意度调查并对调查结果进行分析，提出整改对策。

13.组织全院护士进行多种形式的业务学习，如个案查房、技能培训、读书报告等，并定期进行考核，将成绩纳入技术档案。

14.制订各类人员（护生、进修护士、在职护士等）教学或培训1计划及落实措施。

15.组织护理科研及新技术推广工作。

第二节 护理查房制度

1.护理查房要有组织、有计划、有重点、有专业性，通过护理查房针对患者病情提出护理问题，制订护理措施并针对问题及措施进行讨论，以提高护理质量。

2.护理查房要结合临床实际介绍新技术、新业务的进展，注重经验教训的总结，通过查房解决实际护理问题，促进临床护理技能及护理理论水平的提高。

3.护理查房可采用多种形式，如质量查房、个案查房、危重疑难病例讨论等。

4.三级管理体制的医院护理部主任查房每季度不少于一次，科护士长每2个月进行护理大查房一次，护士长每个月进行护理查房一次。二级管理体制医院护理部主任查房每2个月一次。

5.查房前要进行充分的准备（如质量查房前进行预查房，个案查房前选择适宜病例，查房前查阅有关资料并做好个案报告）并提前通知参加人员及查房内容。

6.各级管理者应对整个查房过程给予指导并进行质量监控，评价查房效果，制订改进措施。

第三节　护理缺陷管理制度

1.各科室建立差错、事故登记本。

2.差错事故发生后，要积极采取补救措施，以减少或消除不良后果。

3.发生差错后责任人应立即向护士长报告，根据差错性质，由护士长逐级向上级领导报告其发生原因、经过、后果，并做好登记。

4.登记时应将日期、时间、患者姓名、床号、诊断及差错经过、性质、原因分析、整改措施、责任者填写清楚。

5.发生严重差错事故的有关记录、检验报告及造成事故的药品、器械均应保留，不得擅自涂改或销毁，必要时保留患者的标本以备鉴定。

6.差错事故发生后按情节及性质组织科室人员进行讨论，分析原因以提高认识，并酌情予以处理。

7.护理部或科室应定期组织护理人员进行讨论，分析差错、事故发生的原因，并提出防范措施。

8.发生差错或事故的个人如有不按规定上报或有意隐瞒等行为，事后经领导或他人发现后，应按情节给予严肃处理。

9.差错事故每月填写报表上报护理部。

第四节　护理人员培训制度

1.对每年聘用的护理专业毕业生或调入护士应实施岗前培训，时间为1~2周。培训结束后进行考核，考核成绩纳入护理技术档案。

2.护理中专毕业6年内、专科毕业3年内、本科毕业1年内应进行规范化培训，定期进行考试，达到护师水平。

3.护师以上职称的人员应进行继续医学教育，以新理论、新技术、新知识、新方法为主要培训内容。护师每年必须完成国家继续医学教育规定的20学分，中级以上职称者应完成25学分。

4.护理部定期组织全院性业务学习，以更新知识、开拓思路。

5.护理部定期组织业务技术短期培训班，以提高护理人员的专科技能和知识。

6.护理部根据专科护理要求，有计划地选派护理骨干外出进修、学习，提高专科技能。

7.护士长应针对本科专业特点，组织护士（师）的专科理论及技术操作的培训1、业务学习及护理查房，定期进行考试、考核，以提高专科护理水平。

（邵明芳 张琨 庞凤美 罗蓓蓓）

第四章 各级护理管理者的职责

第一节 护理副院长职责

1.在院长领导下,负责全院护理管理。应以加强护理管理和提高护理质量为目的,把护理工作纳入医院领导的议事日程,加强指挥,团结护理人员,协调各部门的关系,以保证护理管理目标的实现。

2.严格执行有关医疗护理法规,指导护理部行使对全院护理工作的行政和业务管理职能。

3.根据全院工作整体目标和工作任务,结合医院护理部的具体情况,领导护理部制订护理工作长远规划和近期计划,督促、指导护理部组织实施并定期检查总结。

4.负责全院护理人事安排、业务培训、技术考核、教学、进修等工作。提出晋升、任免、奖惩意见,有计划地培养一支德才兼备的护理队伍。

5.定期参加护理查房,了解护理管理系统的运行情况,及时采取改进措施,确保护理目标的实现和各项任务的完成。

6.负责领导护理科研工作,审定科研课题,确定实施方案并组织实施。积极创造条件,帮助解决科研工作中的实际问题,以出成果、出人才。

7.领导护理人员努力钻研业务,学习先进经验并积极引进新业务、新技术。

8.负责审批护理部的物资申请、设备购置及计划更新。

9.负责制订全院护理常规及质量标准。确定排班原则,督促护理部严格落实各级护理人员的岗位职责、遵守各项工作制度及操作规程。

10.促进护理学科的发展,注重人才培养,有计划地安排护理人员到国内、国外进修学习。

11.定期听取护理部汇报,组织各级护理管理者分析影响护理质量的因素,提出改进措施。

第二节 护理部主任(副主任)职责

一、护理部主任职责

1.在院长及主管副院长的领导下,负责医院护理行政、护理业务(质量)、护理教学、护理科研等管理工作。

2.严格执行有关医疗护理的法律、法规及安全防范等制度。

3.制订护理部的远期规划和近期计划并组织实施,定期检查总结。

4.负责全院护理人员的调配,向主管副院长及人事部门提出聘用、奖惩、任免、晋升意见。

5.教育各级护理人员培养良好的职业道德和业务素质,树立明确的服务理念,敬业爱岗、无私奉献。

6.制订各级护理人员的培训目标和培训计划,采取多渠道、多种形式的业务技术培训,定期进行业务技术考核。

7.组织制订护理常规、技术操作规程、护理质量考核标准及各级护理人员的岗位职责。积极开展护理科研和技术革新,积极引进新业务、新技术。

8.负责护生、进修护士的教学工作,创造良好的教学条件和实习环境,督促教学计划的落实,确保教学质量。

9.护理部定期召开护士长会议,部署全院护理工作。定期总结分析护理缺陷,提出改进措施,确保护理持续质量改进。

10.定期进行护理查房,组织护理会诊及疑难病例讨论,不断提高护理业务水平及护理管理质量。

11.制订护理突发事件的应急预案并组织实施。

二、护理部副主任职责

护理部副主任可参照护理部主任的职责,并在护理部主任的领导下,按分工履行相应的职责。

第三节　科护士长职责

科护士长是护理指挥系统中的中层骨干力量,在护理部主任及科主任的共同领导下,负责全科护理工作。包括护理组织管理和业务技术管理;培养提高护士长的业务水平和管理能力;协助解决科内护理工作中的疑难问题;对全科的护理管理、护理质量、教学、科研工作进行指导;定期与科主任研究改进科内工作;对本科突然发生的问题应及时进行协调处理,使全科护理工作得以顺利进行。

1.根据护理部的年度工作计划,结合本科的实际情况制订全年工作计划并组织实施。

2.注重护理人员综合素质的提高与培养,包括职业道德和业务技术。组织全科护理人员的业务学习,提高护理人员扎实的基础理论、专科知识和精湛的业务技术。要求各级护理人员严格执行技术操作规程,自觉遵守各项规章制度。

3.组织护理查房(质量查房和个案查房)、护理会诊、疑难病例讨论。

4.深入病房参加晨会交接班,检查护理各岗责任制落实情况及危重患者的护理并给予必要的指导。对复杂的新业务和新技术应亲自参与实践并进行指导。

5.培养护理人员树立以患者为中心的服务理念,运用护理程序积极开展整体护理并督促指导护理计划的实施。

6.组织安排护生和进修护士的临床实习,督促并指导护士长或教学老师按照教学大纲制订教学计划,定期检查落实情况。

7.随同科主任查房,了解护理工作中存在的问题并及时加以解决。

8.组织安排所管辖科室护理人员的轮转和临时调配。

9.经常检查差错事故的隐患,及时采取有效措施做到防患于未然。一旦发生事故及严重差错应立即向上级汇报,及时组织讨论,查找原因,吸取教训并提出处理意见及改进措施。

10.及时传达护理部的决议和指示精神,督促护士长认真贯彻落实并及时总结经验。

11.每半年小结一次全科护理工作,年终总结全年工作和制订下一年度的工作计划并向护理部作书面汇报。

12.关心所管辖科室护理人员的思想、工作、学习和生活情况。加强思想教育工作,明确服务理念,提高护理人员的爱岗敬业精神,树立良好的服务态度和认真负责的工作作风。

13.制订本科室护理突发事件的应急预案并组织实施。

第四节　护士长职责

一、门诊部护士长职责

1.在护理部主任或门诊部主任的共同领导下,负责门诊部及其所管辖各科室的护理行政及业务管理,督促检查护理人员及卫生员的岗位责任制完成情况。

2.根据医院和护理部的总体目标,确定本部门的护理工作目标,制订计划并组织实施,定期总结。

3.负责护理人员的分工、排班及调配工作。

4.认真落实各项规章制度和技术操作规程并督促检查,严防差错事故的发生。

5.督促护理人员做好消毒隔离工作,防止医院内交叉感染。

6.经常对护理人员进行职业道德教育,不断提高护理人员的职业素质和服务质量。

7.关心下属的思想、工作和生活,帮助他们解决实际问题,充分调动各级人员的积极性。

8.负责物品、药品的管理,做到有计划地领取,合理使用,妥善保管。

9.协调沟通医护患、后勤及辅助科室的关系,经常听取意见,不断改进工作。

10.制订门诊突发事件的应急预案并组织实施。

11.组织并督促护士完成继续医学教育计划。

12.根据季节做好疾病预防和卫生宣教工作。

二、急诊科护士长职责

1.在护理部主任及急诊科主任的领导下,负责本科室的护理行政及业务管理。

2.根据医院和护理部的工作目标,确定本部门的护理工作目标,制订计划并组织实施,定期总结。

3.组织安排、合理配备各岗护理人员,以保证抢救工作的顺利进行。

4.经常巡视、督促、检查各岗工作,亲自参与大型抢救及复杂技术指导,把好质量关。

5.认真落实各项规章制度和技术操作规程,严防差错事故的发生。

6.负责各类物品、药品的管理,做到计划领取,在保证抢救工作的前提下做到合理使用,避免浪费。

7.各种仪器抢救设备做到定期测试和维修,保证性能良好,便于应急使用o

8.组织护理人员进行业务学习和抢救技术的训练,以提高急诊护士的抢救技术水平。

9.组织安排护生和进修护士的临床实习,督促教学老师按照教学大纲制订教学计划并定期检查落实情况。

10.经常对护理人员进行职业道德教育,不断提高护理人员的职业素质和服务质量。

11.督促护理人员及卫生员保持环境卫生,做好消毒隔离工作,防止医院感染。

12.督促护理人员做好观察室工作,做到密切观察病情,及时治疗及护理。

13.关心下属的思想、工作和生活,帮助他们解决实际问题,充分调动各级人员的积极性。

14.协调沟通医护患、后勤及辅助科室的关系,经常听取意见,不断改进工作。

15.制订急诊突发事件的应急预案并组织实施。

16.组织并督促护士完成继续医学教育计划。

三、病房护士长职责

1.在护理部主任及科主任的领导下,负责病房的护理行政及业务管理。

2.根据医院和护理部的工作目标,确定本部门的护理工作目标,制订计划并组织实施,定期总结。

3.科学分工,合理安排人力,督促检查各岗位工作完成情况。

4.随同科主任查房,参加科内会诊、大手术和新开展手术的术前讨论及疑难病例的讨论。

5.认真落实各项规章制度和技术操作规程,加强医护合作,严防差错事故的发生。

6.参加并指导危重、大手术患者的抢救工作,组织护理查房、护理会诊及疑难护理问题讨论。

7.组织护理人员的业务学习及技术训练,引进新业务、新技术,开展护理科研。

8.经常对护理人员进行职业道德教育,不断提高护理人员的职业素质和服务质量。

9.组织安排护生和进修护士的临床实习,督促教学老师按照教学大纲制订教学计划并定期检查落实情况。

10.督促护理人员及卫生员保持环境卫生,做好消毒隔离工作,防止医院感染。

11.负责各类物品、药品的管理,做到计划领取。在保证抢救工作的前提下,做到合理使用,避免浪费。

12.各种仪器、抢救设备做到定期测试和维修,保证性能良好,便于应急使用。

13.协调沟通医护患、后勤及辅助科室的关系,经常听取意见,不断改进工作。

14.关心下属的思想、工作和生活,帮助他们解决实际问题,充分调动各级人员的积极性。

15.制订病房突发事件的应急预案并组织实施。

16.组织并督促护士完成继续医学教育计划。

四、手术部护士长职责

1.在护理部主任及科主任领导下,负责手术部的护理行政及业务管理。

2.根据医院和护理部的工作目标,确定本部门的护理工作目标,制订计划并组织实施,定期总结。

3.根据手术部的任务和护理人员的具体情况,科学安排,合理分工,密切配合医师完成手术任务。

4.认真执行规章制度和技术操作规程,严防差错事故的发生。

5.要求各级人员严格遵守无菌技术操作原则,做好切口愈合情况的统计分析工作。

6.组织护理人员业务学习及技术训练,引进新业务、新技术,开展护理科研。

7.经常对护理人员进行职业道德教育,不断提高护理人员的职业素质和服务质量。

8.组织安排护生和进修护士的临床实习,督促教学老师按照教学大纲制订教学计划并定期检查落实情况。

9.负责各类物品、药品的管理,做到计划领取。在保证抢救工作的前提下做到合理使用,避免浪费。

10.各种仪器、抢救设备做到定期测试和维修,保证性能良好,便于应急使用。

11.督促护理人员及卫生员保持环境卫生,做好消毒隔离工作,防止医院感染。

12.督促护理人员认真留置标本,及时送检。

13.组织并督促护理人员完成继续医学教育计划。

14.协调沟通医护患、后勤及辅助科室的关系,经常听取意见,不断改进工作。

15.关心下属的思想、工作和生活,帮助他们解决实际问题,充分调动各级人员的积极性。

16.制订手术部突发事件的应急预案并组织实施。

17.按规定接待参观人员,确保医疗安全。

五、消毒供应中心护士长职责

1.在护理部主任的领导下,负责消毒供应中心的行政及业务管理。

2.根据医院和护理部的工作目标,确定本部门的护理工作目标,制订计划并组织实施,定期总结。

3.科学分工,合理安排人力,督促检查各岗工作完成情况。

4.认真执行各项规章制度和技术操作规程,加强与临床科室的沟通与合作,严防差错事故的发生。

5.负责医疗器械、护理用物及敷料的领取、制备、灭菌、保管及供应。

6.组织护理人员的业务学习及技术训练,引进新业务、新技术。

7.开展技术革新,改进操作程序,提高工作效率。

8.经常对护理人员进行职业道德教育,不断提高护理人员的职业素质和服务质量。

9.实行下送、下收并做好回收物品的处理,做好消毒隔离工作,防止医院感染。

10.经常深入临床科室听取意见,不断改进工作。

11.组织并督促护理人员完成继续医学教育计划。

12.关心下属的思想、工作和生活,帮助他们解决实际问题,充分调动各级人员的积极性。

13.制订消毒供应中心突发事件的应急预案并组织实施。

六、夜班总护士长职责

1.在护理部领导下,负责夜间全院护理工作的组织领导。

2.掌握全院危重、新入院、手术患者的病情、治疗及护理情况,解决夜间护理工作中的疑难问题。

3.检查夜间各病房护理工作,如环境的安静、安全,抢救物品及药品的准备,陪伴及作息制度的执行情况,值班护士的仪表、服务态度。

4.协助领导组织并参加夜间院内抢救工作。

5.负责解决临时缺勤的护理人员调配工作,有权协调科室间的关系。

6.督促检查护理人员岗位责任制落实情况。

7.督促护理人员认真执行操作规程。

8.书写交班报告,并上交护理部,重点问题还应做口头交班。

(张琨　庞凤美　陈永花　杨娜)

第五章 护理质量管理

护理质量是护理工作的核心，是护理管理的重点。护理质量高低不仅取决于护理人员的素质和技术质量，更直接依赖于护理管理水平，尤其是护理质量管理的方法。强化质量管理意识、持续进行科学有效的质量改进是为患者提供安全、优质、高效的医疗护理服务的重要保证。

第一节 概述

一、基本概念

1.护理质量 护理质量是指护理工作为患者提供护理技术和生活服务的效果及满足患者对护理服务的一切合理需要的特性总和，即患者对护理效果满意程度的高低。护理质量直接反映了护理工作的职业特色和工作内涵，集中反映在护理服务的作用和效果方面。它是通过护理服务的设计和在工作实施过程中的作用和效果所取得，经信息反馈形成的，是衡量护理人员素质、护理管理水平、护理业务技术和工作效率的重要标志。

2.护理质量管理 护理质量管理是要求医院护理系统中各级护理人员层层负责，用现代科学管理方法建立完整的护理质量评价体系，通过质量策划、质量控制和质量改进实施有效的护理质量控制管理的过程。

3.护理质量结构 质量是由三级结构组成，即要素质量、环节质量和终末质量，三者不可分割，将其结合起来构成综合质量。质量管理不仅要重视终末质量，更要重视要素质量和环节质量，即实施全过程的质量管理。

（1）要素质量 是指构成护理工作质量的基本要素，也是影响护理工作的基本要素，这些要素通过管理结合成基础质量结构——要素质量。它包括人员质量标准、技术质量标准、环境质量标准、仪器设备质量标准、药品及物资质量标准、时限质量标准和基础管理的合格程度。

（2）环节质量 环节质量是指各种要素通过组织管理所形成的各项工作能力、服务项目及其工作程序或工序质量。这些工序质量是一环套一环的，故称为环节质量。护理工作环节质量是整体护理质量中各项具体的局部质量，也是整体质量的重要组成部分。其项目繁多，既包括护理管理工作、技术工作和思想工作对质量的保证，也包括各项护理工作的质量标准及分级护理质量标准等。

（3）终末质量 护理工作终末质量标准是指患者所得到的护理质量标准。它是通过某种质量评价方法形成的质量指标体系，如技术操作合格率、差错发生率等，这些指标数据作为终末质量管理和评价质量高低的重要依据。终末质量是质量管理最基本的要求，在质量管理中起着一定的促进作用。

二、护理质量管理的原则

1.以患者为中心的原则　护理质量管理的目的就是为患者提供优质的服务。"以患者为中心"的整体护理使护士从思维方式到工作方法都有了科学的、主动的和创造性的变化。护理质量管理要做到指导和不断促进这种变化，就必须时刻关注患者现存的和潜在的需求以及对现有服务的满意程度，以此进行持续改进护理质量，最终达到满足并超越患者的期望。

2.预防为主的原则　护理管理者必须树立预防为主的思想，坚持预防为主的原则，将质量监控的重点从终末质量管理转移到环节质量管理，对护理质量的产生、形成和实现的全过程中的每一个环节都应充分重视。定期分析影响质量的各种因素，找出主要因素加以重点控制，建立一整套完善的、与环节质量相关的监控系统，做到把影响质量的问题消灭在形成的过程之中。

3.系统管理的原则　管理人员在进行质量管理时要以系统工程思想和分析理论方法作为在实践中行动的指南，按照系统的相关性、整体性、动态性、目的性等基本特性理解、分析、解决质量管理中的问题。

4.标准化的原则　标准化管理是奠定质量管理的基础，明确质量评价尺度是提高质量的依据。护理标准化管理就是在护理管理中以标准的制订和贯彻实施形式来进行，包括各类护理工作质量标准、各项规章制度、各种操作规程及质量检查标准等。同时要求管理过程应始于标准又终于标准，从制订标准开始，经过贯彻标准发现问题，进一步修改标准，使护理质量在管理循环中不断上升。

5.数据量管理的原则　"一切以数据说话"是现代质量管理的要求。按照统计学的原理，进行抽样检查，用样本量了解、分析整体质量，对数据进行比较、分析质量，用定性、计量、计数的方法评定质量已逐渐被护理管理者接受并采纳。

6.全员参与的原则　护理质量管理是涉及多学科、多部门、多层次的系统工程，每个护理人员的工作质量、服务质量都与全院护理质量密切相关。护理质量管理组织网络是由不同层次的护理人员组成的，各层次职责应明确并有所侧重。应做到层层管理，人人负责，不断增强护理人员的质量意识及参与质量管理的意识。

7.持续改进的原则　持续改进是指在现有水平上不断提高服务质量、过程的管理体系。为能有效开展持续改进，首先在出现问题时，不是仅仅简单处理这个问题，而是采用 PDCA 的循环模式，调查分析原因，采取科学措施并检验措施效果，总结经验并形成规范，杜绝类似问题再次出现，以实现质量的持续改进。其次要强化各层护理人员特别是管理层人员追求卓越的质量意识，以追求更高过程效率和有效性目标，主动寻求改进机会，确定改进项目，而不是等出现问题再考虑改进。

第二节　护理质量管理方法

一、护理质量管理组织结构

在护理质量评价体系中，护理质量管理组织结构建设是质量保证的基础和条件。护理持续质量改进委员会由护理院长、护理部主任、科护士长、病房护士长及护理骨干等组成，形成持续质量改进网络结构，以充分发挥三级质控管理的整体功能，对全院护理质量进行监控，达到全部门、全员化、全过程的质量控制，使之体现全方位的护理质量管理。

二、护理质量管理方法

1.加强质量教育　首先要加强质量教育，使全体人员树立"质量第一、预防为主"的思想，不断增强质量意识。护士通过参与质控工作，树立持续质量改进的工作理念，不断提高护理服务质量。质量管理教育包括技术培训和质量管理意识的普及教育两个方面。通过教育使护理人员克服对质量管理的片面性，进一步了解质量管理的基本概念、方法及步骤，掌握有关的质量标准、管理方法和质量管理工具的应用。除进行质量管理教育外，还要建立健全的质量管理责任制，即将质量管理的责任明确落实到岗，使每个护理人员都明确自己在质量管理中所负的责任、权力、具体任务和工作关系，做到"在其位、尽其职、负其责"，形成完整的质量管理体系。

2.制订质量标准　科学、完善的护理质量标准是护理质量管理的基础，也是质量控制的依据。按照卫生部、省市卫生厅对医院护理管理的要求制订质量标准，护理质量标准包括护理管理质量标准、护理技术操作质量标准、护理文件书写质量标准、临床护理质量标准四大类。

（1）护理管理质量标准包括护理部、护士长、各班护士岗位质量管理标准等。

（2）护理技术操作质量标准包括基础护理、专科护理等技术操作质量标准，每项护理技术操作标准应包括准备质量标准、流程质量标准、终末质量标准。

（3）护理文件书写质量标准　包括体温单、医嘱单、护理记录等临床护理文件质量标准。

（4）临床护理质量标准包括分级护理质量标准、危重患者护理质量标准等。

3.实施质量监控　护理质量监控是护理管理的重要环节，即根据护理职能部门所制订的效率指标、质量指标和时间指标等对个人和部门所进行的护理工作进行质和量的分析、评价。通过评价，随时发现质量缺陷。通过自查、抽查、全面检查等方法，找出工作中的薄弱环节加以改进，以形成严密的"自我控制"、"同级控制"、"逐级控制"的质控网络，取得优化的效果。

4.进行质量评价　通过护理质量考核与评价可以了解和掌握护理质量、工作效率和人员情况，为今后的护理管理提供信息及依据。

评价按照时间可分为定期评价和不定期评价。定期评价是综合性的全面、定期检查，可按月、季度、年度进行，注意把握重点科室、重点问题和薄弱环节。不定期评价是各级护理管理人员、质量管理人员随机按质量标准进行的检查，目前多采用定期评价和不定期评价相结合的评价方式。常用的评价形式有医院外部评价、上下级评价、同级间评价、自我评价和患者评价。

第三节　护理持续质量改进

持续质量改进是在全面质量管理基础上发展起来的，是一种更注意过程管理、环节质量控制的新的质量管理理念，包括过程改进、持续性改进及预防性改进。主要通过检查护理服务是否按照规章制度、职能职责和操作规范进行，护理服务的效果是否达到质量目标的要求，是否能满足患者的需求，从中找出差距和存在的问题，分析原因、制订改进措施和方法。在实际质量管理中，应用 PDCA 循环是持续质量改进的基本方法。其循环过程分为计划（plan）、实施（do）、检查（check）、处理（action）4 个阶段。

1.计划阶段　根据医院的总体规划，结合护理工作的特点分析现状，找出存在的质量问题，分析产生问题的各种影响因素，就其主要因素制订工作计划和改进措施。

2.实施阶段　按照预定的质量管理计划、目标、措施及分工要求组织有关护理人员实施计划。

3.检查阶段　根据计划的要求检查实际执行的效果，判断是否达到预期的结果。检查方法主要分为内部监控和外部监控。

（1）内部监控　有三种方法。

①定向检查　护理部每月组织对科室进行重点项目护理质量检查，根据各项检查细则和评分标准，评价各科室质量达标情况。

②随机检查　护理部对各项护理工作的质量不定期地进行现场抽查，并按各项检查细则和评分标准严格评分。护理部通过定期检查与不定期检查相结合的方法使护理质量始终处于受控状态。

③护士长夜查　夜间总值班护士长每晚对危重患者、高危科室、重点时间段进行质量检查，做到白天护理质量控制与夜间护理质量控制相结合。

（2）外部监控　采用问卷调查、工休座谈会、社会监督员座谈会等形式实现外部监控，通过患者对护理工作的满意度，及时反馈病房工作质量。

4.处理阶段　检查结果应及时向科室反馈并进行分析、评价、总结。把成功经验纳入标准规范进行惯性运行，对遗留或新发现的质量问题转入下一个 PDCA 循环。

总之，PDCA 是一个不断循环、螺旋式上升、周而复始的运转过程，每转动一周就实现一个具体目标，使质量水平上一个新台阶，以利于实现护理持续质量的不断改进。

（庞凤美　陈永花　陈艳　赵珍）

第六章 护理人才管理

第一节 护理管理者的基本素质及要求

医院的护理管理者，（包括护理部正副主任、科护士长、护士长几个层级的护理管理人员），是医院护理队伍中的"领头羊"。他们的素质和水平直接影响着整个医院的管理水平和护理质量。因此，选拔、培养、使用护理管理人员，做到知人善任，人尽其才，是医院护理管理学中重要的研究课题。

一、基本条件

包括德、识、才、学、体五个方面，其中德是统帅，体是基础，才、学、识是核心。

（一）德：主要是指一个人的政治思想素质，如品德、作风、职业道德等。具体地说，就是要爱党、爱国、爱人民、爱本职工作，有高尚的医德，较强的事业心，忘我劳动，严肃认真，一丝不苟，以救死扶伤、实行革命的人道主义，全心全意为人民服务为宗旨。

（二）识：就是要有远见卓识，深谋远虑的能力，敢于决策的胆略。作为一个优秀护理管理者来说，既有丰富的临床工作经验，又要有纵观全局及时发现和处理问题的能力。

（三）才：是指才能。包括技术能力和工作能力，如护理操作、处理疑难病症的能力，科研能力，口头及文字表达能力，组织管理能力，综合分析能力，思维创造能力，应变能力，社交能力等。

（四）学：主要指学问、知识，包括业务理论知识，工作实践知识，政策水平等。

（五）体：主要指身体的素质和强度，其中也包括脑力的素质和强度。身体素质是发挥才能的素质基础。

二、护理管理者的素养

（一）要有政治家的胸怀 主要是指心胸开阔，要有度量和智谋，有良好的道德规范，能宽容人、谅解人，不计较小事，能随机应变地处理各种问题。

（二）要有外交家的风度 在交际中要落落大方，彬彬有礼，大事讲原则，小事讲风格，不卑不亢，善于同各种人合作共事。仪表风度、端庄礼貌、和蔼温柔，而且要行为规范，作风严谨认真，动作敏捷轻快，说话讲究艺术，处理问题注意效果。

（三）要有强烈的事业心和社会责任感要对自己的工作无比热忱，有浓厚的兴趣和探索精神，并有明确的奋斗目标和具体的措施，以及达到目的的决心和毅力。

（四）要有灵敏的信息观念信息就是管理。护理管理主要善于捕捉信息抓住机遇，靠信息发展提高业务水平。

（五）要有雄厚的基础医学知识和技术操作能力 要精通专业的基础理论知识，有丰富的临床经验和精湛的操作技能，工作中能抓住重点，善于解决工作中的难点。

（六）要有较好口头表达能力和写作水平护理管理者在日常工作中接触的人多面广，碰到的问题和矛盾也比较多，如病人、家属的工作，社会交流，学术探讨，医疗事故差错的处理等，没有很好的语言表达能力和技巧，是不能解决问题的。写作能力则是人才技术结构的重要内容之一。一个护理管理者，没有一定的写作能力，是无法完成科研任务的。

（七）要有相当的组织和协调能力 作为一个优秀的护理管理者，要管理好病房、医院。在任何情况下，必须搞好协调和互助，要善于与各方面协调做好工作，善于团结大多数人，共同合作，利用优势，创造出最佳效果。

第二节　护理管理者的使用

一、正确地识别选拔人才

选拔护理管理者的标准和原则，就是通常说的"德才兼备"，只要按个标准和原则去了解、识别人才，全面、系统地考察人才，才能知人善任。了解一个人要历史地全面地看本人各个方面的表现和才识，同时也要听取群众的意见。对一个人评价的一定要客观、公正实事求是，要看大节，看主流，用其所长，切忌主观、片面、求全责备，以偏概全。

二、护理管理者的使用和培养

在使用护理管理者的过程中，千万不要忽视再培养再提高的工作，知识不更新就要老化，人才光使用不培养不提高就会落后。一方面要注意通过实践锻炼和学术活动，不断发现、选拔新的护理管理人才，另一方面要对现有护理管理者通过各种不同形式和渠道，进行培养，不断充实、更新他们的专业知识，提高其管理能力和业务水平。

三、注意护理管理者群体结构的合理组合

1.在专业结构方面，要把管理型、理论型、操作型的人才合理组配；

2.在能力结构方面，要把不同知识和能力级别的护理管理人员，按上小下大的

金字塔形的结构组合；

3.在素质结构方面，要把各种不同素质的人作合理组配，使个体素质的不足或缺陷，通过互补作用达到群体素质的完善；

4.在年龄结构方面，一般应配备经验丰富的老年，年富力强的中年，精力旺盛的青年三部分人才，各个年龄段的人才应分布均衡，中青年护理人才应占绝大多数。一个好的群体结构，可以在人才间产生一种"亲和力"、"向心力"和互相促进的作用，使该群体的作用和功能达到最佳宏观效果。

四、解决人力单位、部门所有制的思想，提倡人才合理流动和智力交流

由于某些原因，现在有些单位、部门人员派不进、调不出，缺乏生机和活力，不利于工作和科研的发展。应根据需要，使人才适当流动，这可以开阔眼界，互相学习，取长补短，改变科技研究方面的近亲繁殖，发挥杂交优势，推动科学技术的发展。

第三节　影响人际关系的因素

社会心理学研究证明，影响人际关系密切程度的因素主要有以下几个方面。

一、距离的远近

地理位置越接近，人与人之间越容易形成密切关系。例如同一楼的邻居，同一病房的护士等比较容易建立密切关系。有研究表明，交往的频率与距离的远近成反比例关系。

二、交往的频率与内容

一般来说，交往频率越高越容易形成较密切的关系。如因工作关系经常接触，就容易建立友谊关系，容易达成共识。

三、态度的相似性

人与人之间若对某种事物有相同或相似的态度，有共同的理想、信念和价值观，就容易产生共鸣，形成密切关系。例如同时进行自学考试的护士会有更多共同语言，容易建立互相帮助的关系。

四、需要的互补性

不仅态度相似的人们之间会形成友好关系，而且性格、气质等相反的人之间也会形成友谊关系。如脾气暴躁和脾气随和的人会友好相处；独断专行和优柔寡断的人会成为好朋友；喜欢支配别人与期待别人支配自己者可以相互得到满足；活泼健谈和沉默寡言的人会结成亲密伙伴。双方可取长补短、互相满足需要。

五、个性特点

在群体中，态度和善、性情宽厚、谦和虚心、情感丰富、诚实正直的人易于与人交往，而性格孤僻、自高自大、敏感多疑、感情贫乏者，则难于与人接近。

六、能力与专长

有专业特长、能力很强的人，有较强的吸引力。可使别人对他产生敬佩感，愿意与之接近。

七、仪表

包括容貌、衣着、体态、风度等。仪表在人际间初步交往中显得更为重要，是第一印象作用：随交往深入，人们将更多地关注内在气质、性格、道德、学识、修养等，仪表的作用会越来越下降。

第四节 护理技术管理的意义和内容

一、护理技术管理的意义

护理技术管理是医院管理技术的组成部分，加强技术管理可以充分发挥技术作用，提高技术水平和医疗护理质量。

护理技术管理应以使人的技术和设备一起发挥最大的效能为目标，如管理不善，人不能发挥最大效能，仪器维修管理不好，就会使人和仪器发挥不了作用。加强技术管理常可起到事半功倍的作用。如进行脑外伤抢救基本训练，可缩短抢救时间，提高抢救成功率，达到优质服务。加强护理技术管理，有利于促进各科室之间的协作，现代医学科学分工精细，技术操作不是一个人或一个科室所能单独完成的，如要控制手术感染率，就涉及医师、护士的无菌操作高压灭菌技术，细菌室微生物鉴定，药剂科药物供应的质量，后勤科室的密切配合，卫生员清洁卫生的质量指标等。因此达到一项技术质量指标，要求以各科室之间的相互制约和协作，才能保证准确无误，协调一致。

二、护理技术管理

在管理中与有关科室和人员建立技术协定，避免管理中的脱节和混乱；制订各项技术操作质量标准，进行基本功训练，提高技术操作水平和效率，最终达到技术操作常规化，程序化和标准化。掌握技术信息，及时收集信息予以反馈，并能及时应用业务技术信息，护理部随时检查工作如管理不善应提出纠正措施，以减少差错和事故的发生，同时不断总结经验予以推广。

三、业务技术管理内容

1.基础护理技术：如测量 T、P、R，血压、灌肠、导尿、口腔护理、褥疮预防、氧气使用等，做到技术标准化、规范化。

2.专科护理技术：如各种穿刺、插管技术、引流技术、输液、输血技术、心肺复苏技术等，做到技术熟练。

3.特殊护理技术操作：如内窥镜、导管技术、各种造影（腹腔造影、脑室造影）心脏起搏、心电监护、胎儿监护、人工肾、脏器移植护理等。

4.护理常规：有症状护理常规如高热、昏迷、休克、呼吸衰竭、瘫痪、心脏骤停、抽搐等；有各种疾病护理常规，如痢疾、伤寒、心力衰竭、肾炎等。

5.重病室、抢救病室、监护室、新生儿室、分娩室、婴儿室、各种专科护理的技术管理等。

6.护理技术的制订实施。

7.抓安全技术管理，达到无差错、无事故、无交叉感染。

总之，要求护理人员能熟练地掌握自身业务工作中的常规技术，掌握本专业领域内基本理论、基本知识、基本技能，明确各项工作质量要求。

四、基础护理技术的管理方法

1.护理部要十分重视基础护理技术的管理，注意基础护理理论与临床实践的有机结合，不断学习新理论、新知识，巩固、充实、改进基础护理技术的操作规程。

2.结合护理队伍中的技术情况，明确训练目标，制订基础训练的计划和监控措施。从提高个体技术素质入手，达到护理队伍整体技术素质的提高。护理队伍中的年资、学历、技术水平、知识结构不同，护理部要针对这种情况，统一准备新出版的基础护理学课本，人手一册，组织学习、训练和考核，在此基础上，制订下达基础护理技术标准，护士长组织学习、训练、人人学标准护理技术，苦练标准技术操作，逐人逐项进行考核。护理部组织验收考核，成绩记入档案，不合格者重新训练，直至考核合格，激发广大护士苦练基本功的自觉性。

3.健全考核制度、严格考核标准，技术考核工作要在临床护理实践中进行，以保证考核的严肃性和真实性，取得实际效果。

4.护理部在深入研究制订标准化基础护理技术操作的基础上，可编印成册，制成录像带，成为对护士"三基"训练的形象直观教材，有利于基础护理标准化、规范化。

5.在深入进行基本功训练的基础上，注意引导基础护理技术的科研工作，培养选拔尖子人才，增加护理队伍中的竞争机制。

五、护理新业务、新技术开展的管理方法

1.护理部应组织护理技术管理领导小组，由科护士长和有一定理论水平的护士长、护师或护士参加。

2.建立资料情报组。结合医院开展的新业务、新技术收集有关护理资料，以了解国内外医疗护理技术的进展。

3.各科的科研、技术革新和计划开展的新业务、新技术项目，须经护理部呈报

全院学术委员会批准。

4.对研究或革新成功的护理技术及护理操作工具必须经护理技术管理小组和院内有关部门鉴定后方可推广应用。

5.在开展新业务、新技术过程中，通过反复实践，不断总结经验，逐渐掌握规律并改进操作方法，制订出管理制度、操作规程或护理常规。

6.新仪器设备的管理：新仪器、设备应由熟练掌握仪器性能和操作方法的专业人员负责管理使用，并建立仪器档案和保管制度，定期检查维修，充分发挥仪器效能，以延长仪器的寿命。

六、对配合医疗开展的新业务、新技术的管理

1.护理部组织的护理技术管理领导小组，应通过理论学习、参观、动物实验等方式进行专业技术培训，以便掌握和应用该项技术。

2.各有关科室的科护士长及护士长直接参加新业务、新技术的开展工作，并应掌握其理论知识、操作规程及要求，抓住主要环节，与专业小组共同讨论明确分工，分别制订详细的工作计划、护理方案、操作程序、人员安排、环境布置及物资、设备的添置等。

3.各班护理人员要严格执行护理计划及操作规程并做出详细护理记录，护理部及科护士长要经常深入实际，了解情况，协助病房护士长督促指导，并经常分析研究找出可能影响质量的潜在因素，及时做出决策，进行详细调度并修改护理方案。

【例一】显微外科的护理业务管理

显微外科技术应用于断指再植、游离足趾、移植再造拇指，血管吻合、皮瓣、肌肉、腓骨、网膜、肠段移植，颅内外血管吻合和神经束膜缝合等。目前显微外科技术应用范围已经扩大，包括小血管、小淋巴管、小神经、小管道及小气管等的修复或移植。近年来，我国显微外科发展迅速，不少项目已达到世界先进水平，为了不断提高技术，须做好护理管理。

（一）组织培训医护专业人员

显微外科的特点是：手工精细，组织损伤小、手术难度大。如要获得良好的效果，就必须培训专业医护人员，其中护理配合十分重要。

（二）精细仪器的准备和管理

主要是手术显微镜（放大镜）、显微外科器械和针线。目前较先进的手术显微镜附有脚踏变倍和调焦装置，通常放大 6~13 倍，具有视物清晰，焦距适中等优点。

望远镜或放大镜可放大 2~6 倍，但戴用时稍有移动会使视像模糊。单镜能放大 2~3 倍，视野广但焦距远，适用于缝合焦距在 1.5mm 以上的血管。手术显微镜和放大镜各有优缺点，最好用放大镜做一般操作，在缝合血管时用手术显微镜，以节约时间，手术器械要求小型、纤细、轻巧、结构简单、使用方便、不反光和无磁性。常用的有镊子、血管夹、靠拢器、持针器、精密的刀剪等。缝合小血管所用的针线质量与血管畅通率密切相关，缝线中以单股尼龙线的反映最轻，缝合直径为 1.5~

2mm 的血管或神经束可用 9~10 各 "0" 号线，1.5mm。以下的血管可用 11 各 "0" 号线。

（三）病室的要求与管理

病人术后最好住在监护病室 4~7 天，手术结束前病室要进行严密的消毒和保持卫生，夏天室温保持在 21~25℃，冬天在 25~29℃。保持室温极为重要，因寒冷刺激可引起血管痉挛，血管长时间痉挛会造成血栓而致手术失败，保持室温可用电暖炉或空调机、室温不足时，局部可用烤灯保温。

病室要安静、舒适、控制陪人与探视，因精神紧张亦可导致四肢末梢血管痉挛，妨碍组织器官移植后的血液循环，影响手术效果。

（四）护理技术管理

1.术前应做好病人的思想工作、使病人与医护人员配合，并做好术前皮肤的准备。

2.手术后各部位的体位：手术原则上要求手术区略高于心脏水平，这既不影响动脉充盈，有利于静脉回流，是减少移植物水肿的措施，四肢手术后体位多用枕头垫高患肢 10~15cm，下肢手术在垫高的同时膝关节要稍屈，以防下肢过度伸展而疲劳不适。

大网膜游离移植头部，或肠段游离移植再造食道，手术后一般采用低半卧位，以减轻移植器官组织的水肿和胸腹腔渗出液的排出。术后患者如用石膏固定，应按石膏护理常规执行。

3.密切观察移植部分的血循环

（1）定时测量皮肤温度。体表移植物在移植前后 1~3 天内要每小时测量移植部位的表面温度，并和健侧对比做好记录，皮瓣式足趾移植术一般在 1~3 天内要每小时测量移植部位的表面温度，并和健侧对比做好记录，皮瓣式足趾移植术一般在 4~6 小时后其温度接近健侧或高于健侧 1℃左右，亦有在术后 2~3 天内，移植部位比健侧温度稍低，以后逐渐升至和健侧相等，如移植部位温度低于健侧 1.5~2.5℃以上，是局部血流不良的表现，要及时向医师反映病情，测皮肤温度最好使用半导体测量计。

（2）观察皮肤的颜色及毛细血管反应：体表移植部位的皮肤呈淡红色是供血良好的表现。如呈紫红色，可能由于静脉回流欠佳，如不继续发展，一般能自行恢复。严重发绀、毛细血管充盈反应十分缓慢，是静脉回流严重障碍的表现。反之，移植部位的皮肤或足趾呈苍白或暗灰色，是动脉供血不足的表现。检查毛细血管反应的方法：以玻璃棒一端按压移植的皮肤呈苍白色，移去玻璃棒，皮肤即有苍白转为红润，毛细血管充盈时间为 1~2s，如术后早期充盈时间延长到 5s 以上，是血运障碍的标志。如没有毛细血管反应，则是血运中断的征象，也可用超声血流仪测定血流情况。

肠段移植的患者因不能用以上方法观察，故要特别注意创口的引流条。如在三天内创口引流出许多暗红色或臭的液体，则是血运障碍的危险征象，如无引流物，三天内可拔除引流条。

对甲状旁腺和卵巢等异体器官移植病人，可用超声血流仪测量血流情况。

（3）术后疼痛亦可引起血管痉挛，故上肢术后应保留术中使用的持续臂丛麻醉插管，下肢保留持续硬膜外麻醉插管 2~3 天，定期注射止痛等药物、保留这类插管时在护理上要严格执行无菌操作，进行严密消毒，以免发生感染。

（4）特别药物的应用

常用的扩张血管或抗凝的药物有低分子右旋糖酐、阿司匹林、双嘧达莫、妥拉唑啉、地巴唑、肝素、双香豆素等。尽可能不用或少用，可引起血管收缩或对血管刺激性较大的药物、如注射肾上腺素及静脉注射四环素、红霉素等。

第五节　建立和谐的人际关系

一、人际关系的概念

人际关系（Interpersonal relationship）是指人与人之间的相互关系。每一个生活在社会中的人都要和其他人发生各种各样的相互关系，这种关系就是人际关系。

人际关系的建立和维持是在人与人之间的交流中实现的。一个人不能脱离群体而单独生存。在群体中，个体与他人从事互动行为，不断通过语言、思想、观点、动作、表情、感情等相互影响，从而建立相应的人与人之间的关系。

群体人际关系是社会关系、生产关系、经济关系的具体体现。而人的社会关系、生产关系和经济关系是通过心理关系这一中介因素对个人发生作用，并制约人际关系的心理距离，制约相互之间的合作和竞争关系。心理因素包含交往中的认知、情感、意向行为三种成分。如果交往双方的心理都能得到满足，人们将发生和保持一种亲近的人际关系。

人际关系的建立和密切程度受到各种因素的影响，是有一定规律的。研究人际交流规律，可以从分析及修正自己的人际交流模式入手，提高个人社交能力；管理者在护理群体中，测量人际关系现状，在纷繁复杂的情景中，自觉的形成和改善人际关系，促使护理群体中的人际关系协调、平衡的发展。

护理工作与人际关系是研究护士在病人及其家属中、护士中、护医中、护士与上级领导之间的人际关系，以及护士群体与其他群体在社会交往中的关系等。护理工作中建立和谐的人际关系，则有利于护理工作的顺利进行，有利于提高护理质量，有利于病人获得身心两方面的最佳护理。

二、人际关系的重要性

（一）建立和谐的人际关系是人的基本需要

人不仅有衣、食、住、行等基本生理需要，还有情感上、社交上的心理需要。人们加入群体的原因之一即为社会交往，人际关系的和谐与平衡可以满足人的基本需要。例如护理人员均希望有一个和谐、平衡的人际环境。（关于人际需求的具体

类型及反应特点的研究见本节第四个问题)

（二）人际关系对人的信念和行为的影响

在交往中，人们通过语言、思想、观点、感情来相互影响。不仅影响心理状态，而且影响行为，进而影响社会实际效果。对人群产生的积极或消极影响主要表现在以下方面。

1.人际关系影响群体内聚力和工作效率

内聚力是群体工作效率得以发挥的前提，而良好的人际关系则是群体内聚力的基础。一个单位的人际关系优劣，直接影响职工的工作积极性和工作效率。如群体人际关系良好，成员之间感情融洽，内聚力增强。反之，如人际关系差，关系紧张，则会削弱群体内聚力，降低工作效率。

2.人际关系影响职工的身心健康

人际关系紧张可能导致身心疾病，如神经衰弱、高血压、偏头痛和溃疡病等。著名医学心理学家丁瓒教授曾指出：人类的心理适应，最主要的就是对人际关系的适应。人类的心理病态，主要是由于人际关系的失调而来。

3.人际关系影响职工的自我发展和自我完善

人在社会中生存。个体自我发展过程，既受外部自然环境的影响.又受人与人之间相互交往的影响。马克思有句名言："人的发展取决于直接和间接进行交往的其他一切人的发展。"管理心理学的研究表明，良好的人际关系，可以鼓励职工相互促进，增强职工之间相互模仿和竞争的动机，加速自我发展和自我完善。如护理群体中自学成才的护士，会促使青年

护士中形成积极进取、互帮互学的良好风气。

三、人际需求及反应特点

心理学家修兹（W·C·Schutz）经过大量调查，认为每一个人的人际关系需求不尽相同，并且都有自己独特的反应倾向。由于受到生长环境的影响，人们人际关系需求及表现形式，可分为参与的需求、控制的需求、感情的需求三类；并且存在主动表现型和期待别人行动型（或称被动表现）不同情况。

1.参与的需求

人有希望与他人来往、结交、建立并维持和谐关系的欲望。基于此动机而产生的待人行为的特征是：交往、沟通、融洽、参与、出席等。如与此动机相反，人际反应的特点是：孤立、退缩、疏远、排斥、忽视等。

2.控制的需求

在权利上有与他人建立并维持良好关系的欲望。其行为特征是：运用权力、权威、影响、控制、支配、领导他人等。如与此动机相反，人际反应特点为：抗拒权威、忽视秩序、受人支配、追随他人等。

3.感情的需求

在感情上有与他人建立并维持良好关系的欲望。其行为特征是：喜爱、亲密、同情、友善、热心、照顾等。与此相反的人际反应特征是：憎恨、厌恶、冷淡等。

修兹又将行为的表现分为主动地表现型和被动地期待别人的行动型。由此划分出六种"基本人际关系反应倾向"，见表6-1。

表 6-1 基本人际关系反应倾向

需要类型	主动型	被动型
参与需要	支配他人	期待别人引导自己
控制需要	主动与他人来往	期待别人接纳自己
感情需要	对他人表示亲密	期待别人对自己表示亲密

一个参与动机很强，而又行为主动者，一定是一个外向、喜欢与人交往、积极参与各种社会活动的人。如果他的感情动机也很强，则不但喜欢与别人相处，同时亦关心别人、爱护别人。这种人在人际关系上易与别人相处，且受到欢迎。

不同人际关系反应形式，都是个体用以达到满足需要的一种手段。

人际关系有多种分类方法，其中按公私分类是组织中基本的分类方法。

四、公务关系

即工作关系，是由组织结构规定的正式关系，包括领导与被领导、成员之间的分工协作关系等，是管理系统中的职务关系。例如护理部主任与各科、室护士长的关系，护士长与护士的关系。

五、私人关系

私人关系存在于成员与成员之间，也存在于与领导者之间。在管理系统中，一般没有脱离私人关系的纯公务关系，私人关系会对公务关系发生影响。例如护士长向护士布置任务，若私人关系融洽，护士会心情舒畅地认真完成；若关系紧张，护士会拖延执行任务或借口拒绝执行。

六、按个人与不同对象之间的关系分类

（一）护理工作者与病人的关系

护理与病人的人际关系是双方人际关系，但护士处于主导地位。从总体来说，护患关系是互相协调的、和谐的、健康的，广大护理人员救死扶伤为人民的健康所作的贡献是有目共睹的，故人们称护士为"白衣天使"这是对护士的最好评价。护士的服务对象是受疾病折磨的病人，因病人的年龄、职业、信仰、生活习惯的不同，所患疾病种类繁多，病情各异，如护士在服务中语言温和、态度和蔼，对病人温暖热情可使病人产生良好的心理效应和处于最佳心理状态，而能自觉遵守院规，尊重医护人员，主动配合治疗与护理，双方关系良好。但也可因双方对事物认识不同、要求不同、理解不同，发生社会心理冲突而出现紧张关系。常见原因：护士方面，不能热心为病人服务，不愿接近病人，有的护士语言简单，表情淡漠，使病人害怕；有的护士因护理技术不熟练，观察病情不仔细，护理不周到，影响治疗效果而给护患关系带来阴影。病人方面，大多数病人对护理工作者能采取合作态度，护患关系和谐融洽。但也有少数病人求医心切，要求医护人员尽善尽美，达不到自己

要求时不满意、发牢骚；有的对医院生活不习惯，往往提出一些不合理要求而造成意见分歧，有的病人因病魔缠身而有心理上精神上的变态发生易怒、固执、焦虑、挑剔，产生护患关系上的隔阂；也有个别病人文化修养差，对护士出言不逊，甚至制造矛盾，使护患关系紧张。以上情况虽属少数，但护士居主导地位，应心胸宽广、理解患者，耐心进行劝导，绝不能与病人发生口角，避免与病人的人际关系紧张。

（二）护士与医师的关系

1.医护双方是不可分割的有机整体，又是共同与疾病做斗争的集体，二者工作目标是一致的。医护同是医学体系，但对专业来说，又是不同的学科，有各自的独立体系，有各自的分工，但在工作中要求紧密合作。病人从入院到出院无论诊断、治疗、护理到康复的全过程无一不是医护密切合作完成的。如临床工作中只有技术高超的医师没有精湛的护理，病人则是难以康复。所以，护理工作是医疗工作的终端环节。医护之间的关系是相互依存、相互制约的。任何一个环节均需要相互配合、相互协作，为此医护双方应相互尊重和信任，相互谅解和支持。当病人向护士询问病情时，回答的内容与医师口径一致，避免回答问题不当而引起病人的疑虑。

2.在病房管理中要注意护士长和科主任的密切配合，要带头搞好医护关系，对医师与护士同等对待不偏一方，护士长要求护士要主动配合医师；科主任要求医师要主动与护士加强联系。才能开展好各项工作，从而更好地完成医疗教学和科研任务。

（三）护际关系

护际关系即指护理工作中，班组与班组护士之间、科室与科室护士之间的相互关系。为了全面完成护理任务，达到优质服务，不仅护士本身要做好自己的工作，还应处理好护士之间的人际关系。首先要有病人第一的思想，要做到抢救危重病人时，既服从工作需要，不计较个人得失，主动团结协作，又能服从上级的随机调度。当发现别人在工作中有疏忽遗漏，应以病人利益为重，迅速补救避免造成损失。做到工作中既有明确的分工制度，又能团结协作。护士青老之间则要求青年护士尊重老护士，老护士爱护和培养新护士，使护士之间形成互敬互爱、相互学习、相互帮助的良好风气，工作中成为一个战斗的集体。

（四）护士与医技科室人员的关系

护士与医技科室人员之间接触频繁关系密切，为使病人得到正确的诊断和及时的治疗，护士必须了解对方工作特点、规章制度和要求，切实遵守，积极配合以提高服务质量和工作效率。当工作中遇到矛盾，存在不同意见时，应本着实事求是的态度做到主到协商，寻求解决方法，不能互相推诿，不能打乱对方的工作程序。只要互相尊重，以诚相待，就能解决问题，处理好相互之间的关系。

（五）护士与后勤部门的关系

后勤部门具有很强的服务性，专业化技术部门，工作范围涉及全院各个科室，如病人的衣食住行，水电气暖的供应都直接影响到病人的治疗和护理。护理工作与后勤工作关系密切。护士人员均应尊重后勤人员的劳动，了解后勤科室特点，加强团结，相互配合。如彼此关系正常，办事就会顺利，问题就容易解决，就能全面完成医疗护理教学和科研等各项任务。

（六）护理人员上、下级之间的关系

主要指护士与护士长，护士与护生之间的关系，上下级之间地位不同、工作职责不同，所以要求也不同。上级分配下级工作这是职能，下级按上级布置的工作去做则是应尽的职责，为了共同完成工作任务，没有高低贵贱之分。在人格、政治地位、社会地位上也都是平等的，所以，上级的态度应和蔼可亲平易近人，不要在下级面前摆架子、耍威风、上级分配给下级工作要给予信任，以赢得下级的支持。

上级与下级人员的交往中，当遇到下级人员有不满情绪思想抵触时，作为上级应主动、应克制，应宽容，能容忍下级的失礼和冒犯，切忌遇到问题时火冒三丈或恶语伤人寸步不让，要做到宽大为怀，平心静气地说服，使矛盾趋向缓和，最终能达到对方的理解和支持。上级要宽严并用，该宽则宽，该严则严。遇到原则问题时则应掌握好态度据理力争，决不可模棱两可。

另外，上级对下级必须遵守诺言，言而有信。切忌空许诺言。只有上级守信，才能取得下级的拥护和支持，才能搞好与下级之间的人际关系。

第六节　护理人员岗前培训制度

一、每年新分配的大、中专毕业生及医院聘用护理人员须参加医院组织的岗前培训，时间为1周。

二、对调入医院的护士，由护理部组织培训。

三、培训结束后进行考核，成绩合格者方可上岗，考核成绩记入个人技术档案。

四、培训内容

1.进行医德医风、职业道德教育，牢固树立专业思想，全心全意为患者服务。

2.介绍医院现状及发展规划、护理发展前景，使之达到人人有理想，有抱负，愿为医院无私奉献一生。

3.介绍医院规章制度和各级各类护理人员职责，做到有章可循，有责可依。

4.进行操作规程培训，采用看录像，集中具体培训考核。

5.院内感染知识。

6.计划生育知识的宣传教育。

五、对新上岗的护士长也要进行岗前培训，培训内容按护士长的管理标准进行。

六、岗前教育期间要进行讨论、学习，并考试考核，以保证培训效果。

第七节　护理人员继续教育

护理人员的培训与继续教育是护理管理的重要内容，也是护理管理者培养人才的有效途径。

一、护理人员在职教育的目的及功能

（一）护理人员继续教育目的

1.帮助护理人员适应组织内外环境的变化、满足市场人才竞争和护士自身发展的需要、提高部门和组织效率、建立医院组织文化。

2.通过培训使护士在知识、技能、能力和态度四个方面得到提高，保证护理人员有能力按照工作岗位要求的标准完成所承担或将要承担的工作和任务。

3.护理人员在职教育还是医院创造护士群体智力资本的重要途径，培训可以使护理人员具有不断学习的能力，学会在工作环境中知识共享，并运用所掌握的知识和技能优化护理服务过程。

4.通过培训，使护理人员在工作数量上和工作质量上得以提高；使护理服务工作得到不断改善；使服务成本消耗不断降低。

（二）护理人员继续教育的功能

1.帮助护理人员掌握工作所需要的基本方法，帮助护理人员了解组织和护理工作的宗旨、价值观和发展目标。

2.改善护理人员的工作态度，强化护理人员的职业素质，提高护理人员的工作效率。

3.协助护理人员结合个人特点制定职业生涯发展规划，使护理人员在完成组织任务的同时个人素质不断提高，个人潜能得到最大限度发展。

4.提高和增进护理人员对组织的认同感和归属感。

二、护理人员培训的原则

（一）按需施教、学用一致原则

护理人员培训要从护理人员的知识结构、能力结构、年龄情况和岗位的实际需要出发，注重将培训结果向生产力转化的实际效果。培训结果要能够促进组织、部门和护理人员的竞争优势的发挥和保持，使人员的职业素质和工作效率得到不断的提高。

（二）与组织战略发展相适应原则

护理人员培训首先要从组织的发展战略出发，结合医疗组织和部门的发展目标进行培训内容、培训模式、培训对象、培训规模、培训时间等综合方案的设计，以保证培训为组织发展服务、培训促进组织战略目标实现的目的。

（三）综合素质与专业素质培训相结合原则

护理人员培训除了要注意与护理岗位职责衔接，提高护理人员专业素质外，还应包括组织文化建设的内容，使护理人员从工作态度、文化知识、理想、信念、价值观、人生观等方面符合组织文化要求。帮助护理人员在提高职业素质的同时，完成在组织中的社会化过程。

（四）重点培训和一般培训相结合原则

医院的培训需要投入成本，因此，同时对医院护理工作的发展影响力大的护理技术骨干力量，特别是护理管理人员进行培训。管理者在制定培训计划时对不同职称、不同学历的护理人员都需要培训，以提高护理人员整体素质。

（五）长期性与急用性相结合的原则

科学技术发展的日新月异要求组织对人员的培训必须坚持长期性原则。

三、护理人员培训程序

护理人员培训程序分为确认培训需求、制定和实施培训计划、培训效率评价三个主要阶段。

（一）制定培训计划

在确认培训需求的基础上，培训者要根据目标制定出有针对性的培训计划。培训计划应包括培训的组织管理人员、受训对象、培训内容和方式、培训师资、执行培训的具体时间地点、培训资料选择、培训考核方式、培训费用预算等内容。

（二）制定和实施培训计划

培训实施就是落实培训计划，并在执行过程中根据实际情况进行必要调整。护理人员培训面临的最重要的任务是确保受训护理人员能够把学到的知识和技能应用于护理工作中，解决实际问题，提高工作效率。因此，在执行培训计划时要注重实现预期的培训效果。对不同的护理人员进行同样内容的培训，要求培训者采用综合培训的方法实现培训目标。如课堂培训、自学、角色扮演、经验交流、培训者指导、案例学习等，通过多种形式获得期望效果。

在培训过程中，不仅要给护理人员充分的时间讨论如何运用新知识和技能，还要留有时间让他们做有针对性的练习，以保证学以致用。另一个保证因素是护理主管人员的参与，他们必须了解培训的内容和要求，以保证在培训前后给予护理人员必要的支持和帮助。

（三）培训评价

培训评价是保证培训有效性的重要环节，主要包括培训过程监控、培训环节和培训效果评价、培训投入成本与培训产出的效益评价。培训评价以培训目标为依据，并尽量采用一些可衡量的指标或行为改变来进行评价。评估培训效果，常用的方法有：

1.用书面评估表来评价课堂理论培训效果，这种评估能够通过对受培训人员的态度、认知、行为等方面信息的了解，提供有关培训内容、方法及效果的反馈意见，但对新技能和新知识在实际工作中的应用程度评估意义不大。对技能培训的效果评价可在培训2~3个月后在实际工作环节中针对受训人员的行为进行追踪评估。

2.以讨论的形式让护理人员自己讲述学习收获和对培训的合理化建议。

3.学习后测验。

4.观察受训护理人员的工作情况以及在实际工作中使用新知识和技能的情况。

5.比较护理人员培训前后的工作表现，了解护士在工作中发生什么样的变化；培训后护士能掌握的专业技术等。

识别培训带来的一些可测量变化包括新技术新业务开展率、操作合格率、差错减少率、病人满意率、成本消耗下降率等。培训目标越具体，测量培训效果就越具有操作性。

四、护理人员培训教育形式和方法

（一）培训形式

1.脱产培训 脱产培训是一种较正规的培训方式，是根据医院护理工作的实际需要选派不同层次有培养前途的护理骨干，集中时间离开工作岗位，到专门的学校、研究机构或其他培训机构进行学习或接受教育。这种培训在理论知识方面学习的比重较大，培训内容有一定深度，并较系统，因此对提高管理人员和专业技术骨干的素质和专业能力具有积极影响，从长远观点看，对医院有利。但培训成本较高，在培训人员数量上也受到一定限制。

2.在职培训 护士在职培训是指在日常护理工作环境中一边工作一边接受指导、教育 的学习过程。在职培训可以是正式的，也可以是非正式的。

此外，护士工作岗位轮转也是在职培训的主要方式。通过岗位轮转，使护理人员在工作 经历方面积累更多的临床护理经验，拓宽专业知识和技能，增强解决临床护理问题的能力， 使其胜任多方面的工作，并为今后的职业发展打下良好的专业基础。也为在组织内形成护 理人才的合理流动，更加有效地安排护理人力资源创造了条件。

3.岗前培训 岗前培训又称定位教育，是使新员工熟悉组织、适应环境和 岗位的过程。也就是对护理专业毕业生（中专、专科、本科）上岗前的基本培训，可使新护士 尽快熟悉工作环境、要求和内容，以适应护士角色，安全、独立地进行护理工作。

4.授予学分可按照《继续医学教育学分授予试行办法》执行，在此不再赘述。

（二）培训方法

护理人员培训方法多种多样，培训人员应根据医院的自身条件、培训对象特点、培训要 求等因素进行选择。常用的培训方法：

1.讲授法 是一种以教师讲解为主，学习对象接收为辅的传统知识传授方法。这种方法的优点是有利于受训人员较系统的接受新知识，利于教学人员控制学习进度，通过教学人员的讲解可帮助学员理解有一定难度的内容，可同时对数量较多的人员进行培训。这种方法的局限性是讲授的内容具有强制性，受训人员不能自主选择学习内容；学习效果容易受教师讲授水平的影响，没有反馈，受训人员之间不能讨论等。

2.演示法 是借助实物和教具通过实际示范，使受训者了解某种工作是如何完成的一种教学方法，如六步洗手法演示、胰岛素注射程序演示、监护仪的使用演示等。演示法的主要优点有：感官性强，能激发学习者的学习兴趣；有利于加深对学习内容的理解，效果明显。局限；适应范围有限，准备工作较费时。

3.讨论法 是一种通过受训人员之间的讨论来加深学员对知识的理解、掌握和应用，并能解决疑难问题的培训方法。优点：参与性强，受训者能够提出问题，表达个人感受和意见；集思广益，受训者之间能取长补短，利于知识和经验交流；促使受训者积极思维，利于能力锻炼和培养。局限：讨论题目的选择和受训者自身的水平将直接影响培训效果，不利于学员系统掌握知识，有时讨论场面不能很好控制。

4.视听和多媒体教学法　角色扮演、案例学习等教学方法均可选择性地运用于护理人员的培训教育。计算机网络技术的发展、远程教育手段等新教育技术为护理人员的培训提高提供了更加广阔的前景。

（陈永花　陈艳　孙伟　颜峰）

第七章 护理人员的岗位职责

第一节 护理部主任及干事岗位职责

一、在院长领导下负责全面护理工作，围绕医院宗旨，提出护理工作目标，制定护理工作计划并组织实施。

二、制定、完善各项规章制度及质量考核标准等，进一步完善各级护理人员岗位职责和行为规范，负责监督检查落实情况。

三、合理配置护理人员，建立健全高效的护理组织系统。

四、提供以人为本的全程优质服务，不断总结护理改革经验，完善医院护理服务体系，拓宽服务内容。

五、加强护理人员的职业道德教育、在职继续教育，不断更新质量观念和服务理念。

六、负责护理人员的培训、考核及合理调配，有计划地培养不同层次的护理人才。

七、与各部门建立通畅的沟通网络，建立良好的人际关系。

八、定期对护理质量进行分析评价，加强质量关键环节控制，持续改进护理质量。

九、不断完善各项护理文件的记录，力求准确、省力和高效。

十、组织申报护理科研课题，开展新技术新项目。

十一、负责护理进修人员、护生的培训、带教工作。

十二、不断寻求自身在专业上的持续发展，加强内涵建设，提高专业水平。

十三、在护理部主任领导下，做好办公室的日常工作。

十四、负责接待医院内外来访人员，做好记录，及时汇报。

十五、做好各种文件、信件的登记收发传阅工作。

十六、及时完成各种护理资料的收集、分类、登记、保管、存档工作，向主任提供各种信息及统计数据。

十七、负责护理部各类档案的保管工作，定期检查完善。

十八、办理来院进修护理人员的各种手续。

十九、负责公章的保管和使用。

二十、接受并完成主任交办的各项任务。

第二节 各科室护士长岗位职责

一、科护士长岗位职责

1.在护理部主任领导和科主任的业务指导下，根据护理部制定的工作计划及护理质量标准，结合专业特点，制定本科护理工作计划，并组织落实、实施。

2.负责护士素质、法律知识、业务水平的培训和提高，督促、检查、指导患者护理措施的落实，为患者提供连续的高质量护理服务。

3.每年制定本科护理科研计划，并负责落实。

4.进行护理质量检查和评定，不断完善考核体系，持续改进护理质量。

5.与相关部门保持良好的协作关系。参加科主任查房，了解医护配合、护理工作存在问题及落实情况，加强医护信息的沟通。

6.不断寻求自身专业上的进一步发展，对新开展的护理技术操作要亲自参加实践并指导。

7.积极组织、参与院内外的各种专业活动。

8.有应急任务时，负责本科护士的临时调配。

9.指导全科开展以人为本的护理服务。

二、病房护士长岗位职责

1.在科护士长和科主任领导下，制定本科室的护理工作计划并组织实施。

2.合理配置护理人力资源，科学、合理地安排护士班次，以最大限度适应患者的需求。

3.检查督促护理人员严格执行各项规章制度和护理技术操作规程，检查护理人员医嘱执行、落实情况，随时抽查环节质量。

4.负责对本病房护理人员的素质、职业道德及工作质量的培训、检查、监督，对护士进行以人为本的护理理念教育。

5.参加科主任查房，掌握患者的病情、心理及社会需求并尽量满足。

6.参加并指导抢救、大手术及重症患者的各项护理工作。

7.每月组织本病房护理业务查房，积极开展护理新技术、新业务及护理科研工作。

8.有计划地组织对护理人员进行护理技术操作、理论培训和考核工作。

9.负责对进修、实习护士的管理，定期进行评估、总结，及时反馈信息。

10.定期召开工休座谈会，经常征求医护人员、患者和家属对护理工作的意见，制定改进措施，不断提高护理质量。

三、门诊护士长岗位职责

1.在护理部、门诊部主任及科护士长的领导下，负责门诊的护理工作；制定、落实护理工作计划。

2.对本科室护士进行规章制度、技术操作、岗位职责、就诊指导、分诊、诊后预约等工作的培训、指导、考核和监督工作。

3.定期布置、更换健康教育宣传栏，多种渠道向患者进行健康教育。

4.按要求做好各项消毒隔离工作，有计划、按要求进行各项细菌培养，及时监测灭菌效果。

5.认真执行护理查对和交接班制度，严防差错、事故发生。

6.负责本科护理科研计划的制定、落实。

7.注重对护理人员进行心理素质、心理学知识的培训，提高护理人员与患者交流、沟通的能力。

8.严格对护理进修人员的管理，制定具体带教计划，并认真落实。

四、手术室护士长岗位职责

1.在科主任、科护士长领导下，负责手术室全面护理工作。

2.根据手术任务和护理人员情况协调安排各科手术，进行科学分工，必要时进行具体指导或亲自参加手术。

3.参加重大手术术前、疑难病例和死亡病例讨论，组织疑难危重手术抢救护理工作。

4.督促各级护理人员认真执行护理规章制度和技术操作规程，严格查对和交接班制度，随时发现问题并及时处理，防止差错事故的发生。

5.负责手术室各类物资的领取、保管、检查和维修；定期检查急救物品、贵重器械、仪器管理情况，如有损坏或遗失，应查明原因，并提出处理意见。

6.负责检查院内感染控制工作执行情况，按规定做好手术室无菌监测。

7.负责各级护理人员的继续教育和培训，经常组织业务学习，定期组织考核，不断提高专科护理人员的业务素质及临床教学质量。

8.定期召开医护人员会议；经常征求各科室意见和要求，不断改进工作。

9.负责新开展手术的配合准备并组织实施，了解国内外手术医学护理发展动态，积极引进新业务新技术。

10.负责指导进修、实习护士，接待安排参观事宜。

五、供应室护士长岗位职责

1.在科护士长领导下，负责供应室全面护理工作。

2.督促护理人员认真学习、执行各项规章制度和技术操作规程，严防差错事故。

3.定期检查高压灭菌器的效能和各种消毒液的浓度，经常鉴定器材和敷料的消毒效果，发现异常，立即上报检修。

4.做好一次性物品的毁形处理。

5.负责督促护理人员完成敷料、器材、一次性物品的请领、保管、发放工作。

6.组织所属人员深入临床科室，实行下收下送。

7.经常征求各科室意见，不断改进护理工作。

8.组织开展技术革新，不断提高工作效率。

六、分娩室护士长岗位职责

1.在科主任、科护士长领导下，负责分娩室全面工作。

2.不断学习新经验、新方法，经常征求各方面意见，不断改进工作。

3.定期安排业务学习，不断提高理论知识和技术操作水平。

4.经常检查各种器材及物品，及时维修补充，保持随时处于备用状态。

5.严格执行消毒隔离制度，监测消毒灭菌效果。

6.做好带教工作，及时了解实习护生对教学的意见。

7.经常检查各班工作质量，严格核对医嘱及登记，防止差错事故的发生。

七、CCU护士长岗位职责

1.在科主任和科护士长领导下，负责CCU的护理工作。

2.制定本科室护理工作计划并组织实施。

3.指导护理技术操作，组织并参加危重患者的抢救工作。

4.监督护理人员严格执行各项规章制度，加强责任心，团结协作，严防差错事故发生。

5.参加科主任查房、病例讨论及会诊，掌握护理工作重点。

6.负责对各级护理人员进行专业理论、技术操作的培训、考试考核。

7.定期检查医疗仪器、各种设备的性能状况，保证随时处于备用状态。

八、急诊科护士长岗位职责

1.在科主任和科护士长领导下，负责急诊科护理工作。根据护理部工作计划，制定本科室具体工作计划，并组织实施。

2.督促护理人员认真执行各项规章制度和技术操作规程，组织参与各种危重病人的抢救，解决技术难题。

3.制定各种突发事件的应急预案，各种危重症的抢救程序，并组织实施。

4.有计划地组织全科护理人员进行急救技术和急救知识的培训和考核工作。

5.每日组织晨会交班，听取夜班护士汇报夜间抢救工作情况，并跟随交接班。

6.督促护士，保障急救药品、物品齐全，各抢救仪器性能良好，处于备用状态。

7.负责对进修护理人员的管理，制定具体、系统的带教计划，对其定期进行评估，反馈信息。

8.督促护士、护理员、卫生员保持室内外清洁、整齐，做好消毒隔离工作。

9.随时检查急救护理质量，对存在的问题，分析原因，制定改进措施，实施护理质量持续改进。

10.主动征求科主任、医生、护士、患者和家属对护理工作的意见，提出改进措施并组织实施。

11.合理配置护士人力资源，实行弹性排班，最大限度适应患者的需求。

九、血液透析室护士长岗位职责

1.在科主任及科护士长领导下进行工作。

2.根据护理部工作任务制定科室具体计划并组织实施，定期评价，不断改进。

3.负责本科室护理人员的综合素质、工作质量标准的培训、检查、监督和考核，对护士进行以人为本的护理理念教育。

4.对本科室护理人员进行科学排班，为患者提供持续优质护理服务。

5.负责本科室护理质量的持续提高，督促护理人员认真执行各项规章制度和技术操作规程，严格执行查对制度和消毒隔离制度，防止差错事故的发生。

6.有计划地对护理人员进行技术操作和理论培训，定期考试考核。

7.积极组织开展新业务、新技术及护理科研。

8.指定专人分别负责各种设备、仪器的保养、维修，保证随时处于备用状态。如有损坏或损失及时查明原因，提出处理意见。

9.定期征求各方面意见，不断改进护理工作。

第三节　各级业务人员职责

一、副主任护师岗位职责

1.在护理部和 (科) 护士长领导下，指导本科护理业务技术、科研和护理教学工作。

2.检查、指导本科危重症患者护理计划的制定、护理措施的落实及效果评价。

3.了解国内、外本专科护理发展动态，并根据本院具体条件努力引进先进技术，提高护理质量，发展护理学科。运用"以人为本"的服务理念，将先进的护理理念运用到日常护理工作中。

4.主持本科护理业务查房，提高全科护理业务水平。

5.参加医院有关护理缺陷的讨论、鉴定工作，并提出整改措施。

6.指导护理本科生及专科生的临床实习，承担课程授课、临床带教、拟定教学计划、编写教材等工作。

7.组织、指导在职护士的业务学习及开展护理科研，承担对具有高级技术职称护理人员专业技能培养。

8.对全院护理人员结构、队伍建设、业务技术管理和科研管理提出指导性意见。参与审定、评价护理论文和护理科研课题、护理技术革新的工作。

9.配合《医疗事故处理条例》的实施，对护理人员进行增强法律意识和法律观念的教育、引导工作。

10.每年至少撰写护理论文 1 篇。

二、主管护师岗位职责

1.在科护士长和护士长的领导下，完成各项日常护理工作。

2.每日参加本科室晨会交班，并参加病房日常护理工作。

3.协助护士长解决本科护理业务上的疑难问题，指导护师制定危、重症患者护理计划并督促落实。

4.参加对本科护理缺陷问题进行分析，提出护理防范措施。

5.协助护士长完成对本科护师、护士进行护理业务技术培训，制定培训计划，担任科内护理理论小讲课，对本科护师、护士进行护理技术操作考核。

6.主动掌握护理新技术、新知识、新理论。

7.协助本科护士长做好科内各项护理管理工作。

8.参加科内护理科研工作，每年撰写护理论文1篇。

三、护师岗位职责

1.在护士长的领导和主管护师的指导下，完成各项日常护理工作。

2.参加科内各项临床护理工作实践，正确执行医嘱及各项护理技术操作规程，并指导护士完成各项护理工作。

3.认真落实急、危重患者的临床护理工作。

4.参加科内护理业务查房。

5.积极参加科内护理科研工作。

6.在整体护理理论的指导下，对患者实施"以人为本"的整体护理。

7.参与科内护理缺陷问题的讨论，提出防范、改进措施。

8.不断学习新的护理理论，充实、强化自己，将知识更好地运用于患者的护理工作中，继续教育学分达标。

四、护士岗位职责

1.在护师的指导下完成各项日常护理工作。

2.参加科内各项护理工作实践，正确执行医嘱及各项护理技术操作规程。

3.严格遵守查对制度及交接班制度，防止差错、事故发生。

4.准确、及时完成各项护理工作，将护理措施真正落实到患者身上。

5.按整体护理程序认真做好患者心理护理和基础护理工作。

6.正确、及时采集患者各种标本。

7.认真做好危重症患者的抢救工作。

8.及时向患者进行有针对性的健康教育，听取患者对医院各项工作的意见和建议。

9.协助及配合护士长做好各项科内日常工作。

10.积极参加院、科各项在职继续教育活动。

五、护理员岗位职责

1.在护士长领导下和护士指导下进行工作。

2.做好晨间护理，负责患者生活护理和部分基础护理工作。

3.随时巡视病房，协助生活不能自理的患者进食、起床活动及递送便器。

4.负责护送患者做特殊检查。

5.做好患者入院前的准备工作和出院后床单元的整理、消毒工作。

6.协助护士做好被服、家具的管理。

第四节　手术室各班、各级人员职责

一、手术室护理人员职责

1.在护士长领导下担任洗手巡回等工作，并负责术前准备和术后整理。

2.认真执行各项工作制度和技术操作规程，督促和检查参加手术人员的无菌操作。注意病人安全，严防差错事故。

3.保持手术室清洁、肃静、调节空气，保持室内适宜的温度。

4.负责手术后病员的包扎、保暖、护送和手术标本的保管和送检。

5.按分工做好器械、敷料的打包，消毒和药品的保管，做好登记统计工作。

6.指导进修、实习护士和卫生员的工作。

二、巡回护士职责

1.术前一天探视病人，为病人做好心理护理。

2.清点手术间固定物品及病员从病房带来的物品，根据手术需要做好一切物品的准备，保证性能良好，以免术中发生故障。

3.认真核对病人姓名、床号、住院号及手术名称、部位、麻醉方法、检查手术区备皮情况及皮试结果，神志不清的病员和小儿适当束缚，防止坠床。

4.协助做好麻醉工作，安置病人手术所需体位，保证安全、舒适，易暴露手术野，行静脉穿刺，并保持通畅。

5.协助手术人员着衣，准确及时地配合手术和抢救工作，调整灯光及供应手术台上所需物品等。

6.坚守岗位并监督手术间各级人员，严格执行无菌技术操作。保持手术间内安静、整齐、清洁，严格遵守保护性医疗制度。

7.术前以及关闭体腔和深部手术野前后，与洗手护士认真清点各类用物，做好记录并签名。

8.术毕协助包扎伤口，保暖、护送，整理房间、补充物品。

9.擦灰、紫外线照射，布置好下次手术。

三、洗手护士职责

1.了解病情，熟悉手术方案，铺无菌车，备齐手术中所需物品。

2.检查刷手物品是否齐全，比手术医生提前15分钟刷手。

3.上台后检查器械是否齐全、适用，与巡回护士共同清点手术所用物品。

4.严格执行无菌操作并监督他人执行，集中精力主动配合手术。

5.关胸腹腔或其他深部手术前后，再次核对手术所用物品。如有疑问，手术者必须认真检查伤口内是否遗留，必要时 x 线协助检查，并记录备案。

6.手术结束时，备好盖伤口敷贴，处理好病理标本，处理术中所用物品。贵重器械严格交班。

7.术中损坏的器械或其他物品认真交班，及时维修或更换。

四、器械护士职责

1.每晨整理器械间，检查常规器械并及时补充。

2.手术开始到手术间巡视检查，有无遗漏的器械。

3.按手术通知单准备器械。凡特殊手术需事先了解手术方案，使器械准备恰当适用。

4.负责用过器械的擦干、上油、包装或存放（精细、锐利器械分别处理）。

5.一般急症均用常规器械包，特殊急症手术 20 分钟之内准备完善。

6.负责器械的检修，借出并及时登记，督促归还。

7.一般器械 3 个月大刷洗一次，有管腔的器械经常冲刷，保持通畅。

8.常规器械包超过 1 周者重新上油消毒，每周刷洗消毒锅一次。

五、敷料护士职责

1.负责供应、检查、补充、折叠、打包及消毒各种手术所用的棉布类和棉纱类敷料。

2.每天检查各种无菌物品，保证无过期。

3.刷洗、消毒各种盛器，如弯盘、洗手盘等，补充消毒小毛巾、开刀巾、包等。

4.负责每 3 个月清点敷料一次，每月高压消毒锅培养一次。

六、夜班护士职责

1.接白班未完的工作，清点常规固定物品及抢救物品。

2.手术未完时，接好病人所带物品，术中情况、静脉输液及电刀铅板附着处有无灼伤，主动做好巡回配合。

3.及时配合急症手术，记录手术费用，处理好用过器械并签名，备次日消毒。

4.检查次日手术间，为白班做好必要的准备工作，开紫外线灯 l~2 小时并记录。

5.负责洗手用物的清洁，消毒工作（肥皂、刷子、小毛巾），肥皂、小碗、传递盘每早上更换一次。

6.巡视所有房间的门窗、水电、氧气等情况，并注意安全、保卫工作。

7.严格控制非手术人员进入手术室。

8.写好交班报告，严格交班。

七、消毒员职责

1.消毒工作人员必须具有高度的责任心和无菌观念。

2.严格掌握无菌操作规程，消毒时间及各种消毒灭菌方法和注意事项。

3.按照规定放置灭菌指示卡，以保证灭菌效果，及时做好消毒登记，防止医疗事故的发生。

4.取用灭菌物品时，必须洗手，戴口罩、帽子。无菌物品和有菌物品应严格分别放置，以免混淆。

5.取出灭菌物品应立即送入无菌储藏间，并分类排放整齐。

6.负责高压灭菌器的清洁保养工作，如发现问题应主动与有关人员联系，以便及时检修。

7.负责消毒室的清洁工作。

八、卫生员职责

1.在护士长领导及指导下做好手术室清洁配合工作，应具备责任心强，品德优良，有较好个人卫生习惯，懂得一定无菌知识和手术室规则。

2.严格执行手术室的清洁卫生及消毒制度。

3.管理供应手术鞋、手术衣、裤、口罩、帽子。

4.负责送检病理标本并登记，负责去血库取血。

5.定期刷洗污物桶、洗手池等。

6.协助接送病人，搬动病人时动作轻稳，注意引流管勿逆流、勿脱出等。

7.保持推车清洁、整齐，接送病人做好保暖、安全工作。

第五节　供应室各班、各级人员职责

一、回收班职责

1.负责回收用过的器械物品，或超过有效期而未用的物品，严格清点，做到账物相符。

2.负责处理用过的各种穿刺包、治疗巾等布类物品。

3.负责口护包、导尿包及各种器械包的浸泡消毒工作。每天更换含氯消毒液一次。

4.刷洗换药盒、空针盒，保持内外整洁、干净。

5.负责一次性输液器的回收及毁形工作，并做好记录。

6.经常检查各种医疗器械的准备是否齐全。

7.注意保持工作台面的整齐清洁。

二、洗涤班职责

1.负责各种穿刺针的浸泡消毒，负责持物筒、换药盒及各种器械浸泡消毒工作。

2.各类包皮及布垫随时清洗。

3.负责含氯消毒液及三效热源灭活剂配制，并保持缸内清洁。

4.每日三氧杀菌机消毒一次 2 小时，并做记录。'

5.室内每日两次湿式清扫，保持地面桌面整洁，物品放置整齐，不得存放私人物品。

6.每日工作完毕后，负责把池内外刷洗干净，并用 500 mg/L 含氯消毒液消毒池内。

7.每周六负责大清除和大消毒工作。

三、发放班职责

1.负责发放各种灭菌物品和一次性医疗用品。

2.各种灭菌后的物品，须放置固定的位置，查看卡片、标签及灭菌时间。

3.经常检查各种物品的保质期，超过有效期重新灭菌。

4.灭菌室物品每日交接并有记录。

5.负责室内卫生，每日湿式清扫。

6.工作完毕后，室内不得开窗，每日空气消毒 2 小时。

7.负责各类无菌物品的抽样细菌培养和无菌室空气培养，每月一次。

8.每日总结工作量。

四、下收下送班职责

1.负责下收下送各种用过的器械、物品及科室代消包。

2.负责清洗消毒各种器械、换药盒。

3.负责各种穿刺针及各种器械的清洗消毒工作。

4.负责下收用过的一次性输液器。

5.负责下送一次性医疗用品。

6.负责下收下送车辆的清洗消毒工作。

五、包装班职责

1.负责各种治疗巾、穿刺包及各种器械包的包装工作。

2.负责各类金属器具的擦拭、保养和清点工作。

3.负责备齐包装用各种针、线、敷料、试管等用物。

4.负责备用各种包皮，并妥善保管，随时增添，保证供应。

5.负责更换消毒液，每日一次。

6.每日清扫包装间，工作完毕后每日用 500mg/L 含氯消毒液擦拭台面。

7.负责本室的空气消毒，并记录。

六、消毒班职责

1.负责高压灭菌本室及各科室所需器械物品等。

2.负责高压灭菌器的内外卫生及保养维修。

3.负责高压灭菌器各种监测工作，保证灭菌效果合格。

4.每周协助护士长领取各类物品。

5.负责下收各科室领取物品计划。

6.负责水电气管道阀门，保持其性能良好。

7.负责每周的换洗工作服工作。

七、总务班职责

1.负责供应与保管供应室所有物品、器械、布类物品，根据需要随时填补。

2.负责一次性医疗用品的领取发放，计划供应，心中有数，做好库存，保质、保量供应。

3.各类物品，明细分类记账，出入有记录。

4.负责各种物品损耗均有记录。

5.定期检查库存物品，账物相符，避免浪费。

6.监督检查各种监测工作。

7.护士长不在时履行护士长职责。

第六节 产房各级、各班人员职责

一、产房班职责

1.以产房为主，接班后将所有的桌面、窗台用含氯消毒液 500mg/L 擦拭，每日两次，定期更换消毒液及器械，每天紫外线照射一次，每次不低于 1 小时，并做好登记。

2.负责接管有待产室转入产房或急症入院的产妇，处理并执行产房医嘱，处理顺产，负责新生儿的处理及抢救，配合大夫处理难产。

3.新生儿处理完毕后，负责半小时内行母婴裸体接触及早吸吮。

4.填写分娩记录及新生儿病例，记账及接生后的整理工作。

5.严格执行无菌操作规程，正确熟练地掌握三大产程的观察及处理，按常规操作。

6.仔细观察产后宫缩及阴道流血情况，观察 1 小时母婴无异常送回病房与当班护士交接病情后行双方签字。

7.值班者要坚守岗位，有事外出，准许后交专人负责，擅自脱岗发生意外，由产房值班人员负责。

8.下班前做好交班工作，复查未分娩产妇，并详细记录，做到床边交班，整洁交班。

二、待产室职责

1.接班以后，更换床单元，做好基础护理，与洗衣房清点被服，用 500mg/L 含氯消毒液擦拭各面。

2.床边交接待产室的产妇，接班人听胎心、测血压、查肛诊，并做好记录，负责第一产程的观察及护理。

3.接待新入院的产妇，临产者做好常规准备，备皮，做好解释工作。

4.对待产妇要热情、细心、耐心，产妇吃饭、喝水要主动与家属取得联系，服务周到，但禁止家属出入，并负责向产妇做好母乳喂养宣教。

5.应具有高度责任心，严密观察产程进展、胎心及高危妊娠的病情变化，并详细记录。出现异常，及时报告值班医师。

6.处理并执行待产室产妇的医嘱及各种治疗，进入第二产程送产妇进产房，并向值班人员交代。

7.负责待产室的环境卫生，保持整洁，产妇离开后整理床铺，床单一人一用一更换，备皮刀一人一消毒，用后放入500mg/L含氯消毒液浸泡30分钟后冲洗干净，晾干备用。

8.有事外出，必须请假，准许后交专人负责方可离去。

9.下班前，复查待产妇，整理室内卫生，清点被服、仪器设备等，向夜班人员交代产妇，并详细做好记录。

三、夜班职责

1.接班后，清点并整理被服、必交物品，做好记录。

2.严密观察产程，发现问题及时报告值班医生，积极配合处理，及时填写各种登记。

3.处理执行夜班的医嘱治疗，产妇用药非单病种者及时开方。

4.接待新入院的产妇，严密观察产程进展，勤听胎心。

5.下班前清点好用过的器械，并刷洗干净，否则白班不予接班，负责保管好一次性用品，如实交班。

6.下班前，复查待产妇，整理室内卫生，清点被服，药品、准备交班。

四、值班职责

1.接班后，清点夜班所用敷料、器械，及时打产包。

2.核对检查各种登记、记账单。负责终末病历的把关。

3.随时补充治疗室一次性材料（供应室领取）。

4.清点消毒后的产包及所有器械包等消毒物品。

5.检查安全管理制度的实施，灯棍、灯泡、下水道有无堵塞等，发现问题及时通知有关人员维修。

6.负责准备备用物品及检查抢救物品、药品随时补充。

7.负责每月一次物体表面、空气、工作人员手做细菌培养。

8.协助产房班接产工作及抢救产妇及处理新生儿。

五、助产士职责

1.在护士长的领导下和主管护师及医师的指导下进行工作。

2.负责正常产妇接产工作，协助医师进行难产的接产工作，做好接产准备，注意产程的进展和变化，遇产妇发生并发症或婴儿窒息时，应立即采取紧急措施，并报告主管护师及医师。

3.经常了解分娩前后的情况，严格执行技术操作常规，注意保护会阴及妇婴安全，严防差错事故。

4.经常保持产房的整洁，定期进行消毒。

5.做好计划生育围产期保健和妇婴卫生的宣传教育工作，并进行技术指导。

6.负责管理产房和婴儿室的药品器材。

7.根据需要，负责孕期检查，外出接产和产后随访工作。

8.指导进修、实习人员的接产工作。

六、主管护师（助产师）职责

1.在护理部领导下和本科主任护师指导下进行工作。

2.负责督促检查本科护理工作质量，发现问题及时解决，把好护理质量关。

3.负责正常产妇接产工作，协助医师进行难产的接产工作，做好接产准备，注意产程进展和变化，遇产妇发生并发症或婴儿窒息时，应立即采取紧急措施，并报告医师。

4.经常了解分娩前后的情况，严格执行技术操作常规，注意保护会阴及妇婴安全，严防差错事故的发生。

5.经常保持产房整洁，定期进行消毒。

6.做好计划生育围产期保健和妇婴卫生的宣传教育工作，并进行技术指导。

7.制定本科护理科研技术革新计划，并组织实施。指导全科护师、护士开展科研工作。并负责组织助产师、助产士进行业务培训，拟定培训计划，编写教材，负责讲课。

8.对产房发生的护理差错、事故进行分析鉴定，并提出防范措施。

9.解决本科业务上的疑难问题，指导危重疑难病人护理计划的制定及实施。

10.协助护士长做好产房管理和队伍建设工作。

第七节　急诊抢救各级、各班人员职责

一、EICU 各班职责

（一）责任班职责

负责监护室病人的一切治疗和护理，以及对病人的健康教育工作。

（二）辅助+中午班职责

1 负责各种抢救仪器的交接、检查与保养。

2.负责抢救药品、毒麻药品的交接以及用后的及时补充。

3.负责各种抢救物品和无菌物品的准备与更换；负责准备陪人用的口罩、帽子与鞋套。

4.负责消毒液的配制与监测。

5.负责监护室的清洁整理与空气消毒。

6.负责病人的药物核对与加药工作。

7.协助责任护士参与病人的抢救、治疗与护理。

（三）护理员职责

1.负责病人的生活护理（喂水、喂饭、清理大小便、擦澡等）和部分基础护理工作（口腔护理、尿道护理、测体温、脉搏、呼吸、血压等）。

2.负责病人的一切情况的监护，随时与病人进行有效交流。

3.负责病人的卫生处置工作。

4.协助护士对病人进行翻身、拍背、吸痰。

备注：以上班次原则上进行如此分工，工作期间还需密切配合，友好合作；交接班时要对本班工作进行自检。

二、急诊病房与观察各班职责

（一）责任班职责

负责住院和观察病人的一切治疗与护理工作，包括卫生处置以及对病人的健康教育工作。

（二）治疗班+中午班职责

1.负责治疗室所有物品的交接（包括抢救药品、雾化器、周林频谱仪等）。

2.配合责任班进行床位清扫与整理。

3.负责治疗室的清洁、消毒液的配制与监测、用后物品的处理以及治疗室物品的准备工作。

4.负责所有病人治疗用药的核对与准备。

（三）办公室+总务班职责

1.负责ICU、住院与观察病人的登记工作。

2.负责核对处方、开具和收取治疗观察费用，包括ICU病人的处方输入、取药和计账工作。

3.负责处理医嘱。

4.负责接收新病人并做好入院介绍，建立病历、一览牌、床头牌（住院病人）；病员床位调整或出院时，及时调整病历、一览牌、床头牌，整理床单元时有责任班配合。

5.负责制定各种物品的请领计划与物品保管。

6.负责办公室和仓库的清洁与整理，被服的清点与清洗。

备注：以上班次原则上进行如此分工，工作期间还需密切配合，友好合作；交接班时要对本班工作进行自检。

（陈艳 孙伟 邵明芳 颜峰）

第八章 护理信息系统管理

一、概述

护理在病人的治疗过程中是一个很重要的环节，护士既是医疗的协调者又是医疗的提供者。护士不仅为病人提供最直接护理，处理疾病带来的各种问题，而且还要全方位照顾病人，包括病人身心等方面的需要。这种整体性护理的任务造成了对护理信息系统很大的需求，因为对病人的很多医护应同时观察了解。这种专门提供给护士的信息系统在 20 世纪 60 年代后期开始发展起来，并逐步建立了护理支持系统的开发原则。

在这一章中，我们将介绍支持护理学的计算机信息和通信系统。这样的系统通常被称为护理信息系统。我们不仅将给护理信息学下定义，而且还将对当代支持护理工作的信息系统作调查。

二、护理信息学

支持护理工作的信息系统涉及一系列计算机应用程序。这些系统包括集成的和独立的两种系统，它们在护士对病人及其亲属进行护理、文档管理和对护理工作进行评估中提供帮助。作为病人治疗的一部分，护理工作已有很长的历史，可是信息系统常规用于护理工作还是新近的事。早在 19 世纪，弗罗伦次·南丁格尔（Florence Nightingale）就提出了一个问题：为什么护士要把对病人的观察记录下来。照她的看法，这种记录对病人合理治疗和痊愈很重要。她阐明了为什么护士要系统地收集资料，并对资料进行统计分析。

南丁格尔所收集和分析的数据对与其他护士、医生、保健工作者和医院管理人员交流病人状况是很重要的。即使在现代，从手写的病人记录中获取的临床数据仍然能支持临床决策、治疗安排和计划以及对治疗质量的评估（参阅第 1 章）。

现代临床信息系统的开发者并没把注意力孤立地放在护理专业上，而是集中在建立多学科系统上，旨在支持内容广泛的电子病历。内容广泛的病人临床数据的信息系统可为质量评估和改善护理和临床治疗提供支持。因此，下述关于护理信息学的定义是本章所有内容的基础：护理信息学是关于护士在收集和管理信息，利用数据获得信息和知识，为病人全方位医护做出基于知识的决策和推断方面如何分析、模块化和规范化的学问。

护理信息学知识扩大了护士专业范围，提高了护士专业实践质量。护理信息学研究的方法集中在以下方面。

（1）计算机信息系统的需求的确定。

（2）研究适用于所有护理实践的信息和知识处理模式。

（3）对护理信息系统的设计、实行和评价。

（4）这些系统对护理实践的作用和病人疗效的评估。

三、格式化护理知识

有很多关于如何加强护理知识的规范化研究正在进行。所谓规范化的过程是指尽可能将护士对病人的描述和临床观察用标准表达方式表示。许多护理研究的宗旨是建立关于护理观察、治疗和治疗结果的术语系统以及为人们所接受的结构和分类系统。

护理信息系统是由计算机软件和硬件组成，并需顾及应用信息的护理人员、机构的结构和过程。一个护理信息系统一般包括非规范化（非结构化）和规范化（结构化）信息。如图 14-1 所示，叙述性文本形式的非规范化信息在护理实践中非常普遍，至今只有一小部分文本信息能规范化，而且这种规范化的信息只有部分能被计算机处理。信息规范化的困难部分可归因于护理工作中缺乏统一的专业术语，以及护士的高度个体化处理病人的特点。

虽然很多护理术语的规范化较为困难，但我们仍然可以对护理信息如何结构化以及如何才能用于信息系统的发展以支持病人护理和对护理质量的评价作一讨论。

在护理信息规范化工作中，特别困难的是缺乏建立结构化护理专业词汇和词汇中术语语义关系的有效定义方法。然而，护理信息学研究者已能将临床数据组织划归成不同类型，这些数据类型相应于在护理过程中的不同步骤应用的类型。这些护理处理的步骤是：估计→诊断→计划→医疗→护理评价。

在第 1 章提到的关于数据、信息和知识三者之间的区别在护理的环境中同样适用，即对护理过程中所发生的事件同样可作不同程度抽象的描述。

（1）数据是描述病人的功能状态并与护士有关的实体。

（2）信息表示护士的临床观点，即对病人数据的解释。

（3）知识是被用科学方式证实和归纳而得出的信息，以识别和证实各种关系（参阅图 1-1）。在护理中，概念、临床观点和解释都包含了专业知识。这些知识常建立在临床推论基础上，是护理中进行诊断、实施护理计划及为获得高质量结果而制定目标的基础。

数据、信息和知识之间的区别与医学信息学的基本原理相一致，即与信息处理（参阅第 1 章）的语法（数据）、语义（信息）和语用（知识被用于决策）三个方面相一致。除了在护理领域中缺乏统一的术语表达较抽象观察外，护士收集数据并转化为护理临床信息和知识的过程和医生的过程没什么两样。

与医疗卫生所有领域一样，护理知识有叙述性和程序性的本质区别。叙述性知识描述数据、事实和关系；而程序性知识则表达如何去做，例如如何实行护理操作。护理知识可分成以下几个部分。

（1）专业领域性知识：包含护理的事实和关系。

（2）推论性知识：确定在护理中反复应用的临床推理步骤。

（3）任务性知识：为妥善完成任务而指导选择过程和行动。

（4）策略性知识：选择可能适用于某种情况的各种护理任务。

上述知识类型分类与在知识获取和设计结构化（KADS）系统中人类专家知识

模型化所用的知识分类相似（参阅第28章）。

四、多学科合作

绝大多数护士按既定的职责范围工作并与各科临床同事相互合作。因此，支持多学科的合作就成为护理信息系统的基本需求。这样的系统必须通过共同参与设计的方法建立，系统的功能应促进在临床环境下各专业医疗工作者的合作。

在病人治疗中，护士从多种学科得到临床信息。护士可以在床边记录和使用这些数据，而这些数据对医生来说同样有用。此外护士还要收集护理所需要的数据。每位医生和护士都可把数据转化成不同的临床印象，然后利用这些数据做出不同的诊断推理、治疗计划和预后判断。因此，与治疗病人有关的不同临床学科的工作者都可以利用这些数据。有关数据使用的重叠部分和区别，如图14-2所示。

五、临床护理记录的内容

在KADS模型所提供的框架的基础上，带有电子病历（CPR）的信息系统包含以下几种含义。

（1）专业知识的表达应以系统的统一方式来描述护理临床事件。缺乏规范化的数据和知识会阻碍电子病历的发展（参阅第7章和第29章）。相反，专业名称（术语）使用控制过严，也会妨碍从事护理工作的人员自由表达他们的观察与发现，从而削弱了护理信息系统描述临床实践的能力。因此，探索一种使护士和医生能毫无限制地描述其新发现的方法是研究的一个重要课题。

（2）支持护士的临床推断是研究的核心。缺乏规范化的数据和结构化的专业知识阻碍了护理决策模型的形成，而后者是发展临床决策支持系统的先决条件。

（3）临床护理信息系统应对完成护理任务，特别是设计护理计划有所帮助，护士或许没有多少时间来计划或记录其护理工作，但她仍需要护理计划中的数据和信息。提供标准的清晰的护理术语，充分的自动化并与现存规范化的护理知识连接，均对制定充分的护理计划及完成护理任务非常有用。信息系统是否在策略性知识（strategic knowledge）领域有所帮助仍是有待探索的问题，策划性行为至今仍是人为活动（见图1-4第6层次）。

为更好地理解护理信息处理的重要组成元素，图14-3对图1-1进行了扩增，增加了决策、实施和评价等元素。另外，这些元素可用于研究护理信息系统的临床内容。

此模型的扩增部分包括如下。
（1）数据解释：体现临床实践的决策。
（2）干预：体现做出决策之后所有的行动。
（3）评估：涉及护理处理对病人疗效的影响，也包括评估过程本身。
（4）推论：表示护理诊断。

图14-3的模型有助于研究护士利用数据提取信息的方法，可作为一般的护理信息学模型，是对临床护理中数据-信息流的一种描述性表达。

护理信息系统的界定在支持 CPR 的系统环境中是动态扩展的，但最重要的是它必须允许交换及应用多学科提供的数据、信息和知识。护理信息学在护理这个学科中很重要，它有促进临床护理知识发展并扩展其科学基础的潜力。护理信息学有助于理解影响护理质量的各种因素。

六、传统纸质护理记录存在的问题

在当今高度信息化的医疗护理环境中，病人护理的归档工作占用了很多时间。护士常常在图表及管理追踪表中重复记录同样的数据。如果考虑现代电脑的巨大能力，这些重复绝无必要。传统的纸质病历所存在的几个不足之点已得到了充分证实（也可参阅第 7 章和第 29 章），它包括：①数据遗漏、数据冗余及缺乏决策的依据；②处理长时间段病人的不同问题时难以清晰；③访问、使用和检索具体记录的问题；④对记录资料改进以适应现代需要时遇到麻烦；⑤基于缺乏组织的纸质记录，评价病人疗效时存在困难；⑥阅读护理记录的字迹存在困难。

由于临床知识的高速膨胀，那些与护理相关的知识能否在护理中根据需要随时随地应用，以及数据存储格式是否便于为检查护理质量和护理疗效所利用变得很重要。病人医疗护理资料越来越复杂化促使数据电子归档的需求快速发展，以方便多学科医护人员利用及满足统计学目的。

七、护理资料的层次

从各种源头（即来自直接的病人护理）收集的数据，原则上只需存储一次，但可以被反复应用。这些数据的应用取决于所应用的层次，也即因层次的不同而有所差异。在图 14-4 中，左边是作为先决条件的组分，如统一的术语，构成了护理工作中第一层数据登记的基础，这些数据的正确解释见于第二、三、四层。

（一）护理最小数据集

在护理中人们试图用标准化的术语来记录护理工作。这些归档的数据要求用护理最小数据集（NMDS）中的元素表示。NMDS 包括护理诊断、护理行为和处理、护理相关的病人疗效以及护理强度。一旦临床数据被统一定义，护理工作者就可以用统一的术语来描述和比较病人的问题、病人护理程序、护理结果和为跨单位医护提供所需要的资源。为达此目标，护理人员需要用标准化的数据格式和统一的护理语言。但同时应允许护理人员使用自己的术语，然后通过专门的翻译器将其描述的内容转变为国际公认的术语。一旦护士从元素水平上建立了基本临床数据，她们就可以利用 NMDS 元素的定义，结合统一的数据标准，产生出那些数据的抽象概念。

应用于临床信息系统的护理数据部分已获得 NMDS 定义。为了病人医护归档的需要，早期的努力主要集中于测试 NMDS 的元素。开发了定义和分类一致的最小的护理信息元素集合，NMDS 是护理观察和实践标准化的最初尝试，宗旨是适应那些传统形式的护理数据文档。这些护理元素包括护理问题和护理诊断、护理处理和护理效果。这些元素已规定在美国、比利时和澳大利亚使用。类似的项目在其他一些国家，如加拿大、丹麦、瑞士和荷兰正在实施中。

随着标准化代码方案的使用，使不同的人群、医疗卫生机构、地理区域和历史阶段的临床护理数据进行比较以及为病人合理分配护理资源成为可能。因为对一个病人的护理可以涉及急性护理、康复护理和慢性病护理以及社区医疗，所以信息系统必须允许整个护理过程中收集、保存和检索这些数据。机构特异性差异和结构化组分（例如护理资源、应用模式、对资源的占有、护理协议）在文档中都应放置在最低限度的护理数据。不同层次的数据支持不同类型的决策在图 14-4 的右边已有说明。建立起 NMDS 的数据库后，就可能把这些数据用于其他目的如持续质量评估、管理和研究。

（二）护理数据

为质量评估和改进护理的临床数据可用护理信息系统进行定义。图 14-4 说明病人特异的数据、机构特异的数据和专业信息与知识是如何在信息系统中从最基础的临床数据水平中派生而来的。表 14-1 给出了一些系统例子。例如，奥马哈系统（Omaha System，参阅表 14-1）定义了关于护理问题、处理方法和效果的标准数据元素。

测量和评估方面的许多观念上和方法学上的问题尚需解决，但对护理结果数据的获取、存储、检索和分析的技术已经达到实用阶段。如今，外部市场迫切需要质量和成本方面的数据。因此，迫切需要 CPR 系统中包含关于病人状态和短期以及长期效果的临床数据。护理诊断是临床数据的一个例子，可以期望用于评估护理的复杂程度。处理方法的数据可以用于判断护理强度和护理工作量上的可变性。

（三）护理术语

标准化术语是现代电子病历十分重要的组成部分。全世界有几种处于开发、应用和试验不同阶段的其他术语系统。包括 Read 编码的护理术语系统及各种分类系统，如北美护理诊断协会（North American Nursing Diagnosis Association）的护士诊断术语系统、护理处理分类和 Omaha 系统的护理处理术语系统及其他许多系统。国际级水平的有国际护理实践分类（International Classification for Nursing Practice，ICNP），这是一部描述护理事件（例如护理诊断）和处理的专业词汇参考指南。ICNP 来源于若干已有的分类和术语系统。

（四）护士的临床推理和判断

虽然，关于护理信息系统所需要的临床护理的知识基础正变得越来越成熟和清晰，但还有许多知识仍须完善。设计和开发护理信息系统的一个重要内容是了解护士是如何分析和使用数据的。虽然在护理文献中报道了许多决策性的支持系统，但仍有必要进行系统的调查研究。

一些支持每一步护理过程决策的最早项目仅是为研究的目的而开发，这些程序在临床上从未得到广泛使用。已经开发的辅助护士决策的项目包括以下几个方面。

（1）支持护士做出护理诊断的计算机辅助护理诊断和处理（computer-aided nursing diagnosis and intervention，CANDI）：一次小范围的对 CANDI 的有效性测试中，检查了 8 个最常见的护理诊断，并比较了系统做出的诊断和临床护理专家做出的诊断两者之间一致性的程度。系统和护理专家之间的统计学一致性为 7/8。

表 8-1　美国正在使用的护理支持系统

系统名称	主要组件	机构类型
Omaha 系统	1.关于护理诊断(问题)、处理方法和效果的标准化方案 2.护理数据:用于提高实践、改善管理上的监督和扩充护理知识库	家庭护理机构、公共医疗诊所、家庭保健、学校和其他可流动的保健组织
自动化社会医疗信息系统(ACHIS)	1.记录每天医护过程和结果 2.安排管理和研究日程:病人的问题的性质、预防、处理策略和医护对结果的影响	1.Omaha 系统的应用 2.社团健康保健
Hettinger and Brazile 系统	1.系统特点为多问题规划 2.关心病人、健康维持随访和免疫跟踪 3.哮喘的临床管理工具 4.病例管理,转院跟踪工具 5.预约安排	社团健康保健
农村老年保健扩充程序	1.为社团扩展对象的一个程序,其目的是让农村老人的预防、医疗和保健服务更便利。此程序联结各种正规社团服务、非正规社团服务、志愿者服务、学术团体服务,以加强农村社团成员的自身能力,更好地为老人服务。 2.一般档案、就诊档案、身体和心理的测量数据的结合	社团健康保健
ComputerLink	1.为那些老年性痴呆病人家庭保健服务者提供信息上和情感上的支持 2.功能部分包括了通信、决策支持模块和电子百科全书	社团健康保健
CareMap	1.为病例管理资源综览服务的保健计划系统 2.护理诊断的自动化库 3.病人治疗效果 4.各种类型病人的中期目标和处理 5.危重病症处理 6.持续提高护理质量	所有种类的健康保健机构

（2）辅助护士计划和安排的系统：Creighton 在线多模块专家系统（Creighton On-Line Multiple Modular Expert System）。

（3）泌尿科护理信息系统（UNIS）：协助护士为小便失禁的病人制定护理计划。

（4）CAREPLAN：为协助护士照顾产后病人而设计。

（5）VP-II：重点放在寻找护理问题,其基础为白血病病人的数据。

（6）ACCESs：一个由 4 个模块组成的流动护理专家系统,即①Well-baby（健康维护随访）;②哮喘（哮喘的临床管理）;③病例管理（转院跟踪）;④计划（临床预约）。该系统的规则和结果正在接受验证,验证方法为比较与护理专家决策的一致性。其中几个较为典型的系统为①FLEXPERT：关于护理诊断和病人症状的原型护理计划系统，处于开发早期；②FLORENCE：一个经过改进的护理计划系统，应用病例库及模型为护士在设计护理计划时进行护理诊断提供帮助；③ORSS（手术室计划系统）：一个最近报道的为改进手术室计划的专家系统。设计者模拟了能影响外科病人在科室流动的所有变量，并可产生外科处理计划。

一般而言，早期的决策支持系统的运行并未提供评估性信息为护理知识做出贡献，或有助于日趋复杂化的决策支持系统的开发或改进。有关最近开发的专家系统的文献报道仍然没有评估和关于为改进系统或护理知识有用的研究和发现。仅有的一个例外是，矫正肺动脉导管波形的决策支持系统已经被测试；用户的决策技能在系统应用前后进行了评定，测试结果对该系统的内容、精确度、操作的难易程度和及时性都感到满意。

另外一个关于早产预报的系统也经过了测试。测试者称通过利用现存的数据，用专家系统比人工预测早产更准确。从该系统获得的结果提示，将来用周密计划的、高质量的数据收集方式来进行的研究能进一步提高整个系统的预报准确度，可为护士作早产预测开发出有效而可靠的决策支持系统。

总之，护士临床推论和决策的研究正在开展，但发展的速度较慢。虽然在文献中报道的许多决策支持系统的例子已被应用，但缺乏新的认识作为开发信息系统的有力工具。已报道的决策系统是相对局限的系统，往往处在开发早期和试验阶段。大部分为独立的、用于研究目的的系统。即使较先进的系统也必须对其支持护士临床推理的效果作严格的评估。

八、护理信息系统

早期讨论的焦点是护士怎样才能从信息系统中获益和系统能给病人护理带来的影响。在19世纪70年代，当早期的医院信息系统出现时，大家的注意力转向应用系统能否对护士工作所面临的问题有更深的了解和能否为护理工作引进新的功能。在早期，护理主要包括任务和处理操作，所以只有护理过程中较明确的步骤（判断、计划、实施和评估）的数据才被记录下来。这些一般的系统类型以后逐渐被以某问题为中心的系统所取代，后者包括病人问题识别以及护理行为。在这些系统中，护士可在分级数据库环境中建立个人的护理计划。然而，检索护理数据仍是一个问题。

此后开始了实质性的研究，但仍处于前沿阶段。护理语言系统、分类学及分类系统已经成为护理信息学研究的热点所在。这些研究推动护理信息系统向更广阔天地发展，人们将继续分析关于护理信息学的范围、内容和科学基础等问题。现在，较流行的观点是临床数据应支持护理的决策，而不仅仅是记录护理的工作任务。这种观念的转变有助于定义从以任务为中心的系统转化到未来的系统范式。如果护理信息系统不仅仅是电子化档案柜和传送信息的设备，护士和设计者必须创造一种新的技术，它可以利用已输入系统的信息，把原始数据转化为更易利用的格式，并为护士提出临床推理。这种新观点导致建议研制集成系统，它包括数据、描述和功能的集成（参阅第20章）。

（一）支持需求

在尝试为护理信息系统提供一个全面的描述时，有必要强调，当前观点正在逐渐变化：从为护士提供收费和工作支持的护理信息系统，转到将重点放在作为护士实践所需要的策略资源的临床数据和信息上。支持护理的系统至少具有以下方面的特征。

（1）为护士提供决策支持。

（2）提供先进的护理知识，包括如何确定对护理非常重要的数据。

（3）为病人提供关于护理的信息。

（4）提供通信设备，如可访问数据库，后者为护士提供实行整体化护理所需的信息，而这种整体化护理是实现循证医疗（evidence-based care）的需要。

（二）系统的应用

应把注意力放在将现有的系统转化为下一代支持护理实践的系统上。在转化过程中，必须转换护理知识库，建立标准护理词汇和数据交换协议，同时为护理信息学专家提供更多的就业机会。

支持临床护理的系统已在各种医疗机构中运行。为获得当前运行中的各系统总的印象，那些被大量报道的系统的主要组分将在一些表中描述。表14-1提供了在美国使用的社团护理信息系统的概要。另外一种类型的系统，能将病人数据集成为"虚拟"记录，更好地为不同的医疗保健机构提供吸引和分配客户的服务。

总之，这里描述的护理信息系统有其一般特点，也显示了不同的医疗机构之间差别，而这些机构的护士在她们作临床决策及准备文档时需要支持。其中一些系统拥有可用于支持护士决策的临床数据，另外一些系统因具有增加护理知识的潜力而受到关注。虽然它们是独立运行的系统，但它们的数据和系统功能的性质却为未来面向支持和改善临床护理的模块化系统提供了重要实例。

（孙伟 邵明芳 刘海芹 王曹）

第九章 护理安全管理

随着科学技术的发展，现代医疗护理活动日趋复杂，患者在医院治疗护理过程中所面临的不安全因素也随之增加。由于患者法律意识的增强和对医疗保健期望值的提高，风险管理在护理管理中的作用越显重要。护理安全已成为衡量护理服务质量的重要指标，护理管理也应当从保障患者安全着手，加强护理安全管理，促进护理质量不断提高。

第一节 护理风险管理与防范

医疗护理风险是一种职业风险，指从事医疗护理服务职业，具有一定的发生频率并由该职业者承受的风险。风险包括经济风险、政治风险、法律风险、人身风险。因此，现代医院管理者必须对风险因素进行安全管理及有效控制。

一、护理风险管理与护理安全管理

1.护理风险与护理安全的概念。

（1）护理风险指患者在接受医疗护理过程中，由于风险因素直接或间接的影响导致可能发生的一切不安全事件。除具有一般风险的特征外，护理风险还具有风险水平高、客观性、不确定性、复杂性及风险后果严重等特征。

（2）护理安全是服务质量的首要质量特征，是指在医疗服务过程中，既要保证患者的人身安全不因医疗、失误或过失而受到危害，又要避免因发生事故和医源性纠纷而造成医院及当事人的风险。因此，护理风险是与护理安全相并存的概念，二者是因果关系，即在医疗护理风险较低的情况下，医疗护理安全就会得到有效的保障。

2.护理风险管理与护理安全管理的概念。

（1）护理安全管理是指为保证患者身心健康，对各种不安全因素进行有效的控制，是避免发生医疗护理差错和事故的客观需要。

（2）护理风险管理是指对患者、医护人员、医疗护理技术、药物、环境、设备、制度、程序等不安全因素进行管理的活动。即采用护理风险管理程序的方法，有组织、有系统地消除或减少护理风险事件的发生及风险对患者和医院的危害及经济损失，以保障患者和医务人员的安全。

因此，护理安全管理强调的是减少事故及消除事故；而护理风险管理是为了最大限度地减少由于各种风险因素而造成的风险损失，其管理理念是提高护理风险防范意识，预防风险的发生。护理风险管理不仅包含了预测和预防不安全事件的发生，而且还延伸到保险、投资甚至政治风险等领域，以此达到保证患者及医护人员的人身安全。由于护理风险管理与护理安全管理的着重点不同，也就决定了它们控制方法的差异。

二、护理风险管理程序

护理风险管理程序是指对患者、医护人员、探视者等可能产生伤害的潜在风险进行识别、评估，采取正确行动的过程。

1.护理风险的识别　护理风险的识别是对潜在的和客观存在的各种护理风险进行系统、连续的识别和归类，并分析产生护理风险事件原因的过程。常用的护理风险识别方法有以下几种。

（1）通过对常年积累的资料及数据进行回顾性研究，分析和明确各类风险事件的发生部门、环节与人员。

（2）应用工作流程图，包括综合流程图及高风险部分的详细流程图，了解总体的医疗护理风险分布情况，全面综合地分析各个环节的风险。

（3）调查法，通过设计专用调查表调查重点人员，以掌握可能发生风险事件的信息。

2.护理风险的衡量与评估　护理风险的衡量与评估是在风险识别的基础上进行的。即在明确可能出现的风险后，对风险发生的可能性、可能造成损失的严重性进行评估，对护理风险进行定量、定性的分析和描述，并对风险危险程度进行排序，确定危险等级，为采取相应风险预防管理的对策提供依据。

3.护理风险的控制　护理风险控制是护理风险管理的核心，是针对经过风险的识别衡量和评估之后的风险问题所应采取的相应措施，主要包括风险预防和风险处置两个方面。

（1）风险预防　在风险识别和评估基础上，对风险事件出现前采取的防范措施，如长期进行风险教育、举办医疗纠纷及医疗事故防范专题讲座等，强化护理人员的职业道德、风险意识及法律意识，进一步增强护理人员的责任感，加强护理风险监控。

（2）风险处置包括风险滞留和风险转移两种方式。

①风险滞留是将风险损伤的承担责任保留在医院内部，由医院自身承担风险。

②风险转移是将风险责任转移给其他机构，最常见的风险控制方式，如购买医疗风险保险，将风险转移至保险公司，达到对护理人员自身利益的保护。

4.护理风险管理效果评价　护理风险管理效果评价是对风险管理手段的效益性和适用性进行分析、检查、评估和修正。如通过对调查问卷、护理质控检查、理论考试等方法获得的数据进行分析和总结，评价风险控制方案及效果，以完善内控建设，进一步提高风险处理的能力，并为下一个风险循环管理周期提供依据。

三、护理风险的防范

1.建立健全风险管理组织。进行长效、稳固的风险管理，需建立健全风险管理组织，它能使风险管理活动有系统、有计划、有目的、有程序地进行，达到有效监督及控制风险。首先成立护理风险管理委员会（也可以由护理持续质量改进组织替代）、专职或兼职风险管理人员、科室风险管理小组，组成三个层面的管理组织，切实做好三级护理风险管理，建立风险信息网络。如病区护士长对每项护理工作都要严格按照质量标准，结合本专业具体情况进行自查、自控、自纠；科护士长组织科内人员进行相互之间的质量检查与督导；护理部除不定时督导抽查外，每月组织一次全院护理质量督导检查。总之，通过事先和实时质量监控，将护理风险管理与质量控制紧密结合起来，及时发现护理安全隐患，把护理不安全事件发生后的消极处理变为不安全事件发生前的积极预防，从根本上减少护理风险事件发生。

2.制订并完善各项护理制度及各项护理风险预案，抓好安全管理的关键环节，如制订并完善与护理风险管理配套的一系列制度，包括临床常用护理技术操作流程、假日护理安全管理规定、风险事件的评估和呈报制度等。在制订风险预案时，应首先突出"预防为主"的原则，并在其预案制订的基础上进一步完善事件发生后的应急处理措施，达到对患者安全质量的持续管理，使护理风险降至最低水平。

3.合理调配人力资源，使护理人员数量与临床实际工作量相匹配，并根据护士自身条件、业务能力、工作资历等合理构建人员梯队，使护理人员最大限度地发挥专长，进一步增强责任心和竞争意识，减少和避免护理人员不安全因素的发生。

4.加强护士的专业技术培训和继续医学教育。护理管理者需要有计划、有目的地结合专业需求，组织护士业务学习，选送护理骨干外出进修，不断更新知识，以适应护理学科的发展。

5.构建安全文化，将安全文化视为一种管理思路，运用到护理管理工作中，使安全文化的理念不断渗透到护理行为中，培养和坚定护理人员的安全管理的态度及信念，并使护理人员能够从法规的高度上认识职业的责任、权利和义务，规范安全护理的行为，以建立安全的保障体系。

6.建立良好的护患关系和护理风险预告制度，维护患者知情同意权并实施签字认可制度，以减少人为因素而引发的护理风险事件。

第二节　　医疗事故的管理

自 2002 年 9 月 1 日起新的《医疗事故处理条例》（以下简称《条例》）开始实施，并对医疗事故作了明确界定，对规范护理行为起到了督促的作用。护理人员的法律意识不断增强，使从业人员知法、懂法并用法律规范个人行为，以保证护理工作安全有序地进行。

一、医疗事故分级

医疗事故是指医疗机构及其医务人员在医疗活动中，违反医疗卫生管理法律、行政法规、部门规章制度和诊疗护理规范、常规或发生过失造成患者人身损害的事故。

根据对患者人身造成的损害程度，将医疗事故分为四级。

（1）一级医疗事故造成患者死亡、重度残疾者。

（2）二级医疗事故造成患者中度残疾，器官组织损伤导致严重功能障碍者。

（3）三级医疗事故造成患者轻度残疾，器官组织损伤导致一般功能障碍者。

（4）四级医疗事故　造成患者明显人身损害的其他后果者。

二、医疗事故中医疗过失行为责任程度的标准

由专家鉴定组综合分析医疗过失行为在导致医疗事故损害后果中的作用，患者原有疾病状况等因素，判定医疗过失行为的责任程度。按医疗事故中医疗过失行为，将责任程度分为以下四种。

（1）完全责任指医疗事故损害后果完全由医疗过失行为造成。

（2）主要责任　指医疗事故损害后果主要由医疗过失行为造成，其他因素起次要作用。

（3）次要责任指医疗事故损害后果绝大部分由其他因素造成，医疗过失行为起次要作用。

（4）轻微责任指医疗事故损害后果绝大部分由其他因素造成，医疗过失行为起轻微作用。

三、医疗纠纷

患者或其他家属亲友对医疗服务的过程、内容、结果、收费或服务态度不满而发生的争执，或对同一医疗事件医患双方对其原因及后果、处理方式或轻重程度产生分歧发生争议，称为医疗纠纷。

第三节　医疗护理事故或纠纷上报及处理规定

随着《条例》的颁布与实施，对医疗事故、纠纷处理已逐渐向法制化、规范化发展，对维护医患双方合法权益，保持社会稳定起到积极的作用。

一、医疗护理事故与纠纷上报程序

1.在医疗护理活动中，一旦发生或发现医疗事故及可能引起医疗事故或纠纷的医疗过失行为时，当事人或知情人应立即向科室负责人报告；科室负责人应当及时向本院负责医疗服务质量监控部门及护理部报告；护理部接到报告后应立即协同院内主管部门进行调查核实，迅速将有关情况如实向主管院领导汇报。

2.一旦发生或发现医疗过失行为，医疗机构及医务人员应当立即采取有效的抢救措施，避免或减轻对患者身体健康的损害，防止产生不良后果。

3.如果发现下列重大医疗护理过失行为，即导致患者死亡或可能二级以上医疗事故者、导致 3 人以上人身损害后果者，医院应将调查及处理情况报告上一级卫生

行政部门。

二、医疗护理事故或纠纷处理途径

1.处理医疗事故与纠纷首要途径是立足于化解矛盾，即经过医患双方交涉，多方联系沟通，进行院内协商解决，避免矛盾激化。

2.院内协调无效时，可申请由上级机构，即医学会医疗事故技术鉴定专家组进行医疗鉴定。

3.通过法律诉讼程序解决。

三、纠纷病历的管理规定

1.病历资料的复印或者复制。医院应当由负责医疗服务质量监控的部门负责受理复印或者复制病历资料的申请。应当要求申请人按照下列要求提供有关证明。

(1) 申请人为患者本人时，应提供其有效身份证明。

(2) 申请人为患者代理人时，应提供患者及其代理人的有效身份证明、申请人与患者代理人关系的法定证明材料。

(3) 申请人为死亡患者近亲属时，应当提供患者死亡证明、申请人是死亡患者近亲属的法定证明材料。

(4) 申请人为死亡患者近亲属代理人时，应提供患者死亡证明、死亡患者近亲属及其代理人的有效身份证明、死亡患者与其近亲属关系的法定证明材料、申请人与其死亡患者近亲属代理关系的法定证明材料。

(5) 申请人为保险机构时，应当提供保险合同复印件、承办人员的有效身份证明、患者本人或者其代理人同意的法定证明材料。

2.紧急封存病历的程序如下

(1) 患者家属提出申请后，护理人员应及时向科主任、护士长汇报，同时向医务处或专职人员汇报。若发生在节假日或夜间应直接通知医院总值班人员。

(2) 在各种证件齐全的情况下，由医院管理人员或科室医护人员、患者家属双方在场的情况下封存病历 (可封存复印件)。

(3) 封闭的病历由医院负责医疗服务质量监控部门保管，护理人员不可直接将病历交给患者或家属。

3.封存病历前护士应完善的工作如下

(1) 完善护理记录，要求护理记录要完整、准确、及时，护理记录内容与医疗记录一致，如患者死亡时间、病情变化时间、疾病诊断等。

(2) 检查体温单、医嘱单记录是否完整，医师的口头医嘱是否及时记录。

4.可复印的病历资料包括门 (急) 诊病历和住院病历中的住院志 (入院记录)、体温单、医嘱单、化验单、医学影像检查资料、特殊检查同意书、手术同意书、手术及麻醉记录单、病理报告、护理记录、出院记录。

四、纠纷实物的管理

1.疑似输液、输血、注射、药物等引起不良后果的，医患双方应共同对现场实物进行封存和启封，封存的现场实物由医院保管；需要检验的，应当由双方共同指定的、依法具有检验资质的机构进行检验；双方无法共同指定时，由卫生行政部门决定。

2.疑似输血引起不良后果，需要对血液进行封存保管的医院应当通知提供该血液的采供血机构派专人到场。

第四节　护理缺陷的管理

护理缺陷是指在护理活动中，因违反医疗卫生法律、规章和护理规范等造成护理技术服务管理等方面的失误。护理缺陷与护理差错事故判定标准不尽相同，护理缺陷包含内容比较广，包括事故、差错及未构成差错的缺点。

一、护理事故及判定标准

护理事故的定义、分级均按卫生部颁布的《医疗事故处理条例及分级标准》执行。在护理活动中，有下列护理行为之一者即为事故。

1.护理人员工作失职，如交接班不认真，观察病情不严密，不按时巡视病房等，未能及时发现病情变化而丧失抢救时机，造成患者死亡及严重的人身损害者。

2.护理人员严重违反操作规程，如不认真执行医嘱及查对制度，输错血、打错针、发错药；护理不周发生严重烫伤、Ⅲ度褥疮（压疮）；对昏迷、躁动患者或小儿未采取安全措施致使患者坠床；结扎止血带未及时解除造成组织坏死、肢体残疾等；构成上述事件，造成患者严重不良后果或人身损害者。

3.手术室器械护士或巡回护士，清点纱布、器械有误以致使纱布或器械等异物滞留在患者体内或软组织内。

4.护理人员在对急、危、重患者的抢救过程中，抢救药品及物品准备有误，延误抢救时机造成患者死亡或严重人身损害者。

5.发放未消毒或过期的手术包等物品，造成严重感染者。

6.局部注射造成组织坏死，体表面积成人大于2%，儿童大于5%者。

二、护理差错的分类及判定标准

《条例》中取消了医疗差错的概念并划归为四级医疗事故，但在护理工作中事故仅为极少数，护理差错仍为常见。因此，抓好护理差错的防范，才能有效地防止护理事故的发生。根据差错程度可分为严重差错和一般差错两大类。

1.严重差错指在护理活动中，由于护理人员自身原因或者技术原因给患者造成严重不良后果，但尚未构成护理事故者。凡具有下列护理行为之一应视为严重差错。

（1）护理人员未认真执行医嘱及查对制度，错用、漏用"毒、麻、限、剧"药及特殊治疗用药（如抗肿瘤药物、特殊心血管药物、抢救用药、麻醉药、胰岛素等）或上述药物发生投药、给药浓度、给药剂量、给药时间、给药途径等错误，给患者造成严重不良后果或重大影响者。

（2）护理人员违反操作规程。如使用过敏性药物时，错用或未按规定做过敏试验或原有药物过敏史者给予投药；错抱婴儿但及时发现，采集胸水、腹水、血液、体液等标本时，由于采错标本、贴错标签、错加抗凝血药需重新采集或损坏、遗失活检组织送检标本等，造成严重不良后果或重大影响者。

（3）因护理不当，如造成Ⅱ度压疮、浅Ⅱ度以下烫伤或婴儿臀部糜烂，手术时体位不当造成患者皮肤压伤及功能障碍者，卧床患者因护理不当发生坠床等，造成严重不良后果或重大影响者。

（4）在输液过程中，因护理不周所致刺激性或浓度较大的药品漏于皮下，引起局部坏死者，体表面积成人小于2%，儿童小于5%者。

（5）因工作失职，误发放未灭菌或灭菌不合格物品造成重大影响者。

（6）护士缺乏慎独意识，涂改病历，弄虚作假造成重大影响者。

（7）将新生儿腕带挂错，或母乳喂养时错抱新生儿，虽经发现并予纠正，但造成重大影响者。

2.一般差错指在护理活动中，由于护理人员自身原因或技术原因发生差错，但未给患者造成不良影响或轻度影响者。例如具有下列护理行为之一者应视为一般差错。

（1）由于交接班不清，使一般治疗中断或者遗漏者。

（2）未认真执行查对制度，进行一般性药物治疗时打错针、发错药、做错治疗，对患者未造成不良影响者。

（3）临床护理（包括基础、重症、专科护理等）未达到标准要求，但未造成不良后果者。

（4）各种护理记录不符合有关规定要求，项目填写不齐全，但未造成不良影响者。

（5）标本留置不及时，但未影响诊断者。

（6）各种引流管不畅未及时发现，处理或因护理不当致引流管脱落而需重新插管，但无不良后果者。

（7）因管理不善致使抢救药品、物品未达完好状态，未造成不良后果者。

（8）因护理不周发生婴儿臀部轻度糜烂者。

三、护理缺点

在护理活动中，虽然有某一环节的错误，但被发现后得到及时纠正，且未给患者造成任何不良影响者。例如未认真执行查对制度，发错维生素类药物、营养类药物等未造成不良影响者；未认真落实护理安全制度，护士给患儿执行治疗后未立即放置床挡，及时发现未造成不良影响等。

第五节　护理差错、事故上报及管理

护理差错事故的管理对患者安全至关重要，因此护理管理者必须将积极预防和正确处理护理差错事故的工作列入管理工作的议事日程中，以减少差错及杜绝事故的发生。

1.各科室建立护理差错、事故登记本，由护士长及时登记发生差错或事故的日期、责任者、事件经过、原因分析、差错性质、后果防范措施、处理意见等。

2.在工作中，如果发生一般差错，当事人或知情人应及时向护士长报告，并由护士长在护理差错事故登记本上做好登记，每月上报护理部。

3.发生护理事故后，当事人或知情人应立即向科主任、护士长报告，护士长向护理部主任报告；护理部要即刻逐级上报发生事故的经过、原因、后果等并协同医院进行事故调查。如果发生严重差错应逐级上报，时间不得超过24h。

4.对发生事故及严重差错的科室应采取有效的补救措施，以减少或消除由于事故差错造成的不良影响，并按规定详细填写差错事故登记表，上报护理部。

5.发生严重差错或事故的各种有关记录，检验报告及有关药品、物品等均应按《条例》有关规定妥善保管，不得擅自涂改、销毁，以备鉴定。

6.差错、事故发生后，护理部或科室要根据其性质组织护理人员进行讨论，分析出现差错事故的原因，提高认识，吸取教训并制订整改措施。根据差错事故的情节及对患者的影响程度，确定差错、事故性质，提出处理意见。

7.各级管理人员必须严格执行护理差错、事故监测报告制度，一旦发生事故与纠纷，应及时报告、及时检查、及时采取可能减轻不良后果和不良影响的应急措施，不得隐瞒、掩盖和拖延。

8.护理部及科室要在月统计的基础上组织有关人员召开差错、事故分析会，归纳总结出带有规律性和代表性的问题，并提出防范措施。护理部每半年至少组织一次全院护理人员护理缺陷研讨会，提高全员防范意识，以杜绝差错事故的发生。

（孙伟 庞凤美 陈永花 颜峰）

第十章　护理业务技术管理

护理业务技术管理是医院护理管理的重要内容，是提高护理质量的重要保证，也是衡量医院护理管理水平的重要标志，其核心是质量控制。护理业务技术管理包括三大方面，即基础护理技术、专科护理技术和新业务、新技术的管理。良好的护理业务技术管理不但有助于疾病的康复，也有助于护理学科和临床医学的发展。

基础护理在临床护理工作中占据很大比重，因此，管理者必须通过教育提高护理人员的认识，训练他们熟练掌握基础护理技术操作。与此同时还必须加强专科护理技术培训，提高专科护理技术水平，使他们认识到熟练的基础护理技术和精湛的专科护理技术不但能帮助患者解决因疾病带来的痛苦和生活上的困难，使患者满意，而且有助于为患者提供正确、有效的诊断和治疗及防止并发症的发生。

第一节　护理业务技术管理原则

一、制订护理技术操作规程的原则

护理技术操作规程包括基础护理技术、专科护理技术和新开展的护理技术。

1.根据各项技术操作性质、目的、要求和特点制订操作方法、步骤及注意事项。

2.技术操作的具体步骤必须符合人体生理、解剖和病理特点，避免增加患者痛苦。

3.各项技术操作规程应严格遵循清洁、消毒、无菌和预防医院感染的原则。

4.各项技术操作的目的必须符合疾病诊断和治疗要求，并且保证患者的安全。

5.各项技术操作规程必须按照节省人力、物力和时间的原则制订。

6.操作规程既要具有科学性又要反映当代护理技术的先进性。

7.开展新业务、新技术时，应根据其特点及时制订相应的技术操作规程。

二、执行护理技术操作规程的原则

1.执行各项技术操作规程时，必须明了操作的目的、要求和病情，不可盲目执行。

2.执行各项技术操作前，应做好患者的心理、身体、所需物品及环境的准备。

3.认真执行查对制度，严格遵守操作规程，防止差错的发生，确保患者的安全。

4.执行技术操作前，要了解生理、解剖特点，具备高度负责的精神和熟练的技术，以取得良好的效果，并注意密切观察病情变化。

5.根据不同的技术操作项目要求，严格遵守消毒隔离制度及无菌技术操作原则。

6.执行技术操作时必须注意节约体力的原则，以提高工作效率，避免疲劳和软组织损伤。

三、制订疾病护理常规的原则

1.每种疾病护理常规都是在基础理论指导下结合长期临床实践的经验而制定的。

2.护理常规条目要简明扼要，抓住主要问题，便于记忆和执行。

3.根据各科疾病对环境的要求提出具体护理措施o

4.根据疾病的病理生理变化、疾病的主要症状和不同的治疗原则而制订。

5.制订每项护理常规都要有利于疾病的治疗和康复，根据病情制订安全保护措施，防止并发症的发生，使患者早日康复。

6.根据医学的发展和诊断、治疗手段的更新及时修订护理常规，充实新内容。

7。根据各科疾病的发病规律和患者具体情况制订心理护理常规内容。

8.为了协助诊断和判断疗效，制订采集标本的有关规定。

四、执行疾病护理常规的原则

1.在执行疾病护理常规前必须组织护理人员认真学习，掌握各专科疾病护理常规的内容及其理论依据，必须结合病情贯彻实施，防止盲目机械地执行。

2.要求护理人员在执行护理常规时必须严肃认真，不能任意改变，以免发生意外。

3.在执行疾病护理常规前必须了解病情，掌握病情变化，做到有的放矢。

4.护理人员应掌握患者的心理状态，根据病情和心理活动进行心理护理。

五、制订技术操作质量评价标准

制订每项技术操作质量评价标准，应依据每项操作的目的、内容，从物品准备到操作流程的全过程，制订出正确的操作程序和方法以及终末质量标准，即作为该项技术操作的质量评价标准。再依据每项操作的内容权重赋以不同的分值及扣分细则作为考核质量标准。

第二节 护理业务技术管理方法

护理业务技术管理方法的要求如下。

1.建立业务技术管理组织体系 护理部应建立由医院到科室的护理业务技术管理体系，实行分级管理，分层负责，使各级管理者明确护理业务技术管理的目标、内容和各自的职责。

2.完善并制订护理业务技术管理的规章制度和操作规程 根据业务技术管理要求建立和健全相应的管理制度，制订疾病护理常规，统一技术操作规程和质量考评标准，实行护理业务技术管理标准化、规范化、程序化。

3.运用统筹法 运用统筹法制订危重患者抢救流程图，科学地安排人力、物力，合理分工，去掉抢救中一切无效动作以缩短抢救时间，并组织护理人员学习，使之熟练掌握各类危重病的抢救程序，加强医护配合，提高抢救效率。

4.加强培训 主要有以下两点。

（1）制订培训计划，确定培训目标。制订各年资、不同职称护理人员的培训计划，采取多种形式、通过多种渠道培训以保证计划的落实。

（2）定期进行理论考试和技术考核，通过考试、考核检验培训效果。

5.建立信息传递、处理、反馈系统 及时了解国内、外护理技术发展新动态，引进最新护理知识和技术，以提高医院护理业务技术水平。

6.做好技术资料的管理 护理技术资料包括各科疾病护理常规、基础护理及专科护理技术操作规程、引进或新开展的护理技术操作项目、护理人员培训的有关资料、护理科研及论文等。护理技术资料是护理业务技术管理的档案资料，它能反映护理业务技术的管理现状和持续改进的过程，应认真收藏保管。

第三节 护理新业务、新技术的管理

护理新业务、新技术的管理要求如下。

1.成立护理科研委员会 护理部应由主管护师以上人员组成护理科研委员会，经常了解和收集国内外医疗、护理新进展的有关情报资料，结合国情和本院情况及时引进并推广，或结合医疗新技术开展研究相应的护理课题，促进护理学科的发展。

2.加强新业务和新技术的论证 对拟引进和开展的新业务、新技术，开展前应进行查新和论证，详细了解该项目的原理、使用范围、效果、副作用及注意事项等，保证引进项目的先进性和安全性。

3.建立项目审批制度 新业务、新技术引进或开展，在立项后应先呈报护理部审批，再呈报医院学术委员会批准。对自行研制或改革的护理用具必须经科研委员会和院内外有关专家的鉴定方可推广应用。

4.制订新业务、新技术的实施方案 有以下几点。

（1）开展新技术的科室应制订实施方案，由护理部组织专题小组成员共同讨论，周密安排人员培训、物资配备、人力配备等各项准备工作，确保新技术的顺利开展。在实施中应严密观察、详细记录，以便总结。

（2）在开展新业务、新技术的过程中要不断总结经验，逐步掌握规律，熟悉操作方法，及时制订护理常规和技术操作规程。

（3）新仪器、新设备应由熟练掌握仪器性能和操作方法的人员负责使用及保管，并建立仪器档案和保管制度，定期检查维修，以充分发挥仪器的效能。

5.建立资料档案 开展新技术必须保留完整的资料包括立项申请、报批材料、查新资料、应用观察记录和总结等资料，应及时进行整理并分类保存。

（庞凤美 孙伟 陈永花 姜冰青）

第十一章　门诊部的布局、设施及管理

门诊部是医院的一个重要组成部分，也是医疗工作的第一线。其特点是接诊患者多、每日人流量大、患者就诊时间短、就诊环节多。为了给患者提供一个舒适、便捷的就诊环境，要求门诊部必须具有科学的设施、合理的布局及有效的组织管理，以达到门诊布局、设施的规范要求。

第一节　门诊部的布局、设施

一、门诊部的布局及设施

根据医院的规模及门诊就诊人数确定门诊部的建筑形式和面积，特别要注意人流路线和合理布局，以符合医院感染管理的流程需要。门诊大厅及通道要宽敞明亮，应设有平面示意图和路标并设有残疾人无障碍的服务设施及预防意外伤害的警示标志。大厅内配有闭路电视、电子信息显示屏、电脑触摸屏、电话及网络查询系统等设施。还需设置专家简介栏介绍各专科特长，以方便患者择医就诊。如为高层建筑，应设有电梯或自动扶梯以利患者就诊。随着计算机和网络系统的发展，有条件的医院应建立医院信息系统，以此实现门诊挂号、收费、就诊、发药、检验、检查、治疗等网络运行程序，达到门诊医师工作站的数字化和相关系统的一体化。

二、辅助部门的布局及设施

1.挂号室　一般设在门诊入口处或大厅一侧，可根据医院分科情况及其就诊人数合理设置窗口，实行分科挂号，并可利用电话、网络等系统实施预约挂号，方便就医。

2.病案室　应设在挂号处附近，以便查找病历，病历从病案室提取后可经病历传送系统或由专人送至各诊室。

3.收费处　应与药房划价窗口相毗邻，规模较大的医院可在各楼层分别设置，实施划价、收费一体化。即交费者持处方、检查申请单、挂号凭证等交费，同时打印出费用清单和收据，以提高工作效率，简化收费程序。

4.医疗保险窗口　设专人服务，便于患者咨询医保政策，办理医保手续。

三、医疗技术科室的布局及设施

1.药房　设在挂号处附近，中、西药房应相毗邻，服务窗口采用大型玻璃窗，体现开放式服务并实施划价、收方、发药的一体化，以优化流程简化环节。

2.门诊检验室　应将临床各项检查标本，如常规、生化检查等集中于一处收集。门诊应设有采血室以方便患者采血。检验室附近应设有患者卫生间，便于留取标本。

3.放射科、超声波室、内镜室、心电图室、脑电图室等科室　应设在门诊大厅内，便于患者进行系统检查。

4.咨询及导诊服务台　应设立在门诊大厅的明显位置，由专人服务，主要负责向患者提供各种医疗信息及咨询服务，同时备有平车、轮椅、健康教育材料、雨伞等便民设施，为患者提供各种便捷服务。

四、医疗科室布局及设施

1.分诊与候诊处　按照内科、外科、妇科、儿科、耳鼻喉科、口腔科等将门诊部分为若干个诊疗区域并设有分诊护士站及候诊厅。候诊厅环境要宽敞明亮、通风好、整洁、温度适宜。各诊区应有明显的标志，内设有闭路电视、电子叫号装置、卫生宣教及图片展栏，并备有足够数量的候诊椅。

2.诊室　依据医院规模与性质，按各系统疾病在诊区内分设独立的就医诊室，以保护患者隐私。每间诊室应设置1~2张诊桌、椅、看片灯、计算机、打印机，备有诊查床1张，并配有隔帘、感应式洗手装置、自动烘手机或一次性纸巾、紫外线空气消毒设施，另设诊查用物（如血压计、体温计等）。

3.门诊手术室　应设在外科诊区邻近处，设施和设备与住院部手术室要求相同，布局合理，符合功能流程，分区明确并有明显的标识。门诊手术室设双层门，在第一层内应设患者及工作人员更衣室和手术预约登记室。手术室包括清洁手术间、污染手术间、准备间，每一手术间限设置一张手术床并设无影灯等，附属用房包括术后休息间和清洗间等。

4.治疗室　应邻近注射室，内设药品柜、治疗车、治疗柜、各种护理治疗用具、器械及紫外线空气消毒设施、冰箱、感应式洗手装置等，并设有储物柜放置待消毒器械。

5.注射室　注射室通常设在门诊部的中心位置，肌内注射与静脉注射要分室进行。注射室设有注射台、椅、诊查床、屏风或隔帘、冰箱、药柜、紫外线空气消毒设施、感应式洗手装置等。注射室应备有抢救药品及设备，如氧气、简易呼吸器等。

6.换药室　应位于外科诊室附近，室内设诊查床、换药车、器械台、外用药柜、各种敷料、换药用具及污敷料桶，并设紫外线空气消毒设施和感应式洗手装置。

7.输液室　应独立设置在方便患者的位置，呼吸道感染患者与普通输液患者应分两室，中间为护士备液室，室内配置治疗台、药品、消毒用品、感应式洗手装置、冰箱、紫外线空气消毒设施等。根据医院规模备齐输液专用椅，并备有中心供氧装置及各种输液用具、抢救药品物品等。

五、专科诊室布局及设施

1.妇产科门诊分为产科门诊、妇科门诊和计划生育门诊等单元。

（1）产科门诊　除设有普通诊室外，还应根据产前、产后检查及母乳喂养的需要，设置以下几室。

①产前检查室　设诊查床 1 张、诊桌、椅，并备有血压计、听诊器、体重秤、胎心听筒、骨盆测量仪、皮尺、一次性手套等。

②产前监护室　为高危孕妇准备，除产前检查室所必须的物品外，另设胎儿监护仪及心电监护仪。

③产后检查室为产后 42d 产妇检查所准备，室内除设诊桌、椅、血压计、听诊器外，还应设母、婴诊查床各 1 张，婴儿磅秤及身长测量仪等。

④母乳喂养宣传室　为孕、产妇进行母乳喂养宣教所用。室内设电视、录音、录像相关设备及活动桌、椅等。墙壁上悬挂母乳喂养的各项制度和常规，指导母乳喂养的宣教图片或照片，另备有母乳喂养指导手册、宣传教育材料及婴儿、乳房模型等。

（2）妇科门诊除设有普通诊室外，还应根据妇科疾病特点设置以下几室。

①检查室　根据门诊量的大小设不同数量的妇科检查床、妇科检查所用的器材、物品及可移动的照明灯等。

②治疗室　为门诊妇科疾病治疗所用。应备妇科治疗所需的器材、物品以及光疗治疗仪、激光治疗仪等。

③手术室　为妇科诊断性刮宫术、输卵管通畅术及其他妇科小手术所用。室内环境及照明设施同门诊手术室，设妇科手术床及各类妇科手术器械、药品、敷料等。

（3）计划生育门诊　设有诊室及手术室，设施及物品同妇科手术室。

2.儿科门诊　应与成人门诊分开设置，有独立的出入口。

（1）鉴别分诊处　在挂号前鉴别传染病的患儿，要有两个出口，一个通向儿科门诊，一个通向隔离诊室。凡患传染病或疑患传染病者应直接通过隔离室的门进入隔离诊室接受诊疗。

（2）隔离诊室　有条件者可设数间，以便传染病患儿和可疑传染病患儿分别处置。每一诊室应视为一隔离单元，并设有感应式洗手装置及手消毒设施，其他用品与普通诊室相同。

（3）污物室　设倾倒排泄物便池、便器消毒器、便器架、清洗拖把池、悬挂拖把架（下有排水池）。

（4）有条件的医院应在儿科设有挂号室、收费处、治疗室、注射室、观察室、药房、检验室、放射投照室及设置儿童小乐园等。

3.耳鼻喉科门诊　除设有普通诊室外，还应根据耳鼻喉科特点设检查室，有条件的医院另设测听室、噪声检查室、手术室。检查室内应设有检查台、诊桌、椅、耳鼻喉专用检查椅一套，并备有各种检查器械、药品及敷料，另备额镜、聚光透镜的检查灯及痰盂。

4.口腔科门诊

（1）诊疗室　可采用半封闭或封闭式，光线充足，以自然光为主、灯光为辅。

内设数台牙科治疗台、治疗椅，各台之间应有隔帘，室内应设有感应式洗手装置。治疗台上配以高、低速牙钻手机、水汽三用枪和负压吸引装置。牙科治疗台上备有牙科用药并有独立的供水系统。

（2）消毒室　室内应有水池、操作台、物品储存柜、快速灭菌器、清洗机等。

（3）其他　如X光室及技工室。

5.眼科门诊　除设普通诊室外，还应设视力检查室、暗室、治疗室、验光室等。

六、传染病及肠道门诊布局及设施

传染病及肠道门诊应设置在医疗机构内的独立区域，与普通门诊相隔离，有醒目的标识，分设患者专用出入口和医务人员专用通道。应按照传染病管理标准设置，分为污染、半污染和清洁区，三区划分明确，流程合理无交叉并有醒目的标识。同时附设传染病及肠道门诊专用的预检分诊挂号处、收费处、化验室、诊疗室、治疗室、观察室、药房、卫生间、污物室等，肠道门诊的卫生间应设于诊室附近，便于患者如厕。

七、处置室的布局设施

处置室应设于住院部入口处，便于转送患者。室内应分设男女浴室、更衣室、男女卫生间、污物室、患者衣物储存室。接待室内应设办公桌、椅、体重秤、血压计等，另备平车、轮椅等转送患者的工具。

第二节　门诊部的管理要求

在护理部及门诊主任的共同领导下完成门诊护理管理工作。结合门诊工作特点建立健全各项规章制度，维持就诊秩序，做好预诊和分诊工作。严格执行消毒隔离制度，避免交叉感染，积极开展健康教育和预防宣教工作。

1.在人员编制上，每100人次门诊量配备1名护士，门诊护理人员与门诊医师之比为1：2。门诊部设护士长并可根据门诊的工作任务及范围设科护士长。门诊部护理人员数量可根据科室功能合理配备。

2.建立健全以岗位责任制为中心的一系列规章制度，确保良好的门诊秩序和服务质量。

3.门诊护士应着装整洁、仪表端庄、语言文明，积极热情地为患者服务，耐心解答患者提出的问题。

4.门诊护士应熟悉相关专科疾病的诊断、检查、治疗，掌握各种检验、检查的正常值和门诊专科、专家门诊等信息。

5.门诊环境要做到清洁、整齐、安静、安全，布局合理，设置规范。

6.认真做好患者的预诊和分诊工作，发现传染病患者及时隔离，做好疫情报告及登记监测和统计，防止交叉感染。

7.认真做好诊疗前准备工作，如检查仪器设备、器械敷料等所需物品以保证使用。

8.根据患者流量，合理安排导诊护士巡视及时解决患者的问题，引导患者正确挂号、就诊、检查及治疗。对危、急、重、年老体弱患者应由导诊护士陪诊、陪检、协助交费取药等。

9.积极开展卫生宣教，根据不同季节，有针对性地进行防病知识和科普宣教工作。

10.建立信息反馈机制，设意见箱。定期对门诊患者进行满意度调查，认真分析患者意见，及时整改，不断提高服务质量。

11.严格执行消毒隔离制度及无菌技术操作规程。

12.肠道门诊应做好粪便标本的采取、检验、培养，并对排泄物及呕吐物进行无害化处理。

13.处置室应认真做好入院患者的登记、测量生命体征及体重并做好记录。处置后由护理人员护送患者至病房，注意保暖及患者安全并与病房护士做好病情交代及衣物交接。

第三节　门诊部的管理制度

一、门诊护理工作制度

1.门诊护理人员必须准时上岗，坚守岗位，着装整洁。

2.门诊护理人员以高度的责任心和同情心对待患者，使用文明用语，做到关心体贴、态度和蔼，耐心解答问题。

3.门诊护理人员要认真完成本岗职责，刻苦钻研业务、熟练掌握本科的各种护理技术操作，减少患者痛苦，提高护理质量。

4.门诊环境要做到清洁、整齐，保持良好的候诊及就诊环境，利用各种形式进行健康宣教。

5.各科门诊均应设分诊台，尽量简化手续，建立便民措施，方便患者就医。

6.做好开诊前的准备工作，按时开诊，维持好门诊秩序，科学地组织安排患者就诊。对老弱病残及行动不便的患者，优先照顾就诊。对危重及病情突变的患者配合医师采取积极有效的抢救措施。

7.认真做好患者的预检分诊工作，对可疑传染病患者应转至感染科，并及时采取必要的隔离措施。

8.门诊护理人员要负责各种医疗器械、用品的保管、维修和补充，以利于医疗护理工作的顺利进行。

9.严格执行消毒隔离制度，诊室每天通风，桌椅、诊查台每天清洁消毒，医疗器械按规定消毒灭菌，防止交叉感染。

10.每天做好备室清洁卫生和消毒工作，每月按要求进行环境卫生学监测（物体表面、手、空气细菌监测），并有检验报告单及完整记录。

二、输液室、注射室管理制度

1.注射室的工作人员应准时上岗，坚守岗位，态度热情。

2.各种注射治疗应按处方和医嘱执行。对可能引起过敏的药物，必须按规定做好注射前的药物过敏试验。

3.严格执行查对制度，注射前必须认真核对药物和处方。

4.密切观察注射后的情况，若发生注射反应或意外应及时进行处理并通知医师。

5.严格执行无菌操作规程。器械要定期消毒和更换，保持消毒液的有效浓度，注射器应做到一人一针一管。

6.备好抢救物品和药品，要定点放置，做好交接。定期检查，及时补充、更换。

7.注射时注意遮挡患者，以保护患者的隐私。

8.随时做好与治疗相关的健康教育和指导。

9.严格执行消毒隔离制度，防止交叉感染。

10.每天做好室内清洁卫生和消毒工作，每月按要求进行环境卫生学监测（物体表面、手、空气细菌监测），并有检验报告单及完整记录。

三、肠道门诊管理制度

1.医院设立专用肠道门诊诊室、观察室、专用诊桌以及肠道门诊专职医师，负责对门诊腹泻患者的诊断和治疗工作。对腹泻患者做到"逢泻必检、逢疑必报、就地处理、隔离治疗"。

2.肠道区域划分有明确标识，医务人员穿戴隔离衣、帽子、口罩、鞋套符合要求，严禁穿隔离衣外出，并做好交接工作。

3.有传染病管理制度并贯彻落实。

4.医务人员坚守岗位，做好准确分诊，密切观察病情变化。

5.进行护理技术操作时严格执行无菌技术原则。

6.保持诊区环境清洁整齐，加强心理护理及健康教育。

7.按要求正确采取大便标本，并做好粪便处理。

8.做好腹泻患者的就诊专册登记及统计，建立"工作日报"制度，做好向区、市防疫部门的疫情报告工作。法定肠道传染病及疑似病例在传染病法规规定时间内报告。

9.严格遵守消毒隔离制度，掌握消毒剂的正确使用方法和配制浓度，做好用物消毒处理，防止交叉感染。

10.每天做好室内清洁卫生和消毒工作，每月抽检手、空气、器械、使用中的消毒液，进行消毒效果监测并记录。

（陈永花 孙伟 吴远玲 颜峰）

第十二章 呼吸系统疾病护理要点与告知

第一节 呼吸系统疾病一般护理要点

1.按内科一般护理常规护理

2.室内定时通风，保持一定的温度和湿度，避免烟雾及灰尘的刺激，注意保暖，防止受凉。

3.高热及危重患者，应卧床休息；呼吸困难者，予半坐卧位或端坐卧位；恢复期患者可适当活动。

4.给予患者营养易消化食物，勿进刺激性（辛辣）食物，禁止吸烟。

5.遵医嘱于清晨正确收集痰标本，行气管切开的患者可直接经气管切开处吸取痰标本。

6.呼吸困难者，根据病情遵医嘱予以吸氧或机械通气。

7.观察患者病情变化，注意患者咳嗽、咳痰、咯血，胸痛，呼吸困难等症状；观察痰的颜色、量、性质、气味及咯血量。

8.保持患者呼吸道通畅。指导患者进行有效的咳嗽；定时翻身，拍背；雾化吸入；体位引流；并鼓励多饮水。必要时。可予经纤支镜下气管插管或气管切开吸痰，并按相应护理常规护理。

9.患者呼吸衰竭时，应慎用镇静剂；烦躁不安，昏迷谵妄患者禁用吗啡、巴比妥类药物。

10 遵医嘱予以卡介苗纯蛋白衍生物（PPD）5IU 于患者左前臂屈侧中、上 1/3 交界处做皮内试验，于 48~72 小时观察和记录结果。

11.熟悉并备好抢救用物和药品。如氧气，吸痰器，胸腔闭式引流瓶，一次性全喉套管或气管切开套管，心电监护仪，呼吸机等，并备好呼吸兴奋剂。

【告知】

1.告知高蛋白、高热量、多维生素、易消化的饮食，避免刺激性和油腻辛辣的食物，病人病情允许时，保证每日饮水在 1500 以上。

2.教会病人使用气喘气雾剂的方法及使用后的口腔护理；教会病人掌握有效呼吸的技巧，注意口腔护理。气道分泌物较多者，协助病人翻身拍背，充分排出痰液。

3.做好健康指导工作，积极宣传预防和治疗呼吸系统疾病的知识。指导病人戒烟，适当进行体育锻炼，注意保暖和预防感冒。

4.室内定时通风，保持一定的温度和湿度，避免烟雾及灰尘的刺激，注意保暖，防止受凉。

第一节　肺炎病人护理要点

一、一般护理

1.环境保持舒适、洁净，空气流通，室温保持在18~20度，湿度50%~60%。

2.急性期应卧床休息，体位要保持舒适。

3.给予高营养物质，病情危重、高热者可给予清淡易消化的流质或半流质饮食。如无心、肝及肾功能障碍，应给予充足的水分及热量，每日饮水量应在1.5~2升，并适当增加蛋白质和维生素，尤其是维生素C及维生素E的摄入。

二、对症护理

1.高热者头部放置冰袋，用温水或酒精擦浴，尽量不使用退热剂。鼓励病人多饮水，并做好口腔护理。

2.咳嗽、咳痰者按医嘱给予抗炎、祛痰治疗，并指导病人进行有效咳嗽排痰。

3.剧烈咳嗽、胸痛者可取患侧卧位，或用胶布固定胸壁。

4.保证静脉输液畅通无外渗。

【告知】

及时向病人和家属说明病情和治疗，了解病人的心理活动及需求并予以满足；鼓励病人表达自己的担心和不安，及时向病人说明病情、治疗和应注意的相关事项。

1.向病人宣传疾病的有关知识，自觉戒烟，控制各种诱发因素。

2.锻炼身体，增强机体抵抗力。

3.季节交替时节应避免受凉。

4.避免过度疲劳，感冒流行时少去公共场所。

5.尽早防治上呼吸道感染。

6.做好出院病人用药指导、交代复诊时间及应准备的相关资料。

第二节　结核性胸膜炎病人护理要点

一、补充营养，促进身心健康

1.结核是一种慢性消耗性疾病，饮食宜高热量、高维生素、高蛋白，多食牛奶、豆浆、鸡蛋、鱼肉、水果及蔬菜。

2.注意休息：病人易疲乏，应适当减少体力活动，轻症及恢复期病人，可不限制活动，有高热等明显中毒症状者应卧床休息。

3.心理护理：该病病程长，恢复慢，且病情易反复，使病人产生急躁、惧怕的心理，护士应耐心向病人讲解疾病的相关知识，并给予病人帮助与支持，使其坚持正规治疗，建立良好的休养心境，配合治疗，早日康复。

二、对症护理

1.高热、盗汗的病人，及时用毛巾擦干身体，更换衣被。

2.胸腔穿刺的配合及护理：由于结核性胸膜炎的胸水蛋白含量高，易引起胸膜粘连，原则上应尽快抽尽积液。大量胸水者每周抽液 2~3 次至胸水完全消失，首次抽液不超过 700ml，以后每次不超过 1 000ml。若抽液时病人出现头晕、出汗、面色苍白、心悸、脉细、四肢发凉等"胸膜反应"时，应停止抽液，卧床休息。

【告知】

注意休息，避免疲劳，戒烟、酒。均衡膳食，督促病人坚持规则、全程化疗。不规则用药或过早停药是治疗失败的主要原因，注意观察药物副作用，定期复查，以期彻底治愈。

第三节　慢性肺心病病人护理要点

1.保持环境安静，避免光线刺激，病室温度、盖被厚度适宜，通风良好，空气新鲜。

2.根据病情选择适当体位，肺气肿病人在病情允许的情况下，白天可适当增加活动量，并有计划的安排护理活动，以尽量保证病人的睡眠。肺心病病人避免过度劳累，保证其身心得到良好的休息。协助病人满足生活需要。

咳嗽、咳痰的护理

3.呼吸困难伴低氧血症者，给予氧疗，一般采取鼻导管吸氧，流量 1~2L/分钟，持续性吸氧，特别是睡眠期间不可间断，注意氧疗的效果监测，吸氧装置专人专用并定期消毒，注意安全。

4.协助病人翻身、拍背，指导病人深吸气后有意识地咳嗽，以利排痰；定时超声雾化吸入利于痰液排出；危重病人定时翻身拍背，无力咳痰给予吸痰；以保证呼吸道的通畅。

5.遵医嘱给药，注意药效和观察副作用以及毒性反应；如建立人工气道要加强湿化，遵医嘱气道内滴药，并预防感染。滴药后及时吸痰。根据病情控制输液速度和输液量。

6.观察生命体征　神志、血压、脉搏、呼吸及皮肤黏膜、球结膜、尿量的变化。

特别观察呼吸的频率、节律、幅度及其变化特点，观察病人有无烦躁，失眠，定向障碍等，皮肤或黏膜有无出血现象；定时监测血气分析如：动脉血氧分压和二氧化碳分压。

7.肺心病者密切观察病情变化，注意病人的体温、脉搏、呼吸、血压、心率、瞳孔和神志的变化，根据病情定时测量并记录，以便早期发现肺性脑病、呼吸衰竭和心力衰竭。对昏迷病人应做好皮肤和口腔护理。准确记录出入量。

8.根据病人病情及饮食习惯制定其乐于接受的高热量、高蛋白、高维生素的饮食计划，做到少量多餐，避免因饱胀而引起呼吸不畅；呼吸困难并便秘者，应鼓励多饮水，多进食高膳食纤维的蔬菜和水果；肺心病者，应限制钠水的摄入量，钠盐每日小于 3 克，水分每日小于 1500 毫升。

9.出现烦躁不安、睡眠昼夜颠倒者，应注意病人的安全。

10.呼吸衰竭的护理：①密切观察神志、血压、呼吸、脉搏、体温、尿量和皮肤色泽等，按医嘱正确使用各种药物并观察各类药物作用和副作用（尤其是呼吸兴奋剂）。②密切观察动脉血气分析和各项化验指标变化。③保持呼吸道通畅，神志清醒者鼓励患者咳嗽、咳痰，更换体位和多饮水。④危重患者每 2~3h 翻身拍背一次，帮助排痰，观察痰液的量、颜色、气味及黏稠度。如建立人工气道患者，应加强湿化吸入。⑤神志清醒者可每日 2—3 次做超声雾化吸入，每次 10~20min，根据血气分析和临床情况合理给氧。⑥危重患者或使用机械通气者应做好特护记录单并保持床单位平整、干燥，预防发生褥疮。使用鼻罩或口鼻面罩加压辅助机械通气者，做好该项护理有关事项。建立人工气道 (气管插管或气管切开) 应按人工气道护理要求护理。⑦能进食者鼓励患者多进高蛋白、高维生素食物 (安置胃管患者应按胃管护理要求)。⑧保持病室整洁、通风，每日 2 次，严格控制陪客和家属探望。⑨正确留取各项标本。

【告知】

1.指导病人缩唇呼吸 (用鼻吸气口呼气，呼气时口唇缩拢似吹口哨状，持续慢慢呼气，同时收缩腹部，吸呼时间之比 1:2—1:3) 和腹式呼吸训练 (取立位，体弱者可取半卧位或坐位，左右手分别放在腹部和前胸，全身肌肉放松，静息呼吸，吸气时用鼻吸入，尽力挺腹，胸部不动，呼气时用口呼出，同时收缩腹部，缓呼深吸)，以改善通气。

2.嘱病人注意防寒保暖，防治各种呼吸道感染，根据季节更换衣服。避免各种诱发因素；根据心、肺功能状况和体力强弱进行适当的体育锻炼。

3.进行卫生宣教，耐心劝有吸烟嗜好者戒烟，以减少对呼吸道黏膜的刺激，改善环境卫生和劳动条件，居室需适宜的温湿度、保持空气新鲜，向家属介绍疾病的特点及家庭配合的重要性，以便他们参与护理计划的制定。

4.遵循饮食原则和计划，饮食采取少量多餐，进高蛋白、高维生素、易消化软食。

5.坚持适当的室外活动。也可采取人工被动免疫。

6.定期门诊随访观察病情变化，以便及时就医诊治。

第四节　气管切开病人护理要点

一、术后护理要点

1.将病人安置于安静、清洁、空气新鲜的病室内，室温保持在 21℃，湿度保持在 60%，气管套管覆盖 2~4 层温湿纱布，室内经常洒水或使用加湿器，定时对室内空气进行消毒。

2.手术初期病人一般取侧卧位，以利于气管内分泌物排出，但要经常更换体位，防止压疮。

3.备齐急救药品和物品。同号气管套管、气管扩张器、外科手术剪、止血钳、换药用具与敷料、生理盐水和导尿包、吸引器、氧气筒、呼吸机、手电筒等都应备齐，并妥善存放，以备急需。

4.谨防气管导管引起阻塞：阻塞原因一是气囊滑脱堵塞，二是分泌物结成痰痂阻塞，如突然发生呼吸困难、发绀、病人烦躁不安、应立即检查气管套管，及时清除结痂。

5.及时吸痰，随时清除气道中的痰液，严格遵守无菌技术操作原则。

6.充分湿化：用生理盐水 20ml 加糜蛋白酶 4000u，每次吸痰后滴入或用雾化器做湿化。

7.预防局部感染：气管内套管每日取出清洗消毒，外套管一般在手术一周后气管切口形成窦道之后可拔出更换消毒。气管切口处纱布应保持清洁干燥，随时更换。经常检查创口周围皮肤有无感染或湿疹。

8.关心体贴病人，给予心理安慰。

9.预防并发症，如：脱管、出血、皮下气肿、感染、气管壁溃疡及穿孔、声门下肉芽肿、瘢痕和狭窄等。

二、吸痰时的注意事项

1.吸痰动作轻柔迅速，减少对气管壁的损伤。

2.吸痰时注意无菌操作，操作前洗手，导管严格消毒，一根导管只用 1 次，吸痰时坚持由内向外的原则，先吸气管内分泌物，然后再吸鼻、口腔内分泌物。

3.吸痰前应深呼吸 3~5 次，使用呼吸机者，需过度通气 2~3 分钟，以提高肺泡内氧分压，然后快速、准确、轻柔地用吸痰管抽吸分泌物。禁将吸痰管上下提插。一次吸痰时间不超过 15 秒钟，尤其是呼吸衰竭病人，较长时间的负压吸引，可引起缺氧、呼吸困难而窒息。如分泌物过多，一次吸不净，应再次行过度换气或深呼吸再吸引。

4.吸痰管一定要达到气管深度才能启动吸引器或者启动吸引器时，用手将吸痰管与玻璃接头处反折，使之不漏气，将吸痰管伸入气管达一定深度再放开吸痰，吸引负压以 6.7Kpa（50mm/小时 g）左右为宜。

【告知】

告知病人拔管时病情稳定、呼吸肌功能恢复，咳嗽有力，能自行排痰，解除对气管切口的依赖心理时，才能进行堵塞试验。堵管 24~48 小时后无呼吸困难，能入睡、进食、咳嗽即可拔管。拔管后的切口用 75% 酒精消毒后，用蝶形胶布拉拢 2~3 天即可愈合，愈合不良时可以缝合。早期拔管可降低气管感染、溃疡等并发症的发生。

第五节　自发性气胸病人护理要点

1.按呼吸系统疾病一般护理常规护理。

2.患者绝对卧床休息，采取有利于呼吸的舒适体位。避免过多搬动患者，勿用力咳嗽，以免气胸反复发生。

3.患者多食粗纤维食物、蔬菜、水果等，以保持大便通畅。

4.患者呼吸急促时，遵医嘱予氧气吸入。

5.患者有严重呼吸困难时，立即配合医师行胸腔穿刺抽气。

6.已行胸腔闭式引流患者，引流瓶应置于胸腔以下的位置，以免瓶内的液体反流入胸腔。密切连续观察引流装置是否通畅，妥善固定引流管，保持引流管通畅，更换引流瓶时，应确保玻璃管下端在水面下 1~2cm，并严格执行无菌操作。鼓励病人适当翻身，并进行深呼吸和咳嗽。每 1—2 日更换引流瓶及伤口敷料，伤口疼痛时可遵医嘱予以止痛处理。

7.严密观察引流液的颜色、量。血气胸患者，遵医嘱监测生命体征。

8.保持病室清洁、安静，协助病人采取舒适卧位，保证病人充足的休息时间并满足病人的生活需要，嘱病人保暖。

【告知】

告知病人自我放松技巧，如听音乐、看书、看报，分散注意力，以减轻疼痛。

1.预防上呼吸道感染，避免剧烈咳嗽，积极治疗原发病。

2.避免各种诱因，防止复发，一旦出现胸痛、胸闷、呼吸困难或气急应立即到医院救治。

3.气胸痊愈后，一个月内避免抬举重物和进行剧烈的运动，避免复发。

4.养成良好的饮食、排便习惯，保持大便通畅，两天以上未解大便者要采取措施，避免用力屏气。平时多吃粗纤维食物，戒烟，多食蔬菜和水果。

第六节　无创呼吸机使用护理要点

1.将呼吸机放在床边，最好是床边稳定平坦的床头柜上，以防机器摔落，不要将呼吸机放于加热或放热器旁边，应保持空气流通，注意不要堵塞机器的散热部位。

2.当呼吸机放置好后，先用电源线使它与接地电源连接好，打开主电源开关，正确连接好呼吸管道，进行面罩漏气测定，保证不出现漏气现象，并调整参数。

3.切记在病人戴好面罩后方可启动控制键，在取下面罩前一定要先关闭控制键，以防损坏呼吸机。

4.正确使用湿化器，避免皮肤黏膜受刺激并增加舒适性，用前应先预热，注意添加湿化器内的用水（蒸馏水或消毒过的水)，注意水面低于 max 标线。

5.使用呼吸机时如需吸氧应保证无油、无烟火，氧气管道通畅。

6.注意呼吸面罩的日常清洗，每周呼吸管道应清洗消毒，每周清洗过滤器，呼吸机外壳每周也应清洗 1 次，注意清洗呼吸机时关闭主电源开关。

7.使用过程中注意观察病人神志的改变，面罩是否漏气，及时解决各种可能出现的问题或与医生联系，保证病人安全使用呼吸机。

【告知】

告知病人使用呼吸机前应洗脸，清除面部油脂和化妆品，这样不仅可延长面罩的使用寿命，也可有效地避免刺激皮肤；取得病人的配合后为病人试用机器，鼓励病人积极配合呼吸机以达到同步呼吸，若有需要，及时通知医生改变参数；病人在使用呼吸机过程中若发生鼻部、咽喉部干燥，有刺激症状，疼痛，感觉气压过大，难以承受，憋闷不适等及时与医生联系，暂停使用。

第七节　支气管扩张病人护理要点

1.保持室内适宜温湿度，减少病人与刺激物的接触，保证摄入足够的水分，每日饮水量应在 1.5L—2L。

2.指导有效的咳嗽（病人取舒适体位，先行 5—6 次深呼吸，而后于深吸气末保持张口状，连续咳嗽数次使痰到咽部附近，再用力咳嗽将痰排出），或选用敏感的抗生素或黏液溶解剂加生理盐水作超声雾化吸入，使呼吸道湿润，痰液稀释，以利排痰。

3.指导病人作体位引流，根据不同部位每日定时进行体位引流，并在饭前进行，向病人说明体位引流的目的及操作过程，每日 2—3 次，每次 15—20 分钟，引流过程中应观察病情变化，如出现咯血、发绀、呼吸困难、疲劳等情况及时停止，并认真观察并正确记录每日引流出的痰量、性质；体位引流前给予雾化吸入，效果更佳。引流后用淡盐水漱口，保持口腔清洁，增加食欲。

4.咯血的护理

（1）嘱卧床休息，注意观察有无咽痒、发干、胸闷、心悸、面色苍白等大咯血先兆。有异常及时与医师联系，必要时采取抢救措施。

（2）给予心理安慰使病人保持镇静，解除恐惧。鼓励病人将血咯出。

（3）准备好抢救物品如：吸引器、氧气、气管插管、气管切开包、鼻导管、喉镜、止血药、呼吸兴奋剂、升压药及备血等。

（4）重症病人在吸痰前后适当提高吸入氧的浓度。

（5）大咯血者立即取头低脚高位或俯卧位，并拍背将头偏向一侧，并及时吸出口腔内的血块，鼓励其将血咯出；应用止血药注意观察用药效果和不良反应的发生。

5.给以高蛋白、多纤维素的饮食并做好口腔清洁。

6.遵医嘱合理使用抗生素。并观察疗效和不良反应。

【告知】

1.及时清除上呼吸道慢性病灶，避免呼吸道感染和刺激，吸烟者必需戒烟。

2.补充营养，应摄取高热量、高蛋白及含维生素、矿物质丰富的饮食，每日总热量以 3000kcal 为宜。培养病人自我保健意识和能力，学会自我监测病情，掌握体位引流，指导其进行适当的呼吸运动锻炼和身体锻炼或接受人工被动免疫。

3.生活起居要有规律，注意劳逸结合，防止情绪激动和过度活动，冬季注意保暖，外出时戴好口罩。

4.注意口腔卫生，可用复方硼酸液漱口，一日一次。

第八节　支气管哮喘护理要点

1.按内科及本系统疾病的一般护理常规执行。

2.呼吸困难的护理：严密观察病情变化，每隔10—20分钟监测血压、脉搏和呼吸一次。观察呼吸的次数、比例、深浅度和节律的变化及水、电解质、酸碱平衡情况，准备记录出入量。按医嘱给予吸氧 2~4L/分钟，伴高碳酸血症者应低流量吸氧。哮喘发作时采取坐位或半卧位。保持呼吸道通畅，遵医嘱给以支气管解痉药并观察药物的不良反应。去除紧身衣服和厚重被服，减少胸部压迫。避免和去除诱发因素。

3.观察咳嗽性质、时间、痰液的色、质、量及黏稠度，教会病人掌握深呼吸和有效咳嗽、咳痰的技巧，协助翻身拍背，嘱多饮温开水以湿润呼吸道，鼓励病人咳出痰液。遵医嘱给予雾化吸入，指导病人使用各种雾化治疗；哮喘病人不宜用超声雾化吸入。必要时经鼻腔或口腔吸痰。

4.保持适宜温湿度，空气洁净清新，环境安静，避免精神刺激，减少对病人情绪的影响，保证充分休息，根据哮喘发作的规律制定作息时间。保持口腔清洁，增进食欲，给予营养丰富、清淡的饮食。多吃水果和蔬菜，忌食诱发哮喘的食物，如鱼、虾。

5.哮喘发作的病人，注意补充液体，若无心、肾功能不全，鼓励病人每天饮水约 2~3L。

6.急性发作期，医护人员态度要沉着冷静，多安慰病人，给病人以安全感。缓解期病人会产生焦虑、悲观的情绪，医护人员应富有同情心，协助病人查找致敏原和诱发因素。

【告知】

1.帮助病人及其家人获得他们必须具备和了解的与哮喘有关的诱因，怎样控制发作和治疗；认识到哮喘发作的先兆征象：鼻、咽痒，干咳，打喷嚏，胸闷。

2.避免接触刺激性气体，如烟雾、灰尘、油烟，学会有效控制环境，居室内禁放鲜花，禁养猫狗等宠物。

3.按照医嘱正确合理用药，教会正确掌握吸入用药技术，对医生处方的每种吸入器，医务人员要通过演示、反复指导，使病人正确掌握使用吸入装置进行的治疗。

4.缓解期加强体育锻炼，提高机体免疫力。积极预防上呼吸道感染，劳逸结合。学会自我监测病情，会识别哮喘发作的早期情况，并随身携带止喘气雾剂，一出现哮喘发作先兆，应立即吸入。

5.保持有规律的生活和乐观情绪，合理饮食和休息，注意劳逸结合，特别向病人说明发病与精神因素和生活压力的关系。

第九节　呼吸衰竭护理要点

1.按呼吸系统疾病一般护理常规护理。

2.保持室内空气新鲜，温度宜 20℃~22℃，湿度以 50%~70%为宜。

3.指导患者安排好适当的活动量，避免一切增加耗氧量的活动，呼吸困难改善后可适当下床活动。

4.患者翻身、排便每 1~2 小时 1 次，促进排痰，保持呼吸道通畅。

5.给予患者高蛋白、高脂肪、低糖、富含多种维生素及微量元素的饮食。

6.根据病情，给予正确的氧疗或机械通气。使用呼吸机患者，应保持呼吸道通畅并记录各项观察指标，有异常时及时通知医师并协助处理。

7.观察患者的呼吸频率、节律和深度，呼吸困难的程度，意识状态。遵医嘱予以心电监护，抽血查血气分析。并备好抢救药品、物品、器械。

8.保持患者呼吸道通畅。指导患者进行有效的咳嗽，及时清除气道内的分泌物，并遵医嘱正确使用呼吸兴奋剂，必要时配合医师建立人工气道，促进痰液及时排出。

【告知】

1.告诉病人或其家属呼吸衰竭处理及时、恰当，可以完全康复，有相当一部分慢性呼吸衰竭病人经积极抢救时可以度过危险期的，病情稳定后只要从医疗、护理、预防和及时处理呼吸道感染，可尽可能延缓肺功能恶化，保持较长时间生活自理，增加病人及家属的治疗信心。使用机械通气费用较高，因而患者常出现焦虑情绪，对疾病治疗失去信心；有些患者不能适应呼吸机，造成人机对抗反而加重病情，造成恐惧心理。上机前一定先和患者做模拟训练，同时告诉患者使用呼吸机的必要性及如何配合使患者呼吸能跟随机器同步，同时使唤者充分认识到机械通气的好处。家人对病人的支持、照顾，减轻病人的身心负担。

2.饮食告知：呼衰患者因摄入热量不足和呼吸功增加、发热等因素，导致能量消耗增加，机体处于负代谢。时间长，会降低机体免疫功能，感染不易控制，呼吸机疲劳，以致发生呼吸泵功能衰竭，使抢救失败或病情延长。对昏迷或吞咽障碍病人，应首先考虑鼻饲。胃肠功能差的病人，可用静脉高营养。在抢救时，常规给鼻饲高蛋白、高脂肪和低碳水化合物，以及多种维生素和微量元素的饮食，必要时作静脉高营养治疗。

3.急性期病人绝对要卧床休息，可在床上活动四肢，勤翻身以防皮肤受损，要保证充足的睡眠；缓解期可坐起并在床边活动，逐渐增大活动范围。

4.出院告知：

慢性呼吸衰竭，是慢性肺部疾病病发展到严重阶段的表现，病变复杂，最主要的诱因是呼吸道感染或持续哮喘发作。因此应积极做好防治工作。

（1）防治感染严防上呼吸道感染最重要。注意居室的温度、湿度，定时开窗通风，保持空气流通新鲜。最好能经常到户外空气新鲜的环境中那个做呼吸运动，增强机体免疫力。病人一旦出现流涕、打喷嚏、咳嗽、发热等上呼吸道感染症状时，应在医生指导下及早合理用抗感染药物，病情缓解后则要停药。再次感染再次用药。不要滥用抗生素，不要将抗生素作为防护用药或长期服用，以免出现耐药性或其他病菌感染。

（2）咳痰：痰多者尽量将痰液咳出，尤其是清晨，不要害怕咳嗽；痰液黏稠者，适当服用祛痰药或雾化稀释痰液，老蔫、体弱者可协作翻身或轻拍背部帮忙排痰。

（3）减轻心脏负担：饮食中不能过度摄入钠盐，过多食用味精也会导致水钠潴留。

（4）调节膳食营养：给病人富含优质蛋白（奶、鱼、蛋）、维生素且易消化的饮食，不要过度限盐，因为低盐可加重乏力、食欲不振，甚至恶心、呕吐，更加重营养不良。

（5）家庭氧疗对肺病较重、休息时也有轻微缺氧的病人，氧疗应自始而终，缓解期也要进行。氧疗应是长期、持续、低浓度、加温湿化吸氧。一般维持每天16小时以上，间歇应在白天，睡眠时不要间断。

（6）锻炼肺功能需在病情稳定时进行。可=进行一下锻炼：1.膈肌呼吸锻炼：作腹式呼吸，加强膈肌活动，作深缓呼吸，增进肺通换气量，缓解缺氧；2.缩唇呼吸：用鼻吸气，用口呼气。呼气时口唇收拢，作吹口哨样，呼吸须按节奏进行，吸与呼时间比为 1：2 或 1：3，尽量将气呼出，以改善通气；3.医疗体育：视患者病情，定量行走或登楼练习，以提高耐力，增强肺功能。

第十节　肺脓肿护理要点

1.按呼吸系统疾病一般护理常规护理。

2.保持室内空气新鲜，每日定时通风 2 次，每次 15~30 分钟。

3.患者卧床休息，毒性症状缓解后可适当下床活动。

4.给予患者高蛋白、高热量、丰富维生素、清淡易消化的流质或半流质。

5.协助患者咳嗽排痰，按病变部位，行体位引流，每日 2~3 次，每次 15~20 分钟，必要时可行纤支镜下冲洗排痰，并按纤支镜护理常规护理。

6.遵医嘱准确记录痰量，观察痰液的分层及痰色变化，按医嘱送痰培养与药物敏感试验。并做好痰杯的清洁，痰液的杀菌工作。

7.注意口腔卫生，保持口腔清洁，预防并发症。

【告知】

1.了解患者的心理情况，针对不同心理状况给予相应的指导。介绍疾病知识、治疗、护理、预后及注意事项，增强信心，配合治疗。

2.肺脓肿的肺组织，在全身消耗严重情况下，修复困难，机体需要较强的支持疗法，除给予必需的输血、补液外，主要应依靠患者自身加强营养，给予高蛋白、高维生素、高热量、易消化的食物，食欲欠佳者可少量多餐。

3.出院告知：（1）保持室内空气新鲜，每日通风 2 次，每次 15~30 分钟，同时注意保暖。保持病室清洁，维持室温在 18~20 摄氏度，湿度在 50%~70%。

（2）嘱病人多饮水，每日喝水 1500~2000ml。

（3）戒烟、戒酒。

（4）注意口腔卫生，及时治疗口腔疾病。

（5）加强呼吸训练和咳嗽练习，促进肺功能恢复和气道分泌物的排出。

（6）适宜的体育锻炼，积极防治肺部感染。

（7）患者在家中出现胸闷气促、咳嗽无力、精神紧张、面色灰暗、喉部有痰鸣音等窒息先兆时，应迅速抱起其双腿呈倒立位，使上半身向下与地面呈 45 度~90 度的角度，托起头部向背屈，撬开牙关，清除口腔内痰液或血块，轻拍背部，并用 22 号导管抽液。急拨 120 救护或急送医院救治。

第十一节　原发性支气管肺癌护理要点

1.按呼吸系统疾病一般护理常规护理。

2.晚期患者需卧床休息，体位舒适。

3.鼓励患者多进食，以适量蛋白质和热量、有足够维生素、无机盐、纤维素以及容易消化的食物为佳，并经常变换食谱，注意食物的色、香、味。

4.晚期患者疼痛剧烈时，遵医嘱使用止痛药物。

5.化疗期间，按化疗护理常规护理。

6.做好心理护理，多与患者沟通。鼓励患者正确对待疾病和树立战胜疾病的信心，随时了解其思想动态，预防意外发生。

【告知】

1.倾听病人的诉说，教会病人正确描述疼痛的程度及转移疼痛的注意力和技巧，帮助病人找出适宜的减轻疼痛方法。疼痛剧烈时可引起病人烦躁不安，恐惧，而不良情绪反应又加重疼痛，因而护理人员应及时干预与安慰病人，为病人提供一个舒适和安静的环境，避免精神紧张和消除恐惧，与病人家属配合做好病人的心理护理，分散注意力，调整好病人的情绪和行为。

2.向病人及家属强调增加营养与促进康复、配合治疗的关系，与病人和家属共同制订既适合病人饮食习惯，又有利于疾病康复的饮食计划。原则是给予高蛋白、高热量、高维生素、易消化的食物，动、植物蛋白应合理搭配，如蛋、鸡肉、大豆等，也可多加些甜食。避免产气食物，如地瓜、韭菜等。并注意调配好食物的色、香、味。餐前休息片刻，做好口腔护理，创造清洁、舒适、愉快的进餐环境，尽可能安排病人与他人共同进餐，少量多餐，等以调整病人心情，增加食欲。有吞咽困难者应给予流质饮食，进食宜慢，取半卧位以免发生吸入性肺炎或呛咳，甚至窒息。因化疗而引起严重胃肠道反应而影响进食者，应根据情况做相应处理。病情危重者可采取喂食、鼻饲增加病人的摄入量。

3.疼痛明显，影响日常生活的病人，应及早建议使用有效的止痛药物治疗，用药期间应取得病人及家属的配合，以确定有效止痛的药物和剂量。注意预防药物的不良反应，如阿片类药物有便秘、恶心、呕吐、镇静和精神错乱等不良反应，应嘱病人多进富含纤维素的蔬菜和水果，或服番泻叶冲剂等措施，缓解和预防便秘。

4.出院告知：督促病人坚持化疗或放射治疗，并告诉病人出现呼吸困难、疼痛等症状加重或不缓解时应及时随访。对晚期癌肿转移病人，要指导家属对病人临终前的护理，告之病人及家属对症处理的措施，使病人平静地走完人生最后旅途。

第十二节　胸腔积液护理要点

1.按呼吸系统疾病一般护理常规护理。

2.给予患者舒适体位，患者有呼吸困难时，予半坐卧位或坐位。

3.有呼吸困难者，遵医嘱予氧气吸入。

4.协助医师行胸腔穿刺抽液术，以减轻心、肺受压。对于胸水增长迅速置放引流管者，注意保持引流管通畅，并观察引流液的颜色，量，每日更换引流袋，发现异常及时报告医师除了。

5.胸腔穿刺术中若出现胸膜反应，应协助医师立即停止抽液，使患者平卧，迅速建立静脉通路，密切观察患者病情变化，注意血压的改变，必要时遵医嘱皮下注射 0.1%肾上腺素 0.5mL。

【告知】

1.做好病人及家属的心理护理，使病人尽快脱离过激的心理反应，保持的精神状态，增强治疗疾病的信心。向病人解释治疗中可能出现的反应，消除病人的恐惧心理，使病人做好必要的准备，完成治疗方案。可采取分散注意力的方式，如看书、听音乐等，以减轻痛苦。

2.提倡健康的生活方式，宴会吸烟对健康的危害，提倡戒烟，并注意避免被动吸烟。改善工作和生活环境，减少或避免吸入被致癌物质污染的空气和粉尘。指导病人加强营养支持，多食高蛋白、高热量、高维生素、高纤维、易消化的饮食，尽可能改善病人的食欲。合理安排休息和活动，保持良好精神状态，避免呼吸道感染以调整机体免疫力，增加抗病能力。

3.出院告知：督促病人坚持化疗或放射治疗，并告诉病人出现呼吸困难，疼痛等症状加重或不缓解时应及时随访。对晚期癌肿转移病人，要指导家属对病人临终前的护理，告之病人及家属对症处理的措施，使病人平静地走完人生最后旅途。

第十三节　咯血护理要点

1.按呼吸系统疾病一般护理常规护理。

2.患者大咯血时绝对卧床休息，协助患者取患侧卧位，以利于健侧通气。

3.患者大咯血时暂禁食。咯血停止后，遵医嘱予以流质或半流质，避免进食刺激性或粗糙食物。

4.做好心理护理，患者大咯血时护士守护于床旁，耐心安慰患者，遵医嘱使用小剂量镇静剂，禁用吗啡、哌替啶，以免抑制呼吸。

5.保持呼吸道通畅。嘱患者尽量将血块吐出，不要屏气。并观察有无窒息先兆，一旦出现窒息，立即置患者于头低足高位，轻拍别不以利血块排出，或迅速用负压吸引，配合做好气管插管或气管切开的工作及术后护理，清除呼吸道内积血，解除呼吸道阻塞。

6.严密观察患者病情变化，遵医嘱监测生命体征，观察患者的面色、肢端温度、记录咯血量，对要施行支气管动脉栓塞术止血者，做好术前准备及术后护理。

7.遵医嘱正确使用止血药物，注意观察药物不良反应。

8.患者大咯血时备好抢救器械于床旁，如氧气、吸引器、一次性全喉套管、气管切开包、呼吸机、监护仪等。

【告知】

1.观察病人有无紧张、恐惧或悲观、沮丧等心理反应，解释安静休息有利于止血，关心、安慰病人。抢救工作应迅速而不忙乱，以减轻病人的紧张情绪。经常巡视，大咯血时陪伴病人，使其有安全感。咯血时清除血迹、污物，以减少对病人的不良刺激。解释各项检查、治疗措施，听取并解答病人或家属的提问，以减轻他们的疑虑。

2.急性期应禁食，出血停止后给予高蛋白、高热量、高维生素饮食。

3. 协助病人取合适体位，保持呼吸道通畅，防止误吸入呼吸道引起窒息。

4.出院指导

（1）帮助病人及家属咯血的基本医学知识，避免诱发因素，掌握预防、治疗和护理知识，以减少再度出现的危险。

（2）做好自我保护，坚持治疗原发病，并定期门诊随访。

（3）保持身心愉快，避免长期精神紧张，过度劳累。

（4）劝其戒烟、戒酒。

（5）发热出现咳嗽、痰中带血等不适时，应卧床休息，立即送医院治疗。

第十四节　纤维支气管镜检查护理要点

一、术前护理

1.向患者说明检查的目的，操作过程及有关配合事项，消除紧张情绪，取得合作。

2.完善术前医嘱的各项检查、准备。

3.嘱患者术前禁食 4 小时、禁水 2 小时，遵医嘱术前半小时肌内注射或口服阿托品 0.5mg 或口服苯巴比妥（鲁米那）60mg，备利多卡因 0.4g 及胸片。

二、术后护理

1.嘱患者 2 小时后可进温热流质或半流质。

2.密切观察患者生命体征及其他异常情况，如声嘶、胸痛、咯血、发热、呼吸困难等。

3.出血量多时及时报告医师及时处理。

【告知】

1.检查前告知;

①心理支持由于支气管镜检查是一种有创性检查，且绝大多数患者缺乏对该检查的了解，容易产生紧张、恐惧心理。因此，要向患者详细介绍支气管镜检查对疾病诊断和治疗的必要性和安全性，同时也要向家属讲明支气管镜检查可能出现的并

发症，耐心细致地做好解释工作，以取得患者及家属积极的配合。

②个体化教育由支气管镜室的护士在预约时对患者及家属进行一对一的指导，包括支气管镜检查的目的、必要性、注意事项及术中如何配合，同时向患者及家属提供检查须知宣传单，方便患者详细了解。

③患者准备　告之患者检查前需要做以下检查准备，并讲明这些检查准备的必要性、方法及注意事项：①术前1d需常规检查血常规及HBV、HIV、梅毒病原体的检测，以免发生交叉感染；②检查前4~6h禁食禁水，并于检查前取下口腔义齿，以防操作时引起呕吐而致气道误吸；③详细询问患者有无麻醉药过敏史，避免发生过敏反应；④检查前30min给予阿托品0.5mg、苯巴比妥0.1g肌肉注射，以减少支气管分泌物，防止迷走神经反射和减弱咳嗽反射；⑤局部麻醉：检查前用2%利多卡因5mL，加入德国百瑞公司生产的呼吸道表面专用麻醉喷雾器雾化吸入20min。

2.检查中告知

①心理疏导　检查中患者往往都比较紧张恐惧，因此心理疏导要贯穿于检查的全过程，护士要态度和蔼、语言亲切，不时地给予安慰，使其全身心地放松，良好地配合检查。

②患者体位　指导患者仰卧于检查床上，头正位略向后仰。检查时给予吸氧、心电监护，严密监测生命体征，确保患者安全。

③插管前告之患者当纤维支气管镜经鼻腔或口腔进入声门时会有恶心、咳嗽、气憋等不适感觉，这些感觉都属正常反应，要保持全身放松，做深呼吸，有痰液时可咯出或咽下，有特殊不适而不能耐受时，可以用手示意，不可乱抓。同时可以利用谈话分散患者注意力，必要时让家属陪伴。

3.检查后告知

向患者交代检查后应注意：①检查后不要急于离开，要卧床或静坐休息至少30min，无特殊情况方可回家，出现异常情况应及时来院就诊；②检查后2~3h方可进食，以少量温凉流食为宜，以免麻醉后呛咳反应减弱，引起食物误吸入气道；③尽量少讲话，适当休息，1周内避免用力咳嗽、咳痰，以防肺部出血；④告之患者检查后可能出现的鼻咽喉部不适、疼痛、鼻衄、声嘶、头晕、胸闷、吞咽不畅、痰中带血或少量血痰属正常现象，一般无须特殊处理，经休息后可逐渐缓解。一旦出现大咯血，应立即到医院就诊。

（孙伟　邵明芳　陈永花　秦萍萍）

第十三章　消化内科疾病护理要点与告知

第一节　消化系统疾病一般护理要点

1.危重及进行特殊治疗的病人，如上消化道出血、肝硬化晚期、肝昏迷、肝脓肿、急性胰腺炎等，应绝对卧床休息。轻症及重症恢复期病人可适当活动。

2.饮食护理：对溃疡病、肝硬化腹水、急性胰腺炎、溃疡性结肠炎等病人，指导食用易消化、高蛋白、低盐或无盐、低脂肪无渣的治疗膳食。

3.当需要进行腹腔穿刺术、肝脾穿刺活检、纤维内镜、经皮肤肝穿刺介入疗法等检查时，应做好术前准备、术中配合、术后护理工作。

4.备齐抢救物品及药品。

5.加强心理护理，做好病人和家属的安慰工作，避免不良因素的刺激。

6.严格执行消毒隔离制度，参照消毒技术常规。

【告知】

1.强调饮食质量及饮食规律和节制烟酒。

2.指导慢性消化系统疾病病人掌握发病的规律，防止复发和出现并发症。

3.向病人阐述一些与疾病有关的医疗知识。

4.向病人及其家属解释、说明坚持长期服药的重要性。

5.指导病人保持情绪稳定，以良好的心态配合治疗和护理。

第二节　上消化道出血护理要点

1.按内科及本系统的一般护理常规执行。

2.大出血时绝对卧床，取平卧位并将下肢略抬高；呕吐时可取侧卧位头偏向一侧，意识不清者应警惕误吸，必要时准备负压吸引器。

3.遵医嘱输血、输液、止血并保持静脉通畅，观察出血情况及病人的生命体征变化，必要时进行心电监护；准确记录呕血的颜色、量和出入量。（出血量估计：①胃内出血量达250~300ml，可引起呕血。②出现黑便，提示出血量在50~70ml甚至更多。③大便潜血试验阳性，提示出血量5ml以上）。

4.便血后应擦净，保持肛周清洁、干燥，排后应缓慢站立。

5.密切观察有无再出血先兆 如头晕、心悸、出汗、恶心、腹胀、肠鸣音活跃等。

6.疼痛的护理

(1) 硬化治疗后，观察疼痛的性质、程度，及时通知医师。

(2) 遵医嘱给予抑酸、胃黏膜保护剂等药物。

7.发热的护理 硬化治疗后可有发热，遵医嘱给予输液及抗炎药物，定量观察体温变化情况。

8.三腔气囊管的护理：插管前仔细检查并做好标记，协助医生为病人经鼻腔插管至胃内；气囊注气胃气囊约 150~200ml，压力约 50mmHg；食道气囊约 100ml，压力约 40mmHg。气囊压迫一般以 3~4 为限，继续出血者可适当延长。插管后定时观察出血是否停止，并记录引流液的性状、颜色和量。

9.出血期卧床休息，随着病情的好转，逐渐增加活动量；呕血时，随时做好口腔护理，保持口腔清洁。经常更换体位，避免局部长期受压；保持床单位平整清洁、干燥、无皱褶。

10.出血期禁食，出血停止后，按顺序温凉流质、半流质及易及消化的软食。

11.安慰、体贴病人，消除紧张恐惧心理。及时清理一切血迹和胃肠引流物，避免恶性刺激。

【告知】

1.保持良好的心境和乐观主义精神，正确对待疾病。

2.注意饮食卫生，合理安排作息时间。

3.鼓励病人进行适当的体育锻炼，增强体质。

4.告知病人及其家属应禁烟、浓茶、咖啡等对胃有刺激的食物。

5.嘱病人及其家属在疾病好发季节更应注意饮食卫生，注意劳逸结合。

6.禁止使用一些可诱发或加重溃疡病症状，甚至引起并发症的药物，如水杨酸类、利舍平、保泰松等。

第三节 胃及十二指肠溃疡病护理要点

1.按内科及本系统疾病的一般护理常规执行。

2.饮食宜定时。以少食多餐易消化、清淡为原则，忌食生冷及刺激性食物，戒烟酒。

3.协助做胃液分析、纤维胃镜等检查，按常规作好术前后护理。

4.密切观察病情变化，注意观察疼痛的性质、部位；并警惕并发症的发生：

(1) 消化道大出血时，病人可出现呕血、便血，伴头晕、心率加快、面色苍白、出冷汗等休克症状，应及时报告医生，配合抢救。

(2) 注意观察腹痛的性质，有无压痛反跳痛，并随时观察生命体征变化。胃及十二指肠穿孔时，病人突然发生上腹部剧痛、腹肌紧张、休克等症状，应立即禁食，并给予相应处理。

（3）幽门梗阻时，病人典型的疼痛节律性消失，出现餐后腹痛，并有严重呕吐，呕吐含酸酵宿食，吐后上述症状缓解。应做禁食、洗胃和静脉补液等处理。

（4）癌变，中年以上病人，症状顽固、常表现为疼痛持久、失去规律性、厌食、消瘦、胃酸缺乏，粪便隐血阳性等。

5.药物治疗应注意：

（1）制酸剂宜在饭后半小时至2小时之间服用，十二指肠溃疡晚间泌酸多，午夜达高峰，宜在睡前加服一次。氢氧化铝凝胶可引起便秘，故应与镁乳合用。

（2）抗胆碱能药物有口干、视力模糊、心动过速、汗闭、尿潴留等反应，应向病人解释，并可适当减量。有青光眼、前列腺肥大者忌用。

（3）H2受体拮抗剂应餐前或进餐者服用，需要时按医嘱在睡前加服一次，并注意有无头晕、嗜睡、皮疹等副作用。

6.注意观察有无腹痛及腹痛的性质、部位、时间、程度以及疼痛的规律和饮食的关系；有无腹胀、暖气、反酸、恶心、呕吐、呕吐后症状是否缓解。

7.了解病人的饮食、生活习惯，即往有无溃疡病史；有无紧张、焦虑等。

8.疼痛时遵医嘱给予抗酸、胃黏膜保护剂等药物，必要时给予解痉止痛药。

9.呕吐的护理

（1）病人采取适当卧位。

（2）呕吐后协助病人漱口，及进清理呕吐物。

（3）及时更换衣物，室内通风。

10.合并幽门不全梗阻时遵医嘱胃减压，并注意观察24小时出入量，观察有无排便及肠鸣音情况（正常3—5次/分）。

11.急性期或有并发症时应卧床休息，恢复期适当活动，避免劳累。饮食要规律，少食多餐，吃易消化食物，禁粗糙多纤维饮食，避免酸性及辛辣刺激性食物，避免暴饮暴食。

12.保持乐观情绪，避免情绪紧张、焦虑、忧伤等。

【告知】

1.嘱病人保持安静，急性发作或出现并发症时应绝对卧床休息。

2.指导病人用药并观察药物副作用，抗酸药应在两餐之间或临睡前服用，宜研碎或嚼碎。长期服用出现便秘者可给予缓泻剂。

3.饮食告知：此类病人应少量多餐，以柔软易消化的食物为宜。忌粗糙或多纤维饮食，保证足够的热量和维生素，尽量避免食用刺激胃液分泌亢进的食物，如浓茶、咖啡、烟酒和辛辣调味品。

进食时应仔细咀嚼。

4.向病人讲解与疾病相关的知识及注意事项，避免精神紧张、过度疲劳，生活要有节奏，遵守饮食疗法。

5.指导病人正确服药，坚持服药，以防疾病复发。

6.加强观察，告知病人及其家属如发现有恶心呕吐、上腹部痛、不适、压迫感、黑便等症状时，应及时就诊。

第四节 急性胰腺炎护理要点

1.按内科及本系统疾病的一般护理常规执行。

2.疼痛的护理

（1）剧烈疼痛，注意安全，必要时加用床挡

（2）按医嘱给予镇痛、解痉药。

（3）遵医嘱禁食给予胃肠减压，记录 24 小时出入量，保持管道通畅。

2.恶心呕吐的护理

（1）取侧卧位或平卧，

（2）呕吐后协助病人漱口，及时清理呕吐物。

（3）及时更换污染的衣物、被服。

（4）开窗通风，减轻呕吐物的气味。

（5）遵医嘱给予解痉、止吐治疗。

3.急性期绝对卧床休息，保证睡眠，按常规做好口腔、皮肤护理，监测体温变化，高热时可采取头部冰敷、酒精擦浴等物理降温方法，观察降温效果。

4.禁食期间，病人口渴，可用水漱口或湿润口唇，待症状好转逐渐给予清淡流质、半流质饮食，恢复期仍禁止高脂饮食。

5.定时测量体温、脉搏、呼吸，特别时血压、神志及尿量的变化。备好急救物品如：静脉切开包、人工呼吸器、气管切开包等及输血器材；保证输液通畅，根据脱水程度、年龄和心肺功能调节输液速度。

6.严格无菌操作，病房注意定期进行空气消毒，减少探视人员，协助做好个人清洁。

【告知】

1.心理指导

（1）心理是促进患者的康复的重要环节，急性胰腺炎由于发病急，疼痛剧烈，易造成情绪不稳定等不良心理反应，应及时关心体贴病人，尽快解除疼痛因素。

（2）应与患者多沟通，详细讲解疾病的病因、诱发因素、治疗方法预后等有关知识，告诉患者情绪紧张、过度劳累更加快胰腺的分泌，加剧疼痛，要保持乐观的态度，树立战胜疾病的信心，解除思想顾虑，积极配合治疗。

（3）病人禁食期间饥饿难受，有时偷吃东西，偷喝水，进一步又加重了病情，要向病人讲解禁食、禁饮的意义，从而取得病人合作。

2.饮食告知：

指导病人及家属掌握饮食卫生知识，病人平时应养成规律进食习惯，避免暴饮暴食。腹痛缓解后，应从少量低脂、低糖饮食开始逐渐恢复正常饮食，应避免刺激强、产气多、高脂肪和高蛋白食物，戒除烟酒，防止复发。

3.休息与活动指导：嘱病人卧床休息，协助病人选择合适坐卧位，如弯腰、屈膝仰卧、鼓励病人翻身，因剧痛在床上辗转反侧者，要防止坠床，保持室内环境安静，促进休息，保证睡眠，增进组织修复和体力恢复，以改善病情。

4.出院告知：

（1）疾病康复期应注意休息，避免劳累。

（2）饮食要有规律，少食多餐，勿暴饮暴食，忌酒及生冷油腻食物。

（3）指导病人积极治疗胆道疾病和十二指肠疾病，避免感染，保持心情舒畅。

（4）帮助并热和家属了解胰腺炎的基本知识，出现症状时及时就诊，防止再次出现胰腺炎。

第五节　溃疡性结肠炎克罗恩病护理要点

1.病人腹痛时应遵医嘱使用解痉剂，剂量宜小，避免引起中毒性结肠扩张。

2.病情严重者，应遵医嘱及时补充液体和电解质、血制品，以纠正贫血、低蛋白血症等。

3.需行结肠内窥镜或钡剂灌肠检查时，按要求进行低压生理盐水灌肠以做好肠道准备，防止因压力过高而出现肠穿孔。

4.此类病人以刺激性小、纤维素少、高热量饮食为宜；大出血时应禁食，出血控制以后根据病情逐步过渡到流质和无渣饮食，慎用牛奶等乳制品。

5.连续便血和腹泻时要特别注意预防感染，便后温水坐浴或肛门热敷，以改善局部的血液循环，根据需要可在局部涂擦抗生素软膏。

6.药物保留灌肠宜在晚上睡前执行。

7.轻者适当休息，指导病人晚间放松情绪，以便人眠，并且要保证和重视午睡；重症病人应卧床休息，以减轻肠蠕动和肠痉挛。

【告知】

1.向病人讲解此病的相关知识、治疗护理要求及相关注意事项。

2.向病人及其家属说明保持情绪稳定的重要性。

3.指导病人按时正确服药，配合治疗和护理。

第六节 肝硬化护理要点

1.按内科及本系统疾病的一般护理常规执行。

2.根据饮食治疗原则、病人的饮食习惯和爱好与病人共同制定符合治疗需要的饮食计划，其原则为：高热量、高优质蛋白、高维生素、易消化、低脂肪、低盐饮食，忌吃过硬食物。保持大便通畅，如出现便秘，遵医嘱给予缓泻剂。血氨偏高者限制或禁食蛋白质，待病情好转后逐渐增加蛋白质摄入量；有腹水者应低盐或无盐饮食，钠限制在每日 500~600mg，进水量限制在每日 1000ml 左右。

3.大量腹水时取半卧位，准确记录入量，定期测量腹围和体重，协助医师做好腹腔穿刺的护理；并观察病人腹水消退情况，注意有无呼吸困难和心悸表现。

4.做好皮肤的护理，避免病人搔抓皮肤，注意皮肤清洁卫生，定时翻身，保持床铺不燥平整，受压局部都经常给予热敷和按摩。

5.适当活动，避免过度疲劳，保证充足睡眠。失代偿期应卧床休息，以减少肝脏负担，有利肝细胞恢复。

6.并发症的护理

（1）胃底静脉曲张破裂出血按照上消化道出血护理常规护理。

（2）感染者遵医嘱给予抗炎药物，有发热时给予物理降温。

（3）肝性脑病的护理：①严密观察病人思维、认知的变化，以判断意识障碍的程度；加强对病人血压、脉搏、呼吸、体温、瞳孔的监测并记录。②病人如有烦躁应加床档，必要时使用约束带，防止坠床及撞伤等意外。③减少饮食中的蛋白质的供给量，禁食或限食者防止发生低血糖；保持大便通畅，便秘者禁用肥皂水灌肠，用生理盐水或弱酸性溶液灌肠。④如发生感染遵医嘱及时、准确应用抗生素。应用谷氨酸钠或谷氨酸钾或其他药物时，注意观察应药后的反应，观察病人的尿量、腹水和水肿、听力及消化道症状等状况，并做好出入量的记录。⑤昏迷病人要保持呼吸道通畅，保证氧气的供给，做好口腔、皮肤护理，定时翻身，预防压疮，给病人肢体做被动运动。⑥安慰病人，尊重病人的人格。

（4）有功能性肾衰竭、电解质紊乱出现时，及时通知医师。

7.指导按时、按量服药，并告知口服药研碎服。

8.肝硬化病程漫长，病人常有消极悲观情绪，应给以精神上安慰和支持，保持愉快心情，安心休养，有助于病情缓解。

【告知】

1.病人和家属掌握本病的有关知识和自我护理方法，分析和消除不利于个人和家庭应对的各种因素

2.树立治病信心，保持愉快心情，把治疗计划落实到日常生活中，保证身心两方面的休息

3.注意保暖和个人卫生，预防感染。

4.切实遵循饮食治疗原则和计划，饮食治疗原则：高热量、高蛋白质、高维生素、易消化饮食，并根据病情变化及时调整。

5.安排好营养食谱按医师处方用药。

6.避免感冒等各种不良因素的刺激，以免诱发或加重病情。

第七节　原发性肝癌护理要点

1.按内科及本系统疾病的一般护理常规执行。

2.密切观察病人的体温、脉搏、呼吸，询问有无咽痛、咳嗽、尿痛等不适；注意观察有无腹痛、腹胀、腹泻情况，肝区疼痛的性质、部位、程度、持续时间，有无恶心、呕吐症状及强迫体位，意识状态有无烦躁不安或嗜睡。疼痛时遵医嘱给予适量止痛病。

3.密切观察有无门静脉高压所致的出血现象，如：肠鸣音情况、有无黑便、呕血、大便潜血试验。动态观察血压变化及大便颜色、性质、肠鸣音、便潜血、血红蛋白的变化。

4.腹水的护理

（1）大量腹水病人取半卧位，以减轻呼吸困难。

（2）每日液体摄入量不超过 1000ml，并给予盐饮食。

（3）应用利尿剂时，遵医嘱记录 24 小时出入量，定期测量腹围和体重。

5.饮食可和病人商量制订符合病人习惯的食谱，注意调整饮食色、香、味增进病人食欲；成年休息者每日每公斤给予热量 25~30kcal，轻体力劳动者每日每公斤给予热量 30~35kcal；以高热量、高维生素饮食为宜；保证蛋白质摄入，有肝昏迷者应禁蛋白，清醒后恢复期给予低蛋白饮食 30/gd，没有肝性脑病者可正常饮食，重症病人协助进食。

6.提供安静环境及舒适体位，进行心理疏导，保持环境的安静、舒适，视病情情况安排是否需要卧床休息。

7.病重时进行特殊口腔护理。

8.保持床单单位整洁，避免某一局部长期受压，帮助病人在床上活动或协助病人变换体位，定时翻身。

9.鼓励病人树立战胜疾病的信心，使病人保持心情愉快。对家属给予精神安慰，说明病情变化的可能性，加强与家属的联系。

10.对施行肝动脉栓塞化疗的病人，做好术前和术后护理，术后注意观察体温的变化，鼓励病人深呼吸、排痰，预防肺部感染，并密切观察病情变化，局部有无出

血，准确记录出入量。

【告知】

1.嘱咐病人及其家属注意饮食卫生，并说明其重要性，注意休息和营养，摄取营养均衡的饮食

2.避免受凉、感冒等各种不良刺激。

3.高蛋白饮食，以免增加肝脏负担诱发肝性脑病。

4.护士应采用鼓励性语言和理解的态度，使病人树立战胜疾病的信心，尽可能保持愉快的心情。

5.保持生活规律，防止情绪剧烈波动和劳累。

6.全面摄取营养，增强机体抵抗力；戒烟酒，注意饮食和饮水卫生。

7.按医嘱服药，禁忌乱用药物；定期复查。

第八节　胃炎护理要点

1.按消化系统疾病一般护理常规护理。

2.重症患者卧床休息。

3.饮食：禁食对胃有刺激的食物。轻症者给流质，多饮水，以中和胃酸；急性大出血或呕吐频繁时应禁食；强酸中毒者给蛋清或牛奶；强碱中毒给橘子汁或柠檬酸汁起中和作用。

4.呕吐频繁有失水症状者，按医嘱抽血查电解质及 CO_2CP 并静脉补液。

5.急性糜烂性胃炎患者伴有上消化道出血时，需做好急诊胃镜准备。

6.严密观察血压、脉搏、面色等病情变化，详细记录呕吐次数、性状和量。

7.观察患者腹痛的症状和部位，遵医嘱给予解痉药、针灸或热敷（出血者禁用）；加强心理护理，减轻患者心理压力，分散注意力（患者可适当参加活动、听音乐、有节律按摩、深呼吸、想象松弛法等）。

8.加强健康宣教：患者生活规律化，避免精神紧张和劳累，注意饮食卫生，进食要有规律；避免使用对胃黏膜有刺激的药物，必须使用时应同时服用制酸剂和胃黏膜保护剂；戒除烟酒。

9.指导患者按时服药抗菌药物及胃黏膜保护剂等，并向患者介绍药物的不良反应。

【告知】

1.向病人解释急性胃炎的病因，治疗及预防知识，解除病人不必要的忧虑，树立信心，配合治疗。

2.进食应定时、有规律，不可暴饮暴食，避免辛辣刺激食物。一般进少渣、温

凉半流质饮食。如有少量出血可给牛奶、米汤等流质以中和胃酸，有利于黏膜的修复。急性大出血或呕吐频繁时应禁食。

3.指导正确使用阿司匹林、吲哚美辛等对胃黏膜有刺激的药物，必要时应用制酸剂、胃黏膜保护剂预防疾病的发生。

4.出院告知

(1) 指导病人掌握急性胃炎的自我护理，防止疾病的复发与加重。

(2) 指导病人避免使用对胃黏膜有刺激性的药物，必须使用时同时服用制酸剂。告知病人有关药物的不良反应及预防。

(3) 改变生活方式，忌烟酒，注意饮食卫生，养成有规律的饮食习惯，不吃生冷、腐败、变质的食物，忌暴饮暴食。

(4) 当病人出现上腹不适或疼痛、食欲不振、恶心呕吐、呕血或黑便时应及时来院就诊。

第九节　消化性溃疡护理要点

1.按消化系统疾病一般护理常规护理。

2.患者注意身心休息，生活有规律，避免过劳或睡眠不足，注意保暖，急性发作时卧床休息，保持乐观的生活态度。

3.给予患者无刺激、营养丰富的一席话食物，少食多餐；急性期时以流质为主，病情好转后可进半流质饮食，胃胀者应少食牛奶、豆制品。戒烟酒。

4.熟悉各种制酸剂、解痉剂、保护胃黏膜、杀幽门螺旋杆菌等药物的用药方法、疗效、不良反应等，正确指导患者用药。

5.注意患者病情变化，慎防并发症。

(1) 大量出血（呕血、便血伴有休克症状）：8 小时内输血 400~800mL，血压仍不见好转者，或大出血合并幽门梗阻或穿孔时，需做好术前准备。

(2) 急性穿孔（上腹部难以忍受的剧痛、伴恶心、呕吐甚至休克）：需禁食、备血、补液、胃肠减压，迅速做好术前准备。

【告知】

1.病人及家属要了解引起和加重溃疡病的相关因素。

2.病人要保持乐观的情绪、规律的生活，避免过度紧张与劳累。

3.病人应建立合理的饮食习惯和结构，戒除烟酒，避免摄入刺激性食物。

4.病人慎用或勿用致溃疡药物，如阿司匹林、咖啡因、泼尼松等。

5.病人应按医嘱正确服药，学会观察药效及不良反应，不随便停药，以减少复发。

6.病人要定期复诊，若上腹疼痛节律发生变化并加剧，或者出现呕血、黑便时，应立即就医。

第十节　胃癌护理要点

1.按消化系统疾病一般护理常规护理。

2.患者注意身心休息，生活有规律，避免过劳或睡眠不足注意保暖，晚期患者卧床休息，保持乐观的生活态度。

3.给予患者营养丰富、易消化饮食，少量多餐，避免高盐饮食，少进烟熏和腌制食品。伴有幽门梗阻者应禁食，可进行胃肠减压，按医嘱静脉补充液体。

4.观察患者病情变化，如有上腹部突然剧痛、面色苍白、血压下降，甚至休克时应立即报告医师及时处理。

5.患者大量出血时，按消化道出血护理常规护理。

6.晚期患者有上腹剧痛时，遵医嘱使用镇痛剂。

7.熟悉胃肠道肿瘤化疗药物的使用方法，观察其不良反应。

8.执行保护性医疗制度，因人而异地实施心理护理。

【告知】

1.早期应树立信心，及早手术治疗，不要错过时机。晚期因症状不能改善而痛苦，会逐渐加重焦虑、不安的心情，可耐心，听取主诉，给予安慰、鼓励、以减轻精神痛苦，努力求得家属的信赖，力求满足病人各种要求，尽力减轻其痛苦，为患者营造一个能受到关怀、安心治疗的环境。

2.让病人了解充足的营养支持对机体恢复有重要作用，对能进食者鼓励其尽可能进食易消化、营养丰富的流质或半流质饮食。提供清洁的进食环境，并注意增加食物的色、香、味，增进病人的食欲。

3.告知病人合理使用止痛药，并应发挥自身积极的应对能力，以提高控制疼痛的效果。嘱病人定期复诊，以监测病情变化和及时调整治疗方案。教会病人及家属如何早期识别并发症，及时就诊。

4.出院告知

(1) 开展卫生宣教，提倡多食含维生素 C 的新鲜水果、蔬菜、多食肉类、鱼类、豆制品和乳制品，少进咸菜，烟熏和腌制食品。

(2) 指导病人保持乐观态度，情绪稳定，以积极的心态面对疾病，运用适应的心理防卫机制。

(3) 坚持锻炼身体，增强机体抵抗力。注意个人卫生，特别是体质衰弱者，应做好口腔，皮肤黏膜的护理，防止继发性感染。

(4) 定期复诊，以监测病情变化和及时调整治疗方案。

第十一节　炎症性肠病护理要点

1.按消化系统疾病一般护理常规护理。

2.轻者适当休息，制度患者晚间安然入眠，重视午睡；重型患者应卧床休息，以减轻肠蠕动和肠痉挛。

3.患者饮食清淡，易消化，富营养，少渣饮食，少量多餐，勿食牛奶和乳制品。若在病情活动期，不宜吃海产品，必要时通过静脉补充白蛋白，以防止营养不良或缺乏症对患者病情的不利影响。

4.患者连续便血和腹泻时要特别注意肛周皮肤护理。

5.需行药物保留灌肠时，宜在晚上睡前执行。需行结肠内镜或钡剂灌肠检查时，以低压生理盐水灌肠做好肠道准备。

6.注意患者病情变化，慎防并发症。观察腹痛的部位、性质、程度，腹泻的频率、次数和打扮的性状及全身情况。若并发中毒性巨结肠、结肠穿孔和急性腹膜炎时，立即报告医师处理。如毒血症明显，高热伴腹胀、腹部压痛、肠鸣音减弱或消失，或出现腹膜刺激征，提示有并发症应立即与医师联系并做好抢救准备。

7.进行健康宣教，教会患者识别药物的不良反应，不要随意更换药物或停药，避免精神创伤、高热、劳累和饮食失调，天冷时加强保暖措施。

【告知】

1.疾病知识告知：

由于病因不明，病情反复发作，迁延不愈，常给病人带来痛苦，尤其是排便次数的增加，给病人的精神和日常生活带来很多困扰，易产生自卑、忧虑，甚至恐惧心理。应鼓励病人树立信心，以平和的心态应对疾病，自觉地配合治疗。指导病人合理休息与活动。在急性发作期或病情严重时均应卧床休息，缓解期适当休息，注意劳逸结合。指导病人合理选择饮食。

2.饮食告知：

指导病人食用质软、易消化、少纤维素又富含营养、有足够热量的食物，以利于吸收、减轻对肠黏膜的刺激并供给足够的热量，以维持机体代谢的需要。避免食用冷饮、水果、多纤维的蔬菜及其他刺激性食物，忌食牛乳和乳制品。急性发作期病人，应进流质或半流质饮食，病情严重者应禁食，按医嘱给予静脉高营养，以改善全身状况。应注意给病人提供良好的进餐环境，避免不良刺激，以增进病人食欲。

3.用药指导：

嘱病人坚持治疗，不要随意更换药物或停药。教会病人识别药物的不良反应，出现异常情况如疲乏、头痛、发热、手脚发麻、排尿不畅等症状要及时就诊，以免耽误病情。

第十二节 功能性胃肠病护理要点

1.按消化系统疾病一般护理常规护理。

2.患者保证充足的睡眠，适当体育锻炼，生活有规律。

3.给予患者低渣饮食，避免刺激性食物。

4.对严重营养不良、消化吸收功能减退、胃肠进食引起腹泻的患者，遵医嘱静脉补液，以补充营养。

5.立即患者的思想、工作及生活环境，帮助寻找发病原因，有效地实施心理护理，必要时行安慰疗法。

6.患者腹痛时，遵医嘱使用解痉剂。

【告知】

1.鼓励病人积极参加娱乐性的活动，保持精神愉快，消除紧张心理。向病人解释功能性胃肠病的病因、治疗预后及预防知识，解除不必要的忧虑，树立信心，坚持治疗。

2.指导病人加强饮食卫生和饮食营养，养成有规律的饮食习惯；避免过冷、过热、辛辣等刺激性食物及浓茶、咖啡等饮料；嗜酒者应戒酒，防止乙醇损伤胃黏膜；注意饮食卫生。

3.根据病人的病因、具体情况进行指导，如避免使用对胃黏膜有刺激的药物，必须使用时应同时服用制酸剂或胃黏膜保护剂；介绍药物的不良反应，如有异常及时复诊，定期门诊复查。

4.出院告知：

（1）向病人及家属讲解有关病因，指导病人避免诱发因素。

（2）指导病人应劳逸结合，保证生活规律，保持精神愉快，避免过度疲劳。

（3）注意饮食卫生，养成有规律的饮食习惯，多吃新鲜蔬菜、水果，避免粗糙。浓烈香辛和过热的食物，少吃或不吃烟熏、腌制食物，减少食盐的摄入。

（4）戒烟、酒、浓茶、咖啡等。

第十三节 结核性腹膜炎护理要点

1.按消化系统疾病一般护理常规护理。

2.患者适当卧床休息，有大量腹水时半坐卧位。

3.给予患者高热量、高蛋白、丰富维生素、易消化饮食。

4.按医嘱使用抗结核药，给予药物宣教，观察期疗效和不良反应。

5.注意观察患者病情变化，高热时，通知医师，并按高热护理常规护理；夜间盗汗严重者，及时更换衣裤及床上用物，加强皮肤护理；腹痛、腹胀时，给予热敷或胃肠减压；若骤起腹痛，及时报告医师处理。

6.做好出院指导，强调坚持服药，定期复查，加强营养。

【告知】

1.由于肠结核是一种慢性消耗性疾病，治疗时间长，所以指导病人要保持良好的心态，树立治疗的信心，坚持抗结核治疗。?耐心向病人解释疾病的病因，治疗方法及愈后，消除病人的焦虑和紧张心理。

2.饮食：由于结核病是一种慢性消耗性疾病，只有保证充足的营养供给，提高机体抵抗力，才能促进疾病的痊愈。因此，应向病人及家属解释营养对治疗结核病的重要性，并与其共同制定饮食计划。应给予高热量、高蛋白、高维生素而又易于消化的食物。腹泻明显的病人应少食乳制品以及富含脂肪和粗纤维的食物，以免加快肠蠕动。

3.病人应保证充足的休息与营养，生活规律，劳逸结合，保持良好的心态，以增强机体抵抗力。指导病人坚持抗结核治疗，保证足够的剂量和疗程。定期复查。学会自我监测抗结核药物的作用和不良反应，如有异常，及时复诊。

4.出院告知

（1）患者应保持心情舒畅，积极配合医师坚持抗结核治疗，保证足够的剂量和疗程，尽快达到完全康复。

（2）注意药物不良反应的监测，定期复查或发现不良反应及时来院就诊。

（3）保证充足的休息与营养，生活规律，劳逸结合，以增强机体抵抗力。

（4）对肠结核病人的粪便要消毒处理，防止病原体传播。

第十四节　胃镜检查护理要点

【检查前护理】

1.向患者解释检查目的、方法和可能产生的腹胀、恶心等不良反应。

2.患者禁食、禁烟 12 小时；凡确诊胃潴留者，检查前日改流质并于晚上洗胃。

3.检查前患者取下活动义齿，排空膀胱。

4.入胃镜室后，达克罗宁液喷雾咽喉部。

5.胃镜室器械准备齐全，包括冷光源、镜身、活检钳、标本瓶等。

【检查后护理】

1.检查 2 小时后患者先喝一口水，无反应方可进食，当日以易消化的半流质为宜；凡行活检者，当日中午进冷或温流质，晚餐进半流质。

2.患者有咽部不适时，尽量避免剧咳。

3.患者术后休息 1 日，不骑车或开车。

4.术后数日内，观察患者粪便颜色，必要时留大便做隐血试验。

【告知】

1.如在上午作胃镜检查，在检查前一天晚上 8 时以后，不进食物及饮料，禁止吸烟。

2.前一天晚饭吃少渣易消化的食物。因为病人即使饮少量的水，也可使胃黏膜颜色发生改变，如在显著萎缩性胃炎的本色病变，饮水后胃黏膜可变为红色，使诊断出现错误。如果下午作胃镜，可让病人当天早 8 点前可喝些糖水，但不能吃其他东西，中午不吃东西。如为幽门梗阻病人。

3.在检查前一天晚上必须进行洗胃，彻底洗清胃内容，直到冲洗的回流液清晰为止。在洗胃后胃管抽出以前，病人采取头低足高仰卧姿势，以使胃内残留液完全排出。不能在当天洗胃，因为洗胃后能使胃黏膜颜色改变。如果已做钡餐检查，此钡餐钡剂可能附于胃肠黏膜上，特别是溃疡病变的部位，使纤维胃镜诊断发生困难，故必须在钡餐检查 3 天后再做胃镜检查。

4.为减少唾液分泌、减低反射、减少紧张，在检查前 15~30 分钟打阿托品 0.5 毫克及安定 10 毫克或苯巴比妥 0.1 克，注射后喝去泡剂 2~3 毫升。

检查前 1 天改吃易消化的饮食，检查前 8 小时禁食禁水。

5.术后 30 分钟可进水，进流质饮食；如出现咽部水肿，可用温水含漱或含喉片；如出现腹胀，可坐起哈气或腹部按摩。

第十五节　电子肠镜检查护理要点

【检查前护理】

1.给患者详细讲解检查目的、方法、注意事项，解除其顾虑，取得配合。

2.患者术前 3 日进少渣饮食，当日进流质。

3.术前 8~10 小时将甘露醇粉 60g 加开水 300mL 冷却后给患者顿服，并立即饮水，半小时内饮冷开水 1500~2000mL。服药后不再进食。彻底清洁肠道。

【检查后护理】

1.给予患者少渣饮食 3 日。

2.注意观察患者腹胀、腹痛及排便情况，必要时留大便做隐血试验。

3.重视患者主诉，观察血压和腹部情况，警惕胃肠出血、穿孔等并发症。

【告知】

1.术前告知：

①检查前 2~3 天进少渣半流质、检查晨空腹。

②检查当日 6 时口服蓖麻油，10 小时口服露醇同时饮水 1000ml~2000ml。

③下午检查前结肠透析、灌肠一次。

2.术后指导：术后 3 天进少渣半流质饮食；观察粪便颜色，有无腹痛、腹胀，如有不适及时就医。

第十六节　消化道吸入内镜下治疗护理要点

【治疗前护理】

1.按消化系统疾病一般护理常规护理。

2.患者做好心理准备，消除紧张、恐惧心理，以良好的情绪接受治疗。

3.术前常规检查：血常规、血浆凝血酶原时间、活化部分凝血活酶时间、血型、肝功能、乙肝全套。

4.注意口腔卫生，胃息肉患者术前保持口腔清洁是减少术后感染的有力措施。

5.上消化道息肉电切除术前 1 日晚 8:00 至当日检查前，禁食、禁水、禁服药物及吸烟。

6.下消化道（结肠）息肉电切术，术前 3 日进少渣易消化食物。可吃粥、面条，多饮水，禁吃有核瓜果及蔬菜，检查当日上午服中药导泻，服药后多饮水，多走动，直至将粪便排干净为止。

【治疗后护理】

1.术后患者禁食 24 小时，卧床休息 24 小时，如无异常，可进冷流质渐过渡到半流质。较大息肉、无蒂息肉或范围较大者，必须卧床休息，3 日内禁洗热水澡，2 周内避免过度体力劳动，控制饮食量，防止便秘增加腹压，使焦痂过早脱落而出血。

2.观察患者有无局部并发症：穿孔、出血，黏膜灼伤，以出血最常见。因创面在 1~3 周内愈合，术后要常规监测患者生命体征及有无腹膜刺激征等，避免增加腹压的各种活动。

【告知】

1.因胶囊内镜检查是一种全新的检查方法，患者缺乏了解，加上价格昂贵，多数患者有所顾虑。术前向患者讲解检查的目的、注意事项、仪器性能和操作过程，并告知可能出现的意外情况，消除患者的恐惧心理，使其积极配合检查。

2.检查前做好肠道准备至关重要，如果肠道准备不干净，将影响胶囊照片效果。本组 3 例患者检查前一天晚上恒康正清 3 盒，早上硫酸镁 50 毫升；2 例只要求检查前口服甘露醇 500 毫升；结果 2 例图像不够清晰，患者耐受性差。其余患者采用我院结肠镜检查常规准备，嘱患者检查前 2 天进无渣半流质，检查前禁食 8 小时以上，检查当日上午将恒康正清（复方聚乙二醇电解质散）3 盒溶于 3000 毫升水中，3 小时内分次喝完，其间喝糖水 500 毫升，结果小肠视野非常理想，患者容易接受，无一例低血糖反应。

3.检查前禁烟 24 小时，以免咳嗽影响检查。患者着装宜宽松。

4.检查中告知：服用胶囊后患者感到腹痛、恶心、呕吐，要立即通知医生，患者在检查期间不得移动固定记录仪的背心，不得接近任何强电磁场，如磁共振检查等。

5.指导患者每 15 分钟查看一次记录仪指示灯是否正常闪烁（1 次/2 秒），同时需多次巡视。

6.可进行日常活动，吞服胶囊后 2 小时可饮无色葡萄糖水，防止低血糖。4h 后可进食，8 小时以后，待指示灯熄灭后关闭开关，脱下记录仪背心，检查结束。

7.检查后告知：嘱患者注意胶囊是否排出体外，若 72 小时仍未排出，就要观察患者有无进展性腹痛、呕吐或肠道梗阻症状，应及时与医生联系，做好 X 线检查准备。

（庞凤美　陈永花　孙伟　杨春丽）

第十四章 肾内科疾病护理要点与告知

第一节 泌尿内科疾病一般护理要点

1.按内科疾病一般护理要点执行。

2.观察尿量颜色、性状、性质变化，有明显异常及时报告医师。

3.严密观察体液的动态变化，定时测量血压，发现异常及时处理。

4.每周测体重一次，水肿明显、行腹膜透析和血液透析者每日测体重一次，做好记录。

5.观察有无贫血、电解质紊乱、酸碱失衡、尿素氮增多等情况。

6.根据病情记录 24 小时出入量。

7.根据病情给予治疗饮食，注意饮食是否符合规定，并劝其严格遵守膳食制度。

8.做好检查前准备，按时收集各种化验标本。

9.使病人了解防病的常识，主动定期随访。

【告知】

向病人讲解疾病的相关知识、饮食原则和教会病人正确的观察尿量和体重的方法；详细介绍所用药物的相关知识，避免使用对肾脏有损害的药物。对于长期卧床者，注意预防压疮的发生。出院后：①注意个人卫生，保持局部清洁；②女性应注意经期、孕期、婚后卫生；③急性肾盂。肾炎治愈后 1 年内应避孕；④增加营养摄入量，多饮水，勤排尿；⑤积极锻炼身体增强体质。

第二节 急性肾盂肾炎护理要点

1.按内科泌尿系统疾病一般护理要点护理，高热者按高热护理要点护理。

2.尿路刺激征的护理

(1) 注意观察排尿的次数，性质和量以及腰痛部位、性质，体温变化等。

(2) 多饮水，每日饮水量在 3000ml 以上。

(3) 遵医嘱合理使用抗生素，观察药物副反应，注意有无食欲减退、恶心、呕吐等不良反应。

(4) 指导病人注意个人卫生，保持外阴清洁干燥。

（5）留取清洁中段尿培养。如应用抗生素前做中段尿培养，要严格无菌操作；如尿培养前已用抗感染药物者，应注明。

3.肾区疼痛的护理：卧床休息，采用屈膝位，尽量不要站立或坐立。

4.急性期应绝对卧床休息，体温正常，病情好转后可逐渐恢复活动。

5.进食清淡并富含维生素的食物，给高蛋白、高维生素易消化饮食，鼓励病人多饮水，使每天尿量达1500~2000毫升，以促进细菌、毒素等排出。同时多饮水，也可增加尿量，冲洗尿路，减少炎症对膀胱和尿道的刺激。出现膀胱刺激征及腰痛时，可给予局部热敷或按医嘱给予解痉药或碱性药物。

6.出现焦虑紧张等情绪，护士要了解其焦虑紧张的原因，进行心理疏导及健康指导。

【告知】

1.保持规律生活，避免劳累，坚持体育锻炼，增加机体免疫力。

2.嘱咐病人多饮水、勤排尿是预防尿路感染最简便而有效的措施，每天应摄入足够水分，指导病人尽量多饮水，每日摄入水量应在2000ml以上。保证每天尿量不少于1500ml。

3.注意个人卫生，尤其是会阴部及肛周皮肤的清洁，特别是在月经期、妊娠期、产褥期。教会病人正确清洁外阴部的方法。

4.如果局部有炎症应及时治疗。

5.嘱病人按疗程服药，勿随意停药，并按医嘱定期门诊随访。了解尿液检查的内容、方法和注意事项。

第三节　急性肾小球肾炎护理要点

1.执行泌尿系统疾病一般护理要点。

2.患者绝对卧床休息，直至临床症状基本消失及尿常规基本正常，以后逐渐增加活动量。

3.按医嘱留尿送检。

4.急性发作期或伴有严重高血压、水肿，应绝对卧床休息，病情稳定后可逐渐增加活动量，但要以不感到劳累为宜。女性患者不宜妊娠，因为妊娠可能会加重病情，甚至导致疾病

5.为病人创造幽静、舒适的休养环境，注意室内空气保持流通，室温在18~22℃，湿度为50%~70%，注意防寒保暖，因寒冷可使肾血流量减少，易导致肾功能不全，同时应注意与呼吸道感染病人隔离，避免被传染。

6.一般给低盐饮食，水分可不加限制。血浆蛋白低时，补充高蛋白饮食；血中非蛋白氮量增高时，应限制蛋白的摄入。饮食上，注意进食高热量、高维生素、低盐易消化饮食。高血压病人应严格限制水钠的摄入，对有氮质血症的病人，应限制

蛋白的摄入，碳水化合物和脂类饮食比例应适当增加。

7.防止感冒，避免受凉及交叉感染。注意口腔护理，可用 1:5000 氯己定漱口，保持口腔清洁，防止细菌繁殖。

8.保持皮肤清洁，严防因尿素氮刺激而抓破皮肤，发生感染及褥疮。若水肿严重，应加强皮肤护理，穿纯棉衣服，并经常更换。对长期卧床者，协助其翻身拍背，防止褥疮发生。

9.每日定时测血压 2 次并记录，防止高血压脑病的发生，注意病人安全。及时报告医师并记录，以防止心力衰竭、尿毒症的发生。

10.注意观察病情变化，如有头痛、疲倦、精神忧馆、恶心、呕吐、食欲下降、尿少等，为尿毒症早期表现，应及时通知医师处理。

11.注意观察水肿的特点及消长情况，观察全身水肿征象。定期监测尿液，若出现头痛、嗜睡、食欲不振、恶心、呕吐、尿少等尿毒症早期征象，不能疏忽。定期测量体重，每周测体重 2 次并记录。严格记录 24 小时出入液量，尤其是尿量的变化情况，发现异常时及时通知医师处理。因高血压致头痛时，头部可放冰袋，如出现视力模糊的症状，家人应在生活上加强护理，严防坠床和跌倒。

【告知】

1.让病人及家属了解积极预防治疗和控制感染，避免受凉和感冒与本病的关系的重要性。

2.尽早、合理治疗与预后之间有密切关系，应坚持早治疗、遵医嘱合理用药。

3.学会自我监测血压，高血压患者应遵医嘱服用降压药物，将血压控制在正常范围内。

4.教会病人与疾病有关的家庭护理知识，如注意控制出入量平衡及食盐的控制方法。

5.适当锻炼，增强体质，做到劳逸结合。避免受凉受湿，预防上呼吸道感染，对慢性扁桃体炎或皮肤化脓性感染应及时彻底治疗。

6.不用对肾脏有损害的药物，控制高血压等疾病，防止肾功能受损加重。

7.勿食过咸的食物，少吃腌制食品，每天将盐的进食量控制在 6g 以下。

8.定期复查，出现水肿或水肿加重、血压增高或急性感染等情况应及时就医。

9.慢性肾炎患者不宜怀孕，如已怀孕者，应及早进行人工流产中止妊娠，以免引起肾炎病情恶化。

第四节　慢性肾小球肾炎的护理要点

1.按泌尿系统疾病一般护理常规护理。

2.急性发作期及血压高、水肿严重伴肾功能不全时，患者应绝对卧床休息。

3.饮食：给予患者低盐、低脂、优质低蛋白、低磷、丰富维生素饮食。少尿、浮肿者限制水钠的摄入。

4.患者每周测体重2次，如水肿严重者应每日测体重并记录24小时出入水量。

5.按医嘱定期留尿送检。

6.患者因高血压至头痛史，头部可置冰袋。如有视力模糊，应加强生活护理。

7.应用氮芥、环磷酰胺等药物时，注意缓慢静脉注射和静脉滴注，避免外溢，防止静脉炎及组织坏死，并嘱患者多饮水，以促进药物从尿中排出。观察药物的不良反应，如出血性膀胱炎及消化道反应。定期复查白细胞，若低于$3.0 \times 10^9/L$，立即报告医师停药。

8.并发尿毒症、心力衰竭、高血压脑病者，按相应护理常规护理。

9.观察患者有无精神和神经系统方面的变化，如有头痛、精神萎靡、意识恍惚、抽搐、恶心、呕吐及尿量减少时，应考虑到尿毒症脑病可能，及时报告医师。

【告知】

1.休息与饮食：嘱咐病人加强休息，避免受凉，预防上呼吸道感染。向病人解释优质低蛋白、低磷、低盐、高热量饮食的重要性，指导病人根据自己的病情选择合适的食物和摄入量。

2.避免加重肾损害的因素：向病人及其家属讲解影响病情进展的因素，指导他们避免加重肾损害的因素，如预防感染，避免预防接种、妊娠和应用肾毒性药物如氨基糖苷类抗生素等。

3.用药告知：介绍各类降压药的疗效、不良反应及使用时的注意事项。

4.自我病情监测与随访的指导：慢性肾炎病程长，需定期门诊检查，注意观察肾功能、血压、水肿等的变化。如出现血尿、水肿、头昏等应及时就医。

5.出院告知：坚持服药，勿使用对肾脏有损害的药物；预防感冒及过度劳累；避免精神紧张、焦虑、抑郁等不良心理；加强营养，定期复查。

第五节 慢性肾衰竭护理要点

1.按泌尿系统疾病一般护理常规护理。

2.急性发作期，严重浮肿及低蛋白血症时，患者应卧床休息，必要时取半卧位，并保持适当的床上及床旁活动，以防肢体血栓形成。当疾病缓解后，逐渐可增加活动量，有利于减少并发症的发生。

3.密切观察患者血压、尿量、浮肿的变化，一旦血压血钾、尿量减少，应警惕循环衰竭，及时报告医师并记录。

4.观察用药不良反应，严格记录出入量，限制液体入量，进液量等于前一天尿量加上500ml。

5.每日监测体重并记录。给予优质蛋白饮食，如：鸡蛋、牛奶、瘦肉等，少吃富含饱和脂肪酸的饮食，多吃富含多聚不饱和脂肪酸的饮食，如：植物油、鱼油；

水肿时给予低盐饮食。

6.减少对外界的接触以防外源性感染。加强口腔和皮肤护理；病房定期进行空气消毒，减少探视人员；病情好转后或激素用量减少时，适当锻炼以增加抵抗力。

7.急性期卧床休息者，给予双下肢按摩；恢复期活动与休息交替进行；并观察有无肾静脉和肺静脉血栓形成的早期症状如：腰痛、肾脏肿大、肾功能恶化、咯血、憋喘及心肌梗死、脑梗死等。

8.尽量避免参加大型公共活动，以防外源性感染而诱发和加重病情变化。

9.患者全身明显浮肿，或因胸水、腹水、心包积液、心力衰竭所致呼吸困难时应给予氧气吸入。

10.用糖皮质激素治疗时，向患者介绍激素的作用、不良反应及注意事项。注意患者的尿量、血压及血钾的变化。

11.肾功能明显减退者，用螺内酯、血管紧张素转换酶抑制剂时，注意有无高血钾的表现。

【告知】

1.按时、按量服药，激素不要随意减量和停药，避免私自乱用药物，需要服药、治疗时一定要就医遵医嘱用药。

2.继续保持良好的休息，劳逸结合，合理饮食。

3.预防各种感染的发生以防病情的复发。

4.定期门诊复诊，若出现少尿、水肿、尿液浑浊、感冒等症状时，应及时就医。

5.说明肾病综合征固定预后取决于肾小球疾病的病理类型、有无并发症、是否复发及用药的疗效等，强调坚持和合理用药的重要性，出院后也要坚持按时、按量服药，定期来医院复查。

6.平时避免劳累，注意加强营养和体育锻炼，增强机体抵抗力。

7.出院告知：坚持遵医嘱用药，预防继发感染；避免过度劳累；定期用浓缩晨尿自测尿蛋白。

第六节　急性肾衰竭护理要点

1.按泌尿系统疾病一般护理常规护理

2.少尿期的护理

（1）严格计算 24 小时的出入液量，以下几点是观察补液量合适的指标：①皮下无水肿或脱水征象；②每日体重不增加，若体重每日增加 0.5kg 以上，提示补液过多；③血清钠浓度正常；④中心静脉压在 6—10cmH$_2$O；⑤胸部 X 线片血管正常；⑥心率快、血压增高、呼吸加快，若无感染征象，应怀疑体液过多。

（2）做好口腔及皮肤护理，严格执行无菌操作；绝对卧床休息，注意肢体功能锻炼；饮食给予高糖、高维生素半流饮食，严格控制含钾食物、水果摄入；有恐惧心理者，护士应以关心、安慰为主，多给予鼓励。

（3）遵医嘱监测电解质、酸碱平衡、肌酐、尿素氮等。定期测量病人的生命体征，观察病人有无出现血液、尿路、肺部、胆道等部位感染征象，如：发热、尿频、尿急、尿痛、咳嗽、咳痰、肺部湿罗音等。

（4）做好血液透析、血液滤过、腹膜透析的准备工作。

3.多尿期的护理

（1）准确记录出入量，特别是尿量。以安静卧床休息为主；供给足够热量和维生素，给予含钾多的食物。

（2）做好保护性隔离。室内空气要新鲜，避免与易感人群接触，严格控制探视人员，各种介入性操作要严格执行无菌操作原则。

【告知】

1.避免劳累和一切加重肾脏负担的因素，如高血压等。

2.遵医嘱给药，指导病人勿乱用药物；鼓励病人逐渐恢复活动，防止肌肉无力。给予高热量、高蛋白饮食。指导家人积极治疗原发病，合理饮食，注意增加营养，增加抵抗力。

3.本病预后与原发病性质、病人年龄、肾功能损害程度、是否早期诊断和早期治疗、透析、有无多脏器功能衰竭和并发症有关。

4.适当参加活动，避免劳累和服用损害肾脏的药物如氨基甙类抗生素等。

5.定期门诊监测肾功能并积极治疗原发病。

第七节　尿路感染护理要点

1.按泌尿系统疾病一般护理常规护理。

2.急性期患者应卧床休息直至体温、小便正常。

3.给予患者高热量、丰富的维生素、普通易消化的饮食。鼓励患者多饮水（每日入水量>2000mL），必要时静脉输液，以利冲洗尿路，促进细菌素和炎性分泌物排出。

4.收集尿标本时应注意除急症外以留取晨尿为宜，并立即送检。留取中段尿作细菌培养时，必须严格无菌操作。

5.观察患者体温的变化并记录，有高热时按相应的护理常规护理。

6.注意观察患者尿的性状、量、颜色、次数及腰痛的部位、性质。

7.对膀胱刺激征明显、服用磺胺药物的患者，鼓励其多饮水，并遵医嘱分别使用解痉剂或碱性药物。

【告知】

1. 向患者说明发病诱因和预防措施，指导患者做好会阴部清洁卫生。

2. 急性期愈后 1 年内应避免妊娠。

3. 对慢性患者，要强调坚持正确用药，定期复查尿常规和细菌培养。

第八节　高血压肾损害护理要点

1.休息：注意休息，避免过度劳累，劳逸结合，根据自己的年龄及身体状况进行适当运动，如选择慢跑、太极拳、散步等，运动频度一般每周 3~5 次，每次持续 20~60 分钟。

2.保持健康的心理状态，戒烟酒，帮助病人舒缓压力、紧张和抑郁等情绪。

3.饮食：应以低盐、低脂的饮食为宜。

①低盐：每日食盐量<6g 为宜，对于严重高血压、浮肿病人根据症状的轻、中、重，食盐应分别控制在 5g、3g、1g 为宜。

②蛋白质：肾功能正常者不必限制蛋白质的摄入量，肾功能异常者应适当控制蛋白质的摄入，特别是植物蛋白质的摄入量，肾功衰者见肾功衰饮食指导。

4.预防感染：保持房间内空气流通，避免穿堂风，以免感冒。

5.根据病情需要，及时巡视，加强病情观察。

6.帮助病人认知促进肾功能恶化的因素，应改善及避免这些因素。

7.透析病人按透析护理常规执行。

【告知】

控制及减轻体重，减少动物脂肪摄入，严禁吃肥肉、高胆固醇、油炸及辛辣刺激性食物，多食蔬菜、水果及粗纤维食物，保持大便通畅，勿用力大便，若发现便结及时通知医生，必要时专人陪护，防止用力排便。注意个人卫生：加强口腔、皮肤护理，注意口腔卫生，勤刷牙、漱口，有出血倾向者应用软牙刷刷牙，注意皮肤卫生，防止皮肤破损，避免搔抓，穿宽松衣裤，保持床单清洁干燥平整，预防压疮发生，当病人使用加热或制冷的设施时，防止病人烫伤或冻伤。

第九节　糖尿病肾病护理要点

1.休息与运动：嘱病人注意劳逸结合，同时根据年龄、体力、病情和有无并发症，指导病人进行长期的有规律的体育锻炼。

①指导病人认识糖尿病是终身性疾病，目前不能根治，必须终身通过注意饮食，控制情绪，加强运动，配合药物治疗预防并发症，从而提高生活质量。

②体育锻炼方式：包括步行、慢跑、骑自行车、健身操、太极拳、游泳及家务劳动等活动。

③活动时间应安排在饭后 15~30 分钟为宜，最好每日定时运动。

④活动前后检查足部，并注意活动时的周围环境和建筑物，避免受伤，活动时随身携带甜点及写有姓名、家庭地址和病情卡以应急需。在运动过程中，注意如感头晕、乏力、出汗应立即停止运动。

⑤血糖>13.3mm/小时、时或尿酮阳性者不宜做上述活动。

2.饮食

①热量应充足以维持日常活动，并使糖尿病病情稳定，热量供给控制在 25~35kcal/kg/天。

②蛋白质 0.6g/kg/天，占总热量的 20%，为优质蛋白，并根据肾功能酌情增减，碳水化合物，占总热量的 50%~60%，避免食用高胆固醇和高脂肪的食物，同时注意维生素及微量元素的补充。

③适当限制钠盐和水分摄入，肾功能不良者应吃低磷饮食。

3.胰岛素的使用及注意事项：教会病人自我注射胰岛素，学会观察胰岛素不良反应及使用注意事项。

【告知】

1.保持病室内空气新鲜，每日通风半小时，避免到公共场所，注意防寒保暖，预防感冒。

2.保持口腔、皮肤卫生，穿棉质宽松衣裤，勤擦洗，勤更换，正确处理皮肤瘙痒，避免挖耳、鼻，卧床病人应经常更换卧位，保持床单清洁干燥平整。

3.使用加热及制冷器具，应严格注意过冷及过热，以免因肢体末梢神经感觉迟钝而被烫伤及冻伤。

4.进行注射时应有计划性，严格皮肤消毒，严格无菌操作，尽可能避免多次穿刺并经常更换注射部位。

5.预防糖尿病足的发生，每日进行足部皮肤的清洗，修剪趾甲，注意观察足部皮肤颜色、温度和湿度变化，检查有无水肿、皮损、脚病以及足背血管搏动，足部皮肤感觉，避免皮肤破损及受伤，有表皮破损应及时就医处理。

6.生活规律，戒烟酒，情绪稳定，定时进餐，如延迟进餐，餐前应少量进食饼干或水果，适当运动，提高生活质量。

7.指导病人及其家属学会正确注射胰岛素及了解降糖药的作用、副作用、注意事项，学会尿糖定性测定，有条件者学会血糖仪的使用，知晓尿糖和血糖测定的结果意义，定期监测血糖尿蛋白定量、监控血压、血脂、肾功能变化，必要时在医生的指导下进行用药调整。

第十节　血液透析的护理要点

一、透析前护理

1.向患者说明透析的目的和过程，消除其紧张心理。

2.了解患者的一般情况、饮食、体重、出入水量、尿素氮、肌酐、电解质、酸碱平衡及有无出血倾向等。

3.室温适宜，冬季注意保暖。

4.检查患者动、静脉内瘘管或血管置管是否通畅。若出现内瘘不通畅时，及时报告医师并做相应处理（如抗凝或再造瘘术）。

5.遵医嘱决定透析方式、脱水量、肝素用量。

二、透析中护理

1.协助患者采取正确舒适的卧位。

2.保护血管通路。血管通路是患者生命线，应严格无菌操作，穿刺技术熟练，尽量一针见血。动、静脉瘘口或创面产生漏血，应及时报告医师并处理。

3.密切观察患者病情变化，测血压、脉搏、呼吸，每小时 1 次并记录。

4.在透析过程中，要对血流量、动脉压、静脉压、温度、电导率、透析液压、漏血、气泡探测等监护装置进行严密监测，并准确记录，及时进行相应处理。

5.追补肝素稀释液每小时 1 次。

6.动、静脉内瘘患者拔针时，用无菌纱布或加厚无菌棉球压迫穿刺点 20 分钟，分钟局部出血。

7.患者病情稳定，应及时测体重，了解脱水效果并记录。

三、透析后护理

1.送患者回病房时，做好病情及用物交接班。

2.注意动、静脉造瘘管的血流声，有无渗血。造瘘侧禁止穿刺及测血压，并不穿紧袖口的衣服。如有渗血，报告医师并做相应处理。

3.适当禁止优质蛋白质的摄入量，严格控制摄入含钾、钠多的食物，无尿者限制水的摄入。

4.严密观察患者病情变化，注意有无出血倾向、低血压、心力衰竭等并发症。

5.患者避免受凉，预防感冒，以免引起严重感染。

6.观察患者血透疗效，每日测体重并登记，遵医嘱定期复查肾功能、血常规。

【告知】

1.指导血透病人，特别是维持性血透病人，要学会自我心理疏导，克服消极情绪，减少精神压力，正确认识疾病，增强战胜疾病的信心。

2.饮食告知

①蛋白质：一般为 1~1.5g/kg/天，选用生物蛋白质食物，如鱼、肉、蛋、牛奶等，但也不应摄取过多蛋白质食物，以免加重氨质血症。

②脂肪与热量：应给予足够热量，热量的主要来源是适量糖类，对脂肪的摄入量应适当限制，并增加不饱和脂肪酸与饱和脂肪酸的比例。

③钾：一般不超过 2g/天，血钾高、尿量少或透析次数少的病人更应该严格控制。

④钠：有严重高血压、水肿或血钠较高者应严格控制钠的摄入量，一般可给食盐 4~5g/天或更少。

⑤水分：高血压、浮肿的病人应严格限制入水量，入水量相当于每日排出量和显性丢水时（500ml/天）之和，以两次透析间每天体重增加不超过 0.5kg，或两次透析间体重增加不超过原体重的 3%为宜。

第十一节　腹膜透析护理要点

一、腹膜透析前护理

1.腹膜透析前护理同血液透析 1~3。
2.严格无菌操作及手消毒，仔细检查透析液。
3.腹透室每日用紫外线灯照射 2~3 次，每次 40 分钟。

二、腹膜透析中护理

1.患者取卧位或坐位等舒适体位。
2.注意保暖，鼓励患者咳嗽、翻身。
3.注意观察患者脉搏、呼吸、血压等的变化。
4.注意检查引流是否通畅。
5.腹透液温度适宜，一般为 37℃~40℃。
6.严格无菌操作，仔细核对腹透液中添加药物的剂量。
7.注意观察透析后流出液的量即颜色，如有混浊，及时报告医师留取腹膜液送检。注意观察有无腹膜炎等并发症。
8.准确记录出入水量、每日交换次数及透析时间。

三、腹膜透析后护理

1.遵医嘱给予患者低盐、高蛋白饮食（每日 1.2g/kg），尿量>1 500mL 者不必限制饮水量。
2.患者注意避免劳累，防止受凉。
3.注意观察患者切口处有无渗血、渗液，有无红肿及脓性分泌物，及时发现，并更换敷料。
4.观察透析疗效，每日测透析液出入量，并详细记录。准确称体重。遵医嘱定期复查肾功能、血常规。

【告知】
1.告知患者感觉局部不适，应随时打开观察，发现导管出口处周围发红、肿胀，触摸时疼痛，出口处有脓样分泌物应立即通知医生。
2.当出现导管破裂漏液时，应用夹子在导管的近端夹闭导管后及时就医。

3.注意个人卫生，置管后禁止盆浴、游泳，局部不小心打湿后要及时消毒换药。

4.指导病人及其家属观察生命体征、尿量、体重、浮肿消退情况。

5.注意观察透出液的颜色、性状、量，准确填写透析记录，如有透出液混浊应及时做细胞计数和细菌培养。

6.出超量液较多时，应警惕低血压的发生。

7.告知病人出现透析液混浊、腹痛、发热等症状时应带上混浊腹透液及时就医。

8.饮食指导：低盐、低磷、优质蛋白质摄入量 1.2~1.5g/kg。

（陈永花 邵明芳 孙伟 张彭）

第十五章　血液系统疾病护理要点与告知

第一节　血液系统疾病一般护理要点

1.按血液系统疾病一般护理常规护理。

2.治疗前向患者家属说明用药目的、方法及可能发生的反应，使之能配合治疗。

3.患者进食清淡可口的饮食。

4.熟悉常用化疗药物的药理作用、毒性反应和处理方法。

5.所以化疗药物均应现配现用。

6.静脉注射药物时，应从患者肢体的远端开始注射，经常轮换穿刺部位，以保护血管。必要时使用 PICC 置管。注射前后用生理盐水冲洗管道，避免药物渗出管外（在使用氮芥、长春新碱时必须确认针头在血管内）。如有外渗及时处理。

7.化疗期间严密观察药物的反应，并鼓励患者多饮水，加强利尿以促进尿酸的排泄。

8.严密观察患者化疗药物的毒性反应（如造血功能抑制，肝肾功能损害，胃肠道反应，心脏毒性反应，发热，脉管炎，过敏反应等）。如出现毒性反应，立即报告医师；恶心呕吐者，按医嘱使用止呕药。

9.护士做好自身防护，配制化疗药物时，应戴手套，以防药物经皮肤吸收。

第二节　贫血的护理要点

1.按血液系统疾病的一般护理常规执行。

2.适当活动与休息，活动量根据病人的贫血程度及发生速度制定，以不感到疲劳、不加重症状为度，妥善安排护理及治疗时间；重度贫血应卧床休息，伴缺氧者给予氧气吸入；保持房间温度，需要时增加盖被，并协助做好生活护理。

3.食欲不振、腹胀的护理：

（1）鼓励病人少食多餐，提供色、香、味俱全的饮食。

（2）能够下床活动的病人，协助病人每天在床旁活动。

（3）严重腹胀的病人可以肛管排气。

4.眼睑水肿、下肢压陷性水肿的护理　加强皮肤护理，定时翻身。

5.合并贫血性心脏病的护理

（1）遵医嘱给予低流量吸氧。

（2）根据病情选择适当的体位。

（3）遵医嘱给予输血，严格控制输血量和输血速度：20—30 滴/分。

6.神经、精神异常的护理

（1）有人守护，加床挡，防止摔伤等意外。

（2）保持皮肤清洁、干燥，防止皮肤损伤。

（3）遵医嘱给予叶酸、维生素和铁剂治剂。

7.纠正饮食习惯，进食含铁丰富的事物，如肝、香菇、肉类等；进食含叶酸和维生素 B12 丰富的食品，如肝、肉类、蛋类、瓜果。

8.遵医嘱口服铁剂并饭后服用，忌茶，若铁剂为水制，用吸管吸入，防止牙龈染色，注意观察副作用。

【告知】

1.指导病人坚持服药，口服铁剂期间，大便会变成黑色，要向病人说明这是由于铁剂和肠内硫化氢作用而生成黑色的硫化铁所致；介绍适当活动与休息、提供含丰富营养饮食的意义。

2.轻度贫血可照常工作，注意休息和营养；中度以上以不加重疲劳感或其他症状为度，待病情好转逐渐增加活动量；进食营养丰富的饮食，如海带、肝、血、香菇等，切实遵循饮食治疗原则和计划，安排好营养食谱。

3.提供相应的医学知识，纠正偏食习惯。

4.嘱病人坚持服药，一般能治愈。

5.适当锻炼，增强体质，注意保暖和个人卫生，预防感染。积极治疗原发病。

6.定时门诊复查，以观察贫血的治疗情况。

第三节　出血的护理要点

1.注意皮肤黏膜有无出血点或淤斑，并注意其出现的部位、大小、数目及出现的时间，观察有无呕血、便血等内脏出血的征象。

2.治疗药物宜口服，避免肌肉注射，尽量避免手术。

3.急性溶血和急性白血病，尤其 M3 型或并发严重感染时须注意早期 DIC 表现，如 DIC 早期的高凝状态及注射处皮下渗血。

4.颅内出血病人应观察脉搏、血压、呼吸、神志、瞳孔的变化。消化道出血应记录出血量，详细记录病情。

5.局部出血可冷敷或放冰袋，压迫止血或用肾上腺素、麻黄素浸湿药棉压迫局部。

6.根据出血的不同机制，补充凝血因子或血小板，输新鲜血液和血浆。

【告知】

告知病人不要用手抠鼻痂或用牙签剔牙，防止黏膜损伤出血。注重与病人及其家属的沟通，及时解释和说明病情，缓解病人及其家属的紧张和焦虑感，使其以愉快的心态配合治疗和护理。向病人及其家属说明疾病的相关知识、治疗护理要点及相关注意事项，并做好住院指导。

第四节 再生障碍性贫血的护理要点

1.按血液系统疾病的一般护理要点执行。

2.做好精神及心理护理，做必要的解释，使其主动配合并坚持长期治疗。

3.急性型应绝对卧床休息，慢性型或中度贫血者可适当活动，重型者也需要绝对卧床休息。

4.给予高蛋白、高维生素、易消化食物，有出血倾向者给无渣半流质饮食。

5.严密观察病情、生命体征变化及神志、意识等，注意有无出血倾向，发生消化道或颅内出血时，应立即通知医生，同时备好抢救物品和药物，遵医嘱及时准确应用药物。

6.长期应用雄性激素可出现水潴留、痤疮、毛发增多，女性停经等症状，应用糖皮质激素可出现，类库欣综合症状，应做好病情的观察和解释工作。

7.重度病人输血时速度宜慢，严密观察有无输血反应。

8.指导病人坚持服药；对于悲观消极情绪，护士应经常巡视病房及时解决病人的实质问题，建立融洽的护患关系。

9.保持个人卫生清洁，做好口腔及皮肤护理，注意保暖，高热者可采用温水擦浴、禁用酒精擦浴；保持室内空气清洁，定期消毒，预防各种感染。

【告知】

1.介绍本病的常见原因，说明平时不可随便用药，滥用药物，特别是对造血系统有害的药物如：氯霉素、磺胺、保泰松、安乃近、阿司匹林等，需要时应在医生指导下用药。

2.说明坚持服药的重要性，并向病人和家属解释治疗原则，让病人认识到疾病治疗的长期性，以坚持按医嘱用药。

3.因职业关系接触毒物如：X线、放射性物质、农药、苯及其衍生物等，要让他们对工作环境的危害有所认识，增加自我保护意识和能力。

4.指导病人学会自我照顾，如注意保暖，避免受凉感冒；尽量不去公共场所，防止交叉感染；避免外伤，以及防治出血的简单方法。

5.坚持按医嘱服药，定期门诊复查血象。

6.因职业关系接触毒物者，要做好防护工作，严格遵守操作规程，加强营养，定期检查血象。

第五节　白血病的护理要点

1.按血液系统疾病一般护理常规护理。

2.病情轻或经治疗缓解者，可适量活动；严重贫血、高热及有出血倾向者应卧床或绝对卧床休息。

3.按医嘱给予患者高蛋白、高热量、富含维生素饮食，化疗期间应给清淡可口饮食。

4.预防出血：尽量减少穿刺次数或注射给药，穿刺时选用6~7号针头为宜，注射后局部按压>10分钟。

5.加强患者皮肤护理，避免皮肤擦伤，及时修剪指甲，有痔疮者可每日用1:5 000高锰酸钾液坐浴，女患者保持外阴清洁。

6.化疗期间按化疗护理常规护理。

7.严密观察患者有无中枢神经系统白血病的表现，若出现头痛、颈项强直等症状及时报告医师；鞘内注射化疗药物后应去枕平卧4~6小时，并观察有无头痛、发热等反应。

8.行外周血造血干细胞移植者按相应护理常规护理。

9.严密观察病情变化，注意有无进行性贫血、出血、发热、感染等症状，及时记录体温。脉搏、呼吸、血压、意识等情况变化，并经常了解有关检测项目，以结合临床判断病情严重程度，随时做好各种急救准备。

10.遵医嘱正确及时完成治疗，严格执行无菌操作，防止医源性感染，预防和观察治疗副反应，确保医疗安全。

11.协助做好各种实验室检查，耐心做好解释工作，取得患者合作，正确采集标本及时送验，确保检验的可靠性。

12.对患者和家属宣传疾病相关的自我保健护理知识，以及预防并发症，预防疾病复发等健康指导。

13.症状护理：

（1）贫血护理

①严重时要卧床休息，限制活动，避免突然改变体位后发生晕厥，注意安全。

②贫血伴心悸气促时应给予吸氧。

③给予高热量、高蛋白、高维生素类食物，如瘦肉、猪肝、豆类、新鲜蔬菜等，注意色、香、味烹调，促进食欲。

④观察贫血症状如面色、睑结膜、口唇、甲床苍白程度，注意有无头昏眼花、耳鸣、困倦等中枢缺氧症状，注意有无心悸气促、心前区疼痛等贫血性心脏病的症状。

⑤输血时护理认真做好查对工作，严密观察输血反应，给重度贫血者输血时速度宜缓慢，以免诱发心力衰竭。

（2）出血护理

①做好心理护理，减轻紧张焦虑情绪。

②明显出血时卧床休息，待出血停止后逐渐增加活动。对易出血患者要注意安全，避免活动过度及外伤。

③严密观察出血部位、出血量，注意有无皮肤黏膜瘀点、瘀斑、牙龈出血、鼻出血、呕血、便血、血尿，女性患者月经是否过多，特别要观察有无头痛、呕吐、视力模糊、意识障碍等颅内出血症状，若有重要脏器出血及有出血性休克时应给予急救处理。

④按医嘱给予止血药物或输血治疗。

⑤各种操作应动作轻柔、防止组织损伤引起出血。避免手术，避免或减少肌内注射，施行必要穿刺后应压迫局部或加压包扎止血。

⑥应避免刺激性食物、过敏性食物以及粗、硬食物，有消化道出血患者应禁食，出血停止后给予冷、温流质，以后给予半流质、软食、普食。

（3）、感染的预防

①病室环境清洁卫生，定期空气消毒，限制探视，防止交叉感染，白细胞过低时进行保护性隔离。

②严格执行消毒隔离制度和无菌技术操作防止各种医源性感染。

③保持患者机体清洁、防止体内细菌传播，做好口腔护理、会阴肛门护理，预防各种感染。

④观察患者有无发热、感染伴随症状及体征。注意保暖，高热时给予物理或药物降温，鼓励多饮水，警惕感染性休克。

⑤按医嘱给予抗感染治疗，合理配制抗生素，观察药物效果及不良反应。

⑥对患者及家属做好预防感染的卫生宣教工作。

【告知】

1.指导病人学会自我观察、自我防护的知识，避免接触有害物质。

2.根据季节及时增减衣服，预防感染。

3.坚持用药，定期强化治疗，定期体检和复查。

4.合理安排休息和活动，避免劳累。

5.加强营养，提高机体抵抗力。

6.有流感症状或其他部位轻微感染及时就医治疗。

7.避免接触传染病人，避免去公共场所，防止各种损伤和外伤。

第六节 慢性粒细胞白血病护理要点

1.按血液系统疾病一般护理常规护理。

2.一般患者应适当休息，严重者卧床或绝对卧床休息。

3.密切观察患者病情变化，有巨脾者宜左侧卧位。对晚期消耗症状严重者应加强生活护理，并注意有无栓塞症状（症状依栓塞部位不同而异）。

4.注意观察患者有无急变表现，如有不明原因的高热、脾脏迅速肿大、进行性贫血、出血倾向加剧、持续或游走性关节痛等应及时报告医师，并按急性白血病护理常规护理。

5.化疗患者按相应护理常规护理。

6.放疗患者按相应护理常规护理。

7.外周血造血干细胞移植按相应护理常规护理。

【告知】

1.合理安排休息和活动，避免劳累。

2.加强营养，提高机体抵抗力。

3.有流感症状或其他部位轻微感染及时就医治疗。

4.避免接触传染病人，避免去公共场所，防止各种损伤和外伤。

第七节　过敏性紫癜护理要点

1.按血液系统疾病一般护理常规护理。

2.急性发作期患者应卧床休息或绝对卧床休息。

3.按医嘱给予患者饮食，忌过敏食物。

4.观察患者病情变化，注意瘀斑、瘀点出现的部位、大小、消退及出现时间，紫癜形态、分布及消退情况。嘱患者勿搔抓皮肤，以免皮肤感染。保持皮肤清洁，避免皮肤受刺激，不用刺激性的肥皂洗皮肤。

5.对腹型紫癜患者，注意腹痛性质、排便次数及大便颜色。绞痛者按医嘱使用镇痛或解痉剂，关节肿痛者忌热敷宜冷敷，对肾型紫癜患者按肾炎护理常规护理。

6.遵医嘱给予激素类药物，并观察糖皮质激素药物的副作用。用环磷酰胺时嘱多饮水，注意观察小便量及色泽改变。

7.加强心理护理，能证实确切过敏源后，要避免接触过敏源，如动物异性蛋白、抗生素、花粉等。注意置病人于安静舒适的环境。

8.注意寻找过敏源，如发现过敏源系某种食物、药物、微生物或寄生虫时，及时报告医师。

【告知】

1.告知病人避免感冒和接触过敏源。

2.给病人讲述疾病的有关知识，说明本病属于变态反应疾病，常见因素为感染、食物及药物过敏，应注意避免接触。

3.适当锻炼，增强体质，稳定病情，促进治愈。

4.学会自我调节、保持心理平衡。指导出院病人学会自我观察，自我防护。

5.必须接触过敏源时，要仔细观察反应，发现症状及时就诊。有明确过敏源者，嘱其避免再次接触过敏源，防止滥用药物，及时清除肠道寄生虫及消除感染灶，以防复发。

第八节　淋巴瘤护理要点

1.按血液系统疾病一般护理常规护理。

2.病情早期患者可适当活动，晚期患者应卧床休息或绝对卧床休息。

3.给患者高热量、高蛋白质、富含维生素的饮食，适当限制钠盐的摄入。

4.纵隔淋巴结受累时，可发生发绀、呼吸困难或上腔静脉梗死综合征。应采取半坐卧位，高流量氧气吸入，按医嘱使用镇静剂。

5.若患者有腹痛、腹泻、腹水、腹部肿块或肠梗阻现象，示有父亲淋巴或肠道侵犯，并及时报告医师。

6.高热患者按相应护理常规护理。

7.应用化疗药物或放射治疗时按相应护理常规护理。

8.外周血造血干细胞移植者按相应护理常规护理。

【告知】

1.心理

耐心与病人交谈，通过交谈确认病人对疾病知识的了解程度和对疾病、未来生活的顾虑，并给予适当的解释和说明，鼓励病人积极接受治疗。在长期治疗过程中，病人可能会出现抑郁、悲观等负性情绪，甚至放弃治疗。家属要充分理解病人的痛苦和心情，注意言行；不要推诿、埋怨，要营造轻松的环境，以解除病人的紧张和不安，保持心情舒畅。

2.饮食

食谱应注意多样化，加强营养，避免进食不易消化的油炸食品和容易产气的食物，忌吃油腻和生冷食物。对于口腔及咽喉部溃疡疼痛者，可改用流食如牛奶、麦片粥等以及淡味食物。若唾液分泌减少造成口舌干燥，可饮用柠檬汁、乌梅汁等。

3.用药

向病人说明近年来由于治疗方法的改进，淋巴瘤的缓解率已大大提高，应坚持定期巩固强化治疗，可延长淋巴瘤的缓解期和生存期。

4.自我监测与随访

若有身体不适，如疲乏无力、发热、盗汗、消瘦、咳嗽、气促、腹痛、腹泻、皮肤瘙痒以及口腔溃疡等，或发现肿块，应及早就诊。

第九节 多发性骨髓瘤护理要点

1.按血液系统疾病一般护理常规护理。

2.病情轻者可适当活动，严重者应卧床休息或绝对卧床休息，睡硬板床，避免因活动引起病理性骨折。

3.给予患者高热量、高蛋白、富含维生素易消化的饮食，肾功能衰竭者给予低钠饮食。

4.对血钙增高、尿钙增多的患者，嘱多饮水，以防止肾脏受累。

5.对有局限性或广泛性骨痛患者，按医嘱使用镇静止痛剂，并做好心理护理。

6.对有高黏稠血症的患者，应注意观察有无视力障碍及脑功能障碍。

7.密切观察患者病情变化，注意有无骨折。如患者发生截瘫后按相应护理常规；并发肾功能不全者注意观察尿量并记录。

8.应用化疗药物时按相应护理常规护理。

9.外周血行造血干细胞移植时，按相应护理常规护理。

【告知】

1.休息与活动病人易出现病理性骨折，故应注意卧床休息，应使用硬板床或硬床垫；适度活动可促进肢体血液循环和血钙在骨骼的沉积，减轻骨骼的脱钙。应注意劳逸结合，尤其是中老年病人，要避免过度劳累、做剧烈运动和快速转体等动作。

2.遵医嘱用药，有肾损害者避免应用损伤肾功能的药物，病情缓解后仍需坚持定期复查与治疗。

3.自我监测与随访的指导：若活动或扭伤后出现崛以，可能为病理性骨折，应立即到医院就诊。注意预防各种感染，一旦出现发热等症状，应及时就医。

第十节 血小板减少性紫癜护理要点

1.按血液系统疾病一般护理常规护理。

2.患者急性发作时，卧床休息，出血严重者绝对卧床休息。

3.给予患者高营养及含维生素丰富的食物。

4.加强患者皮肤、口腔护理。

5.生活自理的患者避免外伤，给患者行各种检查和治疗时，操作轻柔。注意拔针后局部施压，以免引起出血。

6.密切观察患者病情变化，注意皮肤黏膜的出血情况，如月经来潮及时报告医师。

7.应用免疫抑制药物时，注意观察毒性反应；使用大剂量激素时，限制钠盐的摄入，并观察有无低钾发生。

【告知】

1.心理指导：急性型和慢性型急性发作而出血严重者恐惧心理严重，给予安慰并酌情留人陪护。医护人员神情镇定，操作有序，环境整洁等均能使病人增加安全感，提高对治疗的信心而安心配合医护接受治疗。慢性型病人因病程长，反复发作，而精神负担较重，影响对治疗的信心，通过与病人多沟通，了解其心态，适时地解决生活中的困难。

2.饮食指导

（1）选用性凉的蔬菜和水果，如鲜藕、木耳、梨、阳桃、荸荠等，对止血有利。

（2）出血少而渐停时可选用花生、红枣，有利于健脾、益气、养血。

（3）若同时伴有贫血，宜选用含铁丰富的食物，如肝、猪心、肚子、瘦肉、蛋黄；蔬菜中选用菠菜、芹菜、荸荠、西红柿等。

（4）患病期间忌油腻、生硬食品，少吃或不吃鱼（含有抑制凝血的 EPA 蛋白），禁饮酒及辛辣食品。

（5）严重的消化道出血期间应禁食，改用静脉补液。少量出血者可用稍温的流食或半流食，忌用过热或过甜的食品。

3.用药指导：

正确执行医嘱，并注意药物不良反应的观察和预防。长期使用糖皮质激素会引起身体外形的变化、胃肠道反应或出血、诱发感染等。应向病人作必要的解释和指导，如餐后服药、自我监测粪便颜色、预防各种感染等。静注免疫抑制剂、大剂量丙种球蛋白时，要注意保护局部血管并密切观察，一旦发生静脉炎要及时处理。

4.出院告知：

（1）按医嘱坚持治疗，定期回院复查。

（2）注意预防出血并发症，嘱病人避免感冒而诱发本病发作。

（3）不私自服用药物，应在医师指导下治疗，特别注意避免应用可能引起血小板减少的药物。

（4）一旦发生严重的出血倾向应及时就诊，及早治疗。

第十一节　血友病护理要点

1.按血液系统疾病一般护理常规护理。

2.出血严重及有关节腔出血者宜卧床休息，症状缓解者可适量活动。

3.按医嘱给予患者易消化营养丰富的饮食，必要时给无渣饮食。

4.对有出血倾向的患者应床头交接班，严密观察出血部位、出血量，并注意观察血压、脉搏、呼吸、意识的变化。

5.避免患者身体挤压和碰伤、擦伤等外伤。因外伤出血不止时采取局部直接压迫止血法和加压包扎法，发生出血性休克或颅内出血时，按相应护理常规护理。

6.尽量避免肌内注射。如需注射，则选用小号针头，拔针后按压半小时以上并检查局部有无出血。

7.避免使用对胃肠道有刺激性的药物，以免引起胃肠道出血，忌用阿司匹林类药物。

【告知】

1.因为反复出血，不能根治而悲观、焦虑的病人给予安慰和鼓励，同时介绍其所患疾病的知识，分析本次出血的诱发因素及指导实施预防在出血的措施，树立信心，消除消极心理。指导病人家属学习预防血友病出血的护理方法，督促协助病人保持良好的生活习惯，以利于减少出血的发生。家属的关心和爱护有利于转变病人消极心理。

2.饮食做到肉、蛋、乳类、粮食、鲜蔬菜和水果和理搭配，保持营养平衡，控制体重，避免肥胖。蔬菜、水果性凉对止血有利，可以多选用，其中鲜藕、藕粉、荸荠、木耳、梨、阳桃和荠菜较佳。健脾益气以花生及红枣为好。饮食品种刺激性大及过热、过燥的食品，如辣椒、胡椒、干炒花生、葵花瓜子等。硬壳干果不要用牙直接啃咬，用工具取仁食用，有骨刺的食物先剔除不可食用部分后在食用；忌食粗硬食品，以防损伤口腔黏膜。酒精可致小血管扩张、充血，诱发胃肠道出血，故病人不要饮酒。

3.用药指导：快速静注 DDAVP 可出现心率加快、颜面潮红、血压升高、少尿及头痛等不良反应，要密切观察，必要时遵医嘱对症处理。

4.出院告知

（1）继续保持良好的个人生活习惯，减少和避免并发各种疾病。

（2）积极预防各种出血诱发因素。

（3）保存并随身携带"血友病"卡片。

（4）一旦发生处血征象及时到专科医院就诊治疗。

（5）记住自己的血型。

（孙伟 陈永花 邵明芳 常新婧）

第十六章　内分泌疾病护理要点与告知

第一节　内分泌疾病一般护理要点

1.按内科疾病一般护理常规护理。

2.合理安排患者活动和休息，重症患者绝对卧床休息。

3.根据疾病及某些功能试验需要，遵医嘱给予相应的饮食。

4.掌握内分泌疾病的各种常规检查于功能试验的意义、方法及注意事项，做好各种物品的准备，正确留取各种血尿标本，及时送检。

5.熟悉内分泌疾病危险的表现及护理，积极配合医师进行抢救治疗。

6.心理护理。

7.根据不同疾病做好出院指导。

第二节　糖尿病护理要点

1.按内分泌系统疾病一般护理常规护理。

2.进行糖尿病知识教育，包括糖尿病的诊断、治疗、饮食、运动等。

3.饮食护理：根据患者的标准体重及工作性质计算所需总热量。合理搭配各类食物，指导患者摄取营养丰富而又平衡的饮食。

4.加强患者口腔、皮肤护理，注意足部的保护。

5.运动治疗的护理：注射胰岛素的患者应该在餐后进行活动，并随身携带糖块，嘱患者选择有氧活动，如散步、跑步、骑自行车、打太极拳、爬山等。运动要循序渐进，持之以恒。

6.口服降糖药治疗的护理：注意观察药物的疗效和不良反应，嘱患者按时、正确服用降糖药；磺脲类的药物应于餐前半小时服用；非磺脲类胰岛素促泌剂于进餐前服药，不进餐不服用；双胍类药物于饭中或饭后服用；葡萄糖苷酶抑制剂与第一口饭嚼服；胰岛素增敏剂于早餐前顿服。

7.胰岛素治疗的护理：剂量要准确，注射要定时，轮换注射部位，观察不良反应；定时检测血糖，并嘱患者定时有规律进食；教会患者胰岛素注射技术。持续皮下胰岛素输注（胰岛素泵治疗）时，定期更换注射部位，严格无菌操作，避免感染及针头堵塞，密切监测血糖，遵医嘱及时准确调整泵和程序，避免或及早识别低血糖的发生。

8.低血糖的护理：立即嘱患者饮用易于吸收的果汁、糖水或吃糖果，必要时注射 50%葡萄糖 40~60mL，15 分钟复测血糖。

9.糖尿病酮症酸中毒的护理：患者卧床休息，做好口腔皮肤护理，预防压疮和继发性感染。严密观察患者病情变化，准确记录意识、瞳孔、呼吸、血压、心率、出入水量等。及时补液和采集标本。

10.加强心理护理，树立战胜疾病的信心，坚持终身治疗。

11.嘱患者随身携带糖尿病身份卡、上面注明姓名、联系电话、所患疾病、治疗医院等以便外出发生低血糖昏迷时能及时抢救。

【告知】

1.饮食定时定量进餐，避免进食时间延迟或提早，避免吃糖，避免吃浓缩的碳水化合物，避免饮用酒精饮料，避免食用高胆固醇、高脂肪食物。改变不健康的生活方式、不吸烟饮酒，少吃盐、合理膳食、参加适当的运动锻炼，告之预防糖尿病加重的诱发因素，提高病人的自我护理能力。

2.指导和讲述口服降糖药的副作用、注射胰岛素的方法及低血糖反应的观察，指导所使用胰岛素的作用时间及注意事项和低血糖反应的紧急处理措施如：食用糖水、高糖等。

3.指导病人及家属掌握正确的尿糖及血糖检查方法，了解糖尿病控制的良好标准，指导病人及家属尽早识别病情变化及其并发症的发生，并及时就诊，并且定期门诊复查。

4.足部护理

（1）定期检查足部皮肤，以早期发现病变。

（2）促进足部血液循环，以温水浸泡双脚，时间不可过长，5 分钟左右，冬季应注意保暖，避免长时间暴露于冷空气中。

（3）以润滑剂按摩足部，避免穿过紧的长裤、袜、鞋。

（4）避免穿拖鞋、凉鞋、赤脚走路，禁用暖水袋，以免因感觉迟钝而造成外伤、烫伤。

5.身体清洁

（1）勤洗澡，不可用过热的水，以免烫伤。

（2）女病人阴部用温水清洗，以减轻不适。

（3）阴部及脚趾皮肤避免潮湿，应随时保持干燥。

6.合理的休息和运动，保证足够的睡眠时间，以能够恢复精神为原则。适当合理的运动可减少身体对胰岛素的需要量，应依病人喜好和能力，共同计划运动计划，鼓励肥胖病人坚持多做一些运动，尽量将体重降至标准体重的5%左右。

7.保持情绪稳定，指导家属应关心和帮助病人，协助病人制定并遵守饮食计划，告之其外出时携带识别卡，生活要有规律。

8.教会病人及家属注射胰岛素。①严格皮肤和注射药瓶的消毒。②选择上臂三角肌、腹部及大腿等部位注射。③当长效和短效胰岛素混合注射时，先抽取短效胰岛素后抽长效胰岛素。④胰岛素注射时间是餐前 30 分钟。

9.教会病人及家属注射胰岛素。①严格皮肤和注射药瓶的消毒。②选择上臂三角肌、腹部及大腿等部位注射。③当长效和短效胰岛素混合注射时，先抽取短效胰岛素后抽长效胰岛素。④胰岛素注射时间是餐前 30 分钟。

10.在行运动疗法、口服降糖药物及注射胰岛素期间，要特别注意有无出冷汗、饥饿、乏力、头痛、心悸、手足震颤、恶心及精神症状等低血糖表现，如出现上述症状可立即口服糖块、糖水或糖类食品。

11.注意节制饮食，定期健康检查。

12.复诊指征：当发现患者"三多一少"症状加重、呼吸深快、呼出有烂苹果气味，烦躁不安等，应及时就诊。

第三节　甲状腺功能亢进护理要点

1.按内分泌系统疾病一般护理常规护理。

2.避免不良刺激，避免各种诱因，消除焦虑和紧张情绪，使患者安心休养。

3.给予患者高热量、高蛋白、丰富维生素、低碘饮食，每日饮水 3 000mL 以上，禁饮浓茶、咖啡等刺激性饮食。

4.嘱患者按规定服药，不可擅自停用或减量。注意观察药物的不良反应，主要有粒细胞减少、肝功能损害等。如白细胞低于 3.0×10^9/L 或中性粒细胞低于 1.5×10^9/L 时应考虑停药。同时应观察服药后有无甲状腺功能减退的表现，如乏力、怕冷、嗜睡、浮肿、体重增加过快等。

5.观察患者意识、体温、呼吸、脉搏、血压的变化，注意观察有无甲状腺危象的症状，如出现乏力、烦躁、发热39℃以上，多汗、心悸、心率达 120 次/min 以上，伴食欲减退、恶心、呕吐、腹泻、脱水等，应立即报告医师并协助处理。

6.注意患者皮肤护理，勤洗澡或更换衣服，腹泻时注意肛周皮肤护理。

7.做好生活护理，甲亢病人代谢高，产热多，经常出汗烦躁，需予以理解和关心，室内宜通风，以减少出汗。多进饮料以补充丢失的水分，但避免给浓茶、咖啡。让病人勤洗澡常换内衣，对个人卫生舒适的要求，尽量给予满足。

8.护士接触病人应关心体贴，态度和蔼，避免刺激性语言和各种诱发甲状腺危象因素，仔细耐心做好解释疏导工作，解除病人的焦虑紧张情绪，使病人建立信赖感，配合治疗。

9.及时准确合理按医嘱用药，积极准备好抢救物品，如镇静剂、血管活性药物、强心剂等。为病人实施有计划的集中的治疗和护理，避免过多的打扰病人。按医嘱进行输液，详细记录病情及出入量，做好床边交接班。

10.甲状腺危象的护理：保持病室环境舒适和干净。避免各种刺激，患者绝对卧床休息，注意安全，物理降温，及时准确合理按医嘱用药。密切观察患者生命体征的变化。

11.突眼的护理：滴眼药水，涂抗生素眼膏，保持眼睛湿润；采取高枕卧位；外出时戴墨镜，避免强光、风沙及灰尘的刺激；对眼睑不能闭合的患者，入睡时用无菌纱布覆盖眼睑。限制钠盐摄入，遵医嘱应用利尿剂。

【告知】

1.帮助病人了解引起甲亢危象的有关因素，尤其精神因素在发病中的重要作用，保持开朗乐观情绪，维持充足的睡眠时间，避免过于劳累。

2.坚持在医师指导下服药，不要自行停药或怕麻烦不坚持用药，指导病人认识药物常见的副作用，一旦发生及时处理，向病人说明长期服药的重要性，并定期到医院复查，密切注意体温的变化，观察咽部有无感染，如有高热、恶心、呕吐、腹泻、突眼加重等需及时就诊。

3.在高代谢状态未控制前，必须高热量、高蛋白、高维生素饮食，保证足够热量。

4.合理安排工作、学习与生活，避免过度紧张。教育家人理解病人的情绪变化，使病人得到家属的关心和支持。

5.教授病人有关甲亢的临床表现，诊断性治疗、饮食原则和要求以及眼睛的防护方法等知识。

6.注意休息，宜从事比较轻松、愉快的工作，避免精神紧张和过度劳累。

7.出汗较多时，要勤洗澡、擦拭和更衣，积极防治上呼吸道感染以免加重病情。

8.教会有突眼症的病人保护眼睛的方法：①外出时戴黑色眼镜，睡眠时抬高头部并用抗生素眼膏、纱布或眼垫，防止结膜炎、角膜炎的发生。②限制钠盐摄入。

10.通常妊娠期不会加重甲亢，一般不必终止妊娠，但禁用放射碘治疗，也不宜做甲状腺次全切除术。

9.由于抗甲状腺药物可从乳汁分泌，产后如需继续服药，则不宜哺乳。

10.如果原发症状加重或出现甲状腺危象，如：高热、脉速、心房纤颤或扑动、烦躁不安、大汗淋漓、恶心、呕吐、腹泻、休克、昏迷等，应立即就诊。

11.嘱患者按时服药，定期到医院复查，如服用抗甲状腺药物者应每周查血常规1~2次，每隔1~2个月行甲状腺功能、肝功能检查。

第四节　甲亢危象护理要点

1.迅速建立静脉通道，以保证药物供给。

2.消除病人的紧张情绪，对烦躁不安者可适当给予镇静剂。

3.严密观察病情变化，每小时测量生命体征1次。

4.高热者给予物理或药物降温，必要时人工冬眠。

5.对神志不清及昏迷者立即吸氧、导尿、上鼻胃管。

6.详细填写护理记录单。

7.备齐急救药品及器械。

【告知】

1.绝对卧床休息。

2.摄取高热量食物。

3.多饮水，饮水量每日不少于 2000~3000 毫升。

第五节　甲状腺功能减退症护理要点

1.按内分泌系统疾病一般护理常规护理。

2.注意休息，对乏力、动作迟缓者加强生活护理，以防意外受伤。

3.对患者予以高热量、高蛋白质、丰富维生素、易消化的低盐、低脂饮食，烹调方式应多样化，食物注意色香味，以增加患者的食欲。

4.注意补充水分，嘱患者多吃新鲜蔬菜和水果，注意补充水分，适当运动，定时排便，必要时给予轻泻剂，保持大便通畅。

5.对体温偏低、代谢率低的患者应采取保暖措施。

6.皮肤干燥者，可涂以软膏、乳油等，并防受压、污染、外伤等。

7.给予心理支持，多与患者交谈、关心患者、谈患者感兴趣的话题。

8.应用甲状腺素的注意事项：

（1）患者应按时服药，不可随意停药或变更剂量。

（2）观察药物的不良反应：如脉搏增快、心律失常、胸痛、出汗、体重下降、情绪不安等。服药前后注意脉搏的变化。

（3）定期复查甲状腺功能，长期或终身服药。

【告知】

1.给予高蛋白、高维生素、低钠、低脂肪饮食，细嚼慢咽，少量多餐。进食粗纤维食物，如蔬菜、水果或全麦制品，促进胃肠蠕动。每天摄入足够的水分，大约 2 000~3 000ml，以保证大便通畅。桥本甲状腺炎所致甲状腺功能减退症者应避免摄取含碘食物和药物，以免诱发严重黏液性水肿。

3.用药指导：

必要时根据医嘱给予轻泻剂，并观察大便的次数、性质、量的改变，观察有无腹胀、腹痛等麻痹性肠梗阻的表现。

3.防治病因、避免诱因　告知病人发病原因及注意事项，如地方性缺碘者可采用碘化盐，药物引起者应调整剂量或停药；注意个人卫生，冬季注意保暖，减少出入公共场所，以预防感染和创伤。慎用催眠、镇静、止痛、麻醉等药物。

4.配合治疗　对需终身替代治疗者，向其解释终身坚持服药的重要性和必要性。

不可随意停药或变更剂量，否则可能导致心血管疾病，如心肌缺血、梗死或充血性心力衰竭。指导病人自我监测甲状腺激素服用过量的症状，如出现多食消瘦、脉搏>100次/分、心律失常、体重减轻、发热、大汗、情绪激动等情况时，及时报告医师。替代治疗效果最佳的指标为血TSH恒定在正常范围内，长期替代者宜每6-12个月检测一次。对有心脏病、高血压、肾炎的病人，应特别注意剂量的调整，不可随意减量和增量。同时服用利尿剂时，需记录24h出入量。

5.自我监测　给病人讲解黏液性水肿昏迷发生的原因及表现，使病人学会自我观察，若出现低血压、心动过缓、体温<35℃等，应及时就医。

第六节　皮质醇增多症护理要点

1.按内分泌系统疾病一般护理常规护理。

2.给患者提供安全、舒适的环境，移除环境中不必要的家具或摆设，以避免碰撞或跌倒骨折，预防意外发生。睡硬板床，防止病理性骨折。

3.给予患者高蛋白、丰富维生素、低钠、低脂、低胆固醇及含钾丰富的饮食。如：苹果、香蕉、橙、梨、西瓜、土豆等。有糖尿病者给予糖尿病饮食。

4.患者注意个人卫生，保持皮肤清洁，宜穿柔软、舒适的内衣、内裤。

5.观察患者病情变化，及早发现麻痹、手足抽搐或心律失常等，并备好急救药品。

6.嘱患者保持安静，注意血压变化，如有头痛、出汗、心悸、胸闷、恶心、呕吐、视力障碍等血压高症状时，遵医嘱给予降压处理。

7.做好各种功能试验、检查的准备工作，准确、及时留取血、尿标本以协助诊断。

8.精神及心理护理：鼓励患者表达自己的感受，了解患者的心理状态。与患者交谈时语言温和、态度亲切、耐心倾听患者诉说自己的感受。

【告知】

1.心理指导：

因本病发作突然，症状严重，病人常有恐惧感，渴望早诊早治。护士要主动关心病人，向其介绍有关疾病知识、治疗方法及注意事项。病人发作时，护士要守护在病人身边，使其具有安全感，消除恐惧心理和紧张情绪。

2.饮食指导：进低钠、高钾、高蛋白、低碳水化合物、低热量的食物，预防和控制水肿。鼓励病人食用柑橘类、枇杷、香蕉、南瓜等含钾高的食物。

3.配合治疗　教育病人有关疾病的知识，让其了解终身使用肾上腺皮质激素替代治疗的重要性，积极配合治疗。指导病人服药方法，强调要按时定量服用，切勿自行增减药量或停药，以免发生危险。了解药物的不良反应，指导病人将药物与食物或制酸剂一起服用，避免单独或饭前服用，以免损伤胃黏膜。定期到医院复查，调整药物剂量。如有情绪化、消化不良、感染、失眠和糖尿病、高血压等症状出现时，应及时复诊。

4.避免加重病情的因素　指导病人避免感染、创伤、过度劳累等病情加重的因素。鼓励家属给予心理上的安慰与支持，使病人保持情绪稳定。

5.加强自我保护　教导病人外出时避免阳光直晒，以免加重皮肤黏膜色素沉着。随身携带识别卡，写明姓名、地址、说明自己为肾上腺皮质功能不全者，以便发生紧急情况时能得到及时处理。

第七节　原发性肾上腺皮质功能减退症护理要点

1.按内分泌系统疾病一般护理常规护理。

2.提供安全、安静的环境，限制探视。鼓励患者充分休息，保证睡眠。

3.患者摄入充足的食盐（8~10g/d）以补充失钠量，如大量出汗、腹泻时应酌加食盐摄入量。

4.嘱患者注意个人卫生，防止医院感染。

5.嘱患者按时定量服药，注意观察药物的不良反应。糖皮质激素可与食物或制酸剂一起服用，避免单独或饭前服用，以免损伤胃黏膜。

6.观察患者病情变化，早期发现肾上腺危象的发生，如患者有恶心、呕吐、腹痛或腹泻、严重脱水、血压降低、心率快、脉细弱、精神失常、高热、低血糖症、低钠血症等时，应及时报告医师处理。

7.加强心理护理，给予患者精神上的支持，使患者保持精神愉快，避免精神紧张。

【告知】

1. 心理指导：

因本病发作突然，症状严重，病人常有恐惧感，渴望早诊早治。护士要主动关心病人，向其介绍有关疾病知识、治疗方法及注意事项。病人发作时，护士要守护在病人身边，使其具有安全感，消除恐惧心理和紧张情绪。

2.饮食指导

①进食高碳水化合物、高蛋白、高钠饮食。在病情许可时，鼓励病人摄取水分每天在3 000ml以上，注意避免进含钾高的食物以免加重高血钾，诱发心律失常。②摄取足够的食盐（8~10g/d）以补充失钠量。如有大量出汗、腹泻时应酌情增加食盐摄入量。

3.用药指导：使用盐皮质激素的病人要密切观察血压、肢体水肿、血清电解质等的变化，为调整药量和电解质的摄入量提供依据。

4.避免加重病情的诱因

指导病人避免感染、不适当的活动方式等各种可能导致病情加重或并发症发生的因素。

第八节　嗜铬细胞瘤护理要点

1.按内分泌系统疾病一般护理常规护理。

2.给予患者高蛋白、丰富维生素、低脂、低胆固醇饮食，嘱患者不要喝浓茶、咖啡、可可、香蕉等食物，以免干扰尿中VMA（香草基杏仁酸）及儿茶酚胺的测定。

3.避免高血压危象的诱因，如剧烈运动、情绪激动、吸烟、创伤、用力大便、灌肠、急剧变换体位、腹膜后充气造影等。

4.配合做好各种检查，了解各种检查的目的及意义，并准备好所需的药品、物品。

5.阵发性高血压发作的患者，应记录好吃饭及末次排尿的时间。一旦高血压发作，准确留取4小时尿及24小时尿。

6.高血压危象的护理：快速、及时开放静脉通道，保证液体入量，根据血压调整滴速，密切观察患者病情变化，如并发心力衰竭、昏迷时，按心力衰竭、昏迷护理常规护理。

【告知】

1. 心理指导：

因本病发作突然，症状严重，病人常有恐惧感，渴望早诊早治。护士要主动关心病人，向其介绍有关疾病知识、治疗方法及注意事项。病人发作时，护士要守护在病人身边，使其具有安全感，消除恐惧心理和紧张情绪。

2. 饮食指导：

给予高热量、高蛋白质、高维生素、易消化饮食，避免饮含咖啡因的饮料。

3. 用药指导：

①使用α-受体阻滞剂者要严密观察血压变化及药物不良反应。如酚苄明不良反应为直立性低血压、鼻黏膜充血、心动过速等。哌唑嗪有直立性低血压、低钠倾向等。做到及时发现、及时处理。②头痛剧烈者按医嘱给予镇静剂。

4.术后的配合治疗　告知病人当双侧肾上腺切除后，需终身应用激素替代治疗，并说明药物的作用、服药时间、剂量、过量或不足的征象、常见的不良反应。指导病人定期返院复诊，以便及时调整药物剂量。

5.携带疾病识别卡

嘱病人携带识别卡，以便发生紧急情况时能得到及时处理。

第九节　原发性醛固酮增多症护理要点

1.按内分泌系统疾病一般护理常规护理。

2.嘱患者卧床休息，少活动，对于肌无力、软瘫患者应加强生活护理和防护措施，保证其安全。

3.给予患者低钠高钾饮食（含钾高的食物有香菇、海带、紫菜、红枣及杏等）。

4.准确记录 24 小时尿量，必要时记出入水量。

5.密切观察患者血钾和血压的变化，注意有无肌无力、心律失常等低血钾的表现。如有异常，及时报告医师处理。

6.密切配合做好各种检查的准备工作。

7.进行高钠、低钠及螺内酯试验时，嘱患者严格按试验要求饮食，喝蒸馏水，不用牙膏刷牙，不服用其他药物，试验期间遵医嘱正确留取血、尿标本。

8.抽血查卧立位肾素–血管紧张素–醛固酮试验时，应准备特殊试管，于 4℃冰箱中放置，及时送检。

【告知】

1.嘱患者卧床休息，少活动

2.进行高钠、低钠及螺内酯试验时，嘱患者严格按试验要求饮食，喝蒸馏水，不用牙膏刷牙，不服用其他药物，试验期间遵医嘱正确留取血、尿标本。

3.给予患者低钠高钾饮食（含钾高的食物有香菇、海带、紫菜、红枣及杏等）。

第十节　尿崩症护理要点

1.按内分泌系统疾病一般护理常规护理。

2.适当休息，症状较轻者可不必限制活动，大量排尿伴有脱水者应卧床休息。

3.给予患者低盐饮食，适当限制钠的摄入，准备好温开水供患者随时饮用。

4.准确记录 24 小时出入水量，定期测量尿量、尿相对密度、体重、血压。

5.患者保持皮肤、口腔黏膜卫生，预防感染。

6.注射垂体后叶粉时，应充分摇匀，深部注射，注意观察患者有无腹痛、尿闭和水中毒。

7.注意观察患者病情变化，如头痛、恶心、呕吐、胸闷、虚脱、昏迷等症状，及时处理，防止水、电解质紊乱。

【告知】

1. 卧床休息

2.低盐饮食

3.患者保持皮肤、口腔黏膜卫生，预防感染

（庞凤美　陈永花　孙伟　赵静）

第十七章　感染科疾病
（传染病）护理要点与告知

第一节　一般护理

1.病室应保持清洁、整齐、安静，采光充足，定时通风。

2.病床间距合理，床单位整洁、舒适。

3.不同病种，采取不同的消毒隔离措施。病人在医护人员指导下，应在指定区域活动，不得随意进入清洁区。进行各项治疗、护理操作时，应根据不同病种分别戴好口罩，加穿隔离衣，操作前或操作后进行手的消毒。餐具做到定时消毒，出院做好终末消毒。

4.呼吸道传染病，严格按不同病种分室收治。

5.消化道传染病，有条件的应按不同病种分室收治，如同收一室，应采用床边隔离措施。对所用检查、治疗物品最好分病种使用。否则应进行消毒后，再给另一病种病人使用或使用一次性物品。对其分泌物、排泄物均应先进行消毒再处理。

6.经血传播传染病，取血时严格执行一人一巾、一管、一消毒制度；对有皮肤破损者，接触污染血源及分泌物时要戴一次性橡胶手套；避免病人的血液、分泌物、排泄物侵入接触者的黏膜或破损皮肤上。

7.自然疫源性传染病：①昆虫媒介传染病：如流行性乙型脑炎进行操作时需戴口罩，毋需加穿隔离衣，但要注意灭蚊蝇；②动物源性传染病：如狂犬病、炭疽应分室收治，医护人员进行治疗、护理时须戴口罩、加穿隔离衣、换鞋、戴手套和防护镜，其分泌物、污染物品一律焚烧。医疗用品尽量使用一次性，否则用后严格消毒。换药物品先浸泡消毒后，再经高压医蒸气灭菌，伤口敷料必须焚烧。

8.传染病护理

（1）密切观察生命体征及病情变化，填写护理记录单。

（2）急性期、高热及伴有合并症者应绝对卧床休息并做好生活及基础护理。恢复期及轻症者可适当活动。出现烦躁、谵妄者，根据病情变化，遵医嘱进行等级护理，要采取安全防护措施。

（3）急性期、恢复期、伤寒等病人要遵医嘱给予合理饮食。

9.做好心理护理，掌握并了解病人的心理活动，消除病人对疾病的顾虑及急躁情绪，树立战胜疾病的信心，安心养病；做好病人的健康教育，使其积极配合医生的治疗，早日康复。

10.针对不同病种，建立健全健康指导材料，以便病人在出院后仍能合理的安排休养，巩固治疗效果。

11.严格执行查对制度，注意观察所用药物的副作用及过敏反应，确保医疗安全。

12.严格执行传染病防治法相应的有关规定和消毒灭菌制度。

第二节　病毒性肝炎护理要点

1.密切观察体温、脉搏、呼吸、血压变化，注意有无出血情况及其程度，做到早期发现及时处理，并注意热型及其伴随症状，发热期间做好口腔、皮肤护理。观察药物的作用和不良反应，使用干扰素的应向病人说明使用干扰素的反应和使用注意事项，临床用药时适当增加溶媒的量，缓慢推注，可减轻或避免局部触痛性红斑。

2.嘱病人注意避免碰撞、损伤，局部穿刺、注射后应压迫止血 10-15 分钟。避免各种诱因以防止肝肾综合征和肝性脑病，如使用大量利尿剂、大量及多次放腹水、并发感染、过劳等。密切观察病情变化，注意肝昏迷的早期表现，若出现情绪异常、性格改变、烦躁或淡漠、思维混乱、行为反常、定向力障碍等应及时通知医生并做好安全防范工作，防止病人出走、自伤、坠床等。

3.合并肝性脑病者 ①观察生命体征及有无精神错乱、自我能力下降、嗜睡、扑击样震颤等，并及时给予处理；②意识障碍者按照相关护理常规护理；③禁食蛋白质，给碳水化合物为主的食物。意识障碍遵医嘱予以鼻饲或静脉补液；④保持大便通畅，禁用肥皂水灌肠；⑤禁用止痛、麻醉、安眠、镇静等类药物

4.有消化道出血者 ①观察生命体征变化，观察呕血、黑便的量、色、性质、次数，备好抢救用品和药品；②卧床休息，及时清理呕血及便血。

5.有腹水者定期测量腹围，记录出入量及体重，大量腹水者半卧位。轻度腹水者取平卧位；腹腔穿刺放腹水前，督促病人排尿，术中密切观察病情变化，腹穿后及时送检标本。遵医嘱监测血生化、血气分析指标；水电解质紊乱者应及时补充液体及电解质。腹水的病人，注意观察腹痛的变化。

6.根据饮食原则，结合病情，合理安排饮食，急性期食欲差且呕吐频繁者，监测出入量，应予以清淡、易消化、营养丰富饮食，酌情进行饮食调配，保证足够热量；呕吐严重不能进食者，遵医嘱给予静脉输液；恢复期，食欲好转后避免暴饮暴食；慢性肝炎应进食高蛋白质、避免过高热量的饮食；肝昏迷前驱期症状者应予低蛋白饮食；进食不足者，遵医嘱给予静脉补液；有腹水者予以低盐饮食；腹胀者，减少产气食品的摄入；有腹泻者应给予少渣、少纤维素、低脂肪、易消化的流食、半流食；忌食生冷及刺激性食物；各型肝炎病人均不宜长期高糖高热量饮食，营养摄入最好使体重维持在标准或略高水平。

7.皮肤瘙痒者，可协助病人进行温水擦浴。

8.甲、戊型肝炎按消化道隔离 3 周，接触者应观察 6 周。乙、丙、丁、庚型肝炎应按血液及接触传染病常规隔离至病原学检查结果正常。对无症状的 HSsAg 携带者应进一步检测各项感染指标，如 HBeAg 阳性要按慢性肝炎病人进行隔离。

9.急性肝炎早期应强调卧床休息。慢性肝炎宜采用动静结合的原则，可从事力所能及的轻工作，适当进行体育活动。重症肝炎绝对卧床休息。

10.讲明肝炎的传播途径、治疗过程及预后，以减轻患者及家属的恐惧心理。

【告知】

1.宣传、普及肝炎的预防知识，以减少肝炎的发病机会。儿童、青少年等易感人群可进行甲肝及乙肝疫苗注射。

2.预防甲肝和戊型肝炎要做好粪便管理，保护水源。

3.各型急性肝炎病人均应实施早期隔离治疗，强调急性肝炎彻底治愈的重要性，宣传肝炎迁延对人体的危害。慢性乙肝和丙肝病人应定期监测各项传染性指标，并嘱按时复查。

4.注意个人卫生，餐前、便后要认真洗手。注意食品卫生和食具消毒，消灭苍蝇、蟑螂。

5.安排规律生活，劳逸结合，有症状者以静养为主，肝功能恢复 3 个月以上，可逐渐恢复原工作。加强营养，适当增加蛋白质摄入，要避免长期高热量、高脂肪饮食，不吸烟、不饮酒，忌滥用药物。

5.实施适当的家庭隔离，定时复查。

第三节　肝硬化并腹水护理要点

1.按传染病肠道隔离。

2.卧床休息，做好心理护理，克服悲观情绪。

3.给予高蛋白、高热量、高维生素、低脂饮食，勿进尖硬食物，以免引起食道静脉曲张而破裂出血。

4.密切观察病情变化，注意呕吐物、大便颜色及量，若出现嗜睡，烦躁不安等肝昏迷前期症状，要及时报告医生。

5.避免使用对肝脏有损害的药物 (吗啡、四环素等)。

6.随时准备好抢救药械，如三腔二囊管、止血药、输血输液器等。

7.病人如躁动不安，应加床栏或约束带，以防坠床。

8.做好基础护理及消毒隔离工作，积极预防并发症。

9.腹水病人应取半卧位，并限制钠盐摄人，应用利尿剂时注意观察尿量。

10.合并肝昏迷者，应保持大便通畅，减少氨的吸收，禁用肥皂水等碱性溶液灌肠。

【告知】

向患者及其家属解释说明病情、治疗和护理要点，介绍疾病的相关知识及注意事项；平时注意调整饮食结构，注意休息，随时复诊等。

第四节 伤寒护理要点

1.按传染科一般护理常规，肠道隔离至症状消失，体温正常，大便培养连续两次阴性。

2.卧床休息，热退 1~2 周后才可适当活动。

3.高热期做好口腔和皮肤护理，保持清洁。退热后仍应每日测体温三次，继续观察 1~2 周。注意病人的精神状态，如有精神症状时，应专人守护并加床栏，防止发生意外。

4.注意有无并发症的发生，如有生命体征改变及腹痛、便血等；并注意观察用药反应，一旦发现不正常情况应立即报告医师。

【告知】

注意与病人及其家属的沟通工作，及时解释和说明病情，缓解病人及其家属的紧张和焦虑情绪，使其以愉快的心态配合治疗和护理。给予高热量、少渣、易消化的流质或半流质饮食，应少食多餐；腹胀时应停食牛乳和甜食，恢复期逐渐增加饮食量，但不宜过饱，要严格监督饮食量，忌食质硬、多渣、不易消化的食物，以防肠出血或肠穿孔。向病人及其家属说明疾病的相关知识、治疗护理要点及相关注意事项，并做好住院指导。

第五节 肝昏迷护理要点

1.按传染病肠道隔离，条件允许给予病人单间治疗。

2.病人采取平卧位，头偏向一侧，保持呼吸道通畅，随时清除口腔内及呼吸道的分泌物，防止痰和呕吐物堵塞而引起窒息，有舌后坠者应托起下颌或用舌钳将舌拉出，缺氧时给氧，必要时行气管插管或气管切开术。切开后应按气管切开术护理，准备好抢救物品，随时配合医生抢救；有假牙的病人应取下假牙，烦躁的病人应使用防护栏或约束带，以防止坠床。

3.密切观察生命体征、神志等变化，详细记录 24 小时出入量及病情观察情况。

4.做好口腔的护理，用盐水棉球清洗口腔 1 次/日，可根据口腔感染情况选用不同的溶液漱口，嘴唇干裂者，可以涂擦液状石蜡。

5.做好皮肤的护理，经常保持皮肤清洁、干燥、床铺整洁、平坦、柔软，每 2 小时翻身一次，同时做好记录；若用热水袋保温时必须使用布套，以防烫伤。

6.病人眼睑不能闭合时，应每日用0.25%氯霉素滴眼2次，并涂以抗生素眼膏或用盐水纱布遮盖，防止角膜干燥、溃疡。

7.根据医嘱给予对症及支持治疗；保证足够的营养和水分摄入，不能进食者，应给予鼻饲，每天5~6次，每次鼻饲量不超过200ml，两次之间可补一定的水分。

8.尿潴留者可用针灸或按摩帮助排尿，无效时可留置导尿管，间歇放尿，每日更换引流袋。

9.肝昏迷时，为减少体内氨的蓄积，合理使用降氨药物，同时遵医嘱给予杜密克加盐水保留灌肠，减少肠胀气，减少氨的吸收。

10.病情稳定后应尽早预防肢体挛缩，进行肢体按摩或帮助病人活动。

【告知】

注意与病人及其家属的沟通工作，及时解释和说明病情，缓解病人及其家属的紧张和焦虑情绪，向家属说明疾病相关知识、治疗护理要点及相关注意事项，24小时严密看护病人，防止坠床。

第六节　流行性出血热护理要点

1.发热期：严密观察体温的变化和热程的长短，这是估计病情的标志之一。高热时应按高热常规护理，不宜用酒精擦浴。发热3~4天后体温下降时要勤测血压，早期发现低血压，以利早期治疗，观察胃肠道的中毒症状与出血倾向，及时报告医生并做好护理工作；观察尿量及颜色，及时送验，并准确记录24小时出入水量。

2.低血压休克期：应有专人守护，定时测血压和脉搏，做好记录。准备抗休克的药物，注意保暖，切忌搬动。

3.少尿期：准确记录24小时出入水量，严格控制进液量，供给热量，以口服为主，不能口服者应静脉滴注葡萄糖；密切观察可能发生尿毒症、高血钾、高血容量综合征、心衰、肺水肿、脑水肿、出血及继发性感染等并发症，并做好常规护理。导泻病人应记录大便次数、量和性质；持续尿闭者，在透析期间，应按照透析常规护理。

4.多尿期：症状虽有好转，但仍需注意重症高度衰竭的病人，在医务人员的指导下，逐步增加活动量，切勿麻痹大意，以防发生意外；准确记录24小时出水量。

【告知】

注意与病人及其家属的沟通工作，尽量鼓励病人进食进水，保持水和电解质平衡。及时解释和说明病情，缓解病人及其家属的紧张和焦虑情绪，向病人及其家属说明疾病的相关知识、治疗护理要点及相关注意事项，并做好住院指导，恢复期：应注意休息，一般为1~3个月，补充营养，逐渐恢复劳动。

第七节 获得性免疫缺陷综合征(艾滋病)护理要点

1.病室环境宜安静、舒适、空气新鲜，协助做好生活护理，症状减轻后可逐步起床活动。饮食上以高热量、高蛋白、高维生素、易消化为宜，并注意结合病人原有的饮食习惯；若有呕吐，可暂禁食24小时后再饮水，严重者在饭前30分钟给止吐药。若有腹泻者，鼓励病人多饮水过给肉汁、水果汁，宜少量多餐，必要时静脉补充所需营养和水分。

2.遵医嘱使用抗感染和抗肿瘤等药物，注意观察药物的疗效和副作用。密切观察病情变化，按时测生命体征。有条件者应在执行血液隔离的基础上实施保护性隔离，防止继发感染。有高热者给予相应的处理。出现疼痛时，明确疼痛的原因、性质，遵医嘱给予处理。呼吸困难者遵医嘱按时给予氧气吸入。

3.加强皮肤、口腔护理，保持皮肤清洁干燥；每天清洁口腔3~4次，口腔发生真菌感染时，餐后给予制霉菌素溶液漱口，避免食物过热过硬，不能进食者，予以鼻饲。腹泻时，应予便后清洗肛门，并涂少量凡士林，保护肛周皮肤。

4.多与病人沟通，了解病人的心理状态，以正确的态度对待病人，真诚关心体贴病人，在严格执行血液、体液隔离的前提下，多巡视病人，满足其合理要求，同时动员其亲属朋友给病人以关怀、同情、支持。

5.并发症护理

(1) 卡氏肺囊虫肺炎按肺炎护理常规护理。

(2) 隐孢子虫感染 ①遵医嘱给予止泻药；②遵医嘱给予补液，防止虚脱，记录出入量；③便后缓慢站起，以防跌倒；④宜高蛋白、高热量、低纤维素、低脂肪饮食，要少食多餐，保证营养。

(3) 口腔白斑、口腔溃疡 ①嘱病人餐后漱口，保持口控清洁，必要时于餐后用制霉菌素漱口液漱口；②不能自理者，予口腔护理，根据口腔酸碱度选择合适药液擦洗口腔，必要时涂以制霉菌素软膏；③有口腔溃疡者，注意避免辛辣、酸、干、硬、热、粗糙的食物。

(4) 卡波西肉瘤(皮肤瘙痒、单纯性疱疹、带状疱疹) ①皮肤瘙痒时，禁止抓挠，以免皮肤破损。必要时予炉甘石洗剂涂抹，洗澡时禁用肥皂，可选用刺激性小的浴液；②皮肤破损者，要按外科换药，严格执行无菌操作；③皮肤有水疱者，需局部用药，保持局部干燥。

(5) 弓形虫病 ①监测病人的血压，每2小时测量1次；②根据病人瞳孔的变比，遵医嘱给予脱水剂，降低颅内压；③观察病人意识状态，有意识障碍者按其护理常规护理。

【告知】

1.宣传艾滋病的预防治疗知识，对HIV无症状携带者，可3~6个月作一次临床及免疫学检查，出现症状随时就诊。要戒烟酒，按时服药，定期复查。

2.由于病人的免疫功能是逐步下降，不注意保护性隔离和加强营养，更容易死于机会性感染，所以应向病人家属介绍预防或减少继发感染的措施，合并感染时的症状及体征，常见的危机症状，必要时采取紧急措施和恰当的护理。

3.戒烟酒，防止上呼吸道感染。

4.按时服药，定期复查。

第八节　结核病护理要点

1.制定合理的休息与活动计划，活动期或咯血时应以卧床休息为主，可适当离床活动，大咯血的病人绝对卧床休息；恢复期病人可以参加户外活动和适当体育锻炼，部分轻型病人在坚持化疗的同时可进行正常工作，需避免劳累和重体力劳动；保证充足的睡眠和休息，做到劳逸结合；保持环境安静、整洁、舒适，病室空气新鲜，温湿度适宜。

2.宣传结核病的传播途径及消毒、隔离的重要性，指导病人采取积极有效的方法和有效的消毒、隔离措施，并自觉遵守执行；病人应单居一室，注意个人卫生，严禁随地吐痰，禁止面对他人打喷嚏、咳嗽，痰液须灭菌处理，餐具、痰杯煮沸或消毒液浸泡消毒，被褥、书籍在烈日下曝晒不少于6小时，外出时戴口罩；盗汗后，及时擦身，更换衣服，避免衣被过厚。

3.制定合理的饮食营养计划，以进高蛋白、高维生素、高热量、富含钙质食物为宜，成人每日蛋白质总量以90~120G为宜，并注意食物的合理搭配；如无禁忌证，应补充足够的水分，每日不少于1.5~2L；每周测体重1次并记录。

4.观察病情变化及化疗药物的作用和副作用，了解病人服药情况，询问病人用药后的不良反应，发现异常，及时与医师联系。咳嗽、咳痰者，遵医嘱给予相应止咳祛痰药。喉痒时可用局部蒸气湿化。痰多时采取依位引流。高热者应卧床休息，多饮水，必要时给予物理降温或遵医嘱给予小剂量解热镇痛药，并监测体温变化。胸痛时，采取患侧卧位，遵医嘱给止痛药。

5.咯血的护理（1）做好心理护理，消除紧张情绪，保持病室安静，避免不必要的交谈，避免搬动病人，守护并宽慰病人，向病人解释咯血时绝对不能屏气，以免诱发喉头痉挛使血液引流不畅形成血块，导致窒息。（2）卧床休息，大量咯血时绝对卧床，协助病人平卧位，头偏向一侧，或取患侧卧位。（3）大量咯血时暂禁食，小量咯血者宜进少量凉或温的流质饮食，多饮水，多食含纤维素食物，保持大便通畅。（4）遵医嘱使用止血药物，密切观察药物不良反应。需输血补充血容量时，其速度不宜过快。（5）保持呼吸道通畅，有窒息征象时，立即取头低脚高体位，轻拍背部，并尽快用吸引器吸出；及时为病人清除口、鼻、咽、喉部血块，及时为病人漱口，擦净血迹，保持口腔清洁、舒适。（6）监测病人血压、脉搏、呼吸、心律、瞳孔、意识状态等方面的变化并及时记录，对用镇静剂的病人更须严密观察；备好吸引器、鼻导管、气管插管和气管切开包等急救用品。

【告知】

1.指导消毒隔离的方法，预防传染；严禁随地吐痰，不要对着他人咳嗽或打喷嚏。尽量和家人分餐、分床、分碗、分筷、分毛巾等，物品定时消毒。

2.有吸烟、饮酒嗜好者戒烟、戒酒，在康复期注意保证营养的补充，避免过劳、情绪激动及呼吸道感染和刺激，合理安排休息和生活；定期复查，以便调整治疗方案。

3.说明药物治疗坚持早期、联合、规律、适量、全程五大原则的重要性。介绍有关药物的剂量、用法及用药过程中可能出现的副作用，取得病人及家属的主动配合，一旦出现严重副反应须及时就诊。

4.宣传结核病的预防工作。

5.加强卫生宣传工作，搞好环境及个人卫生，宣传不随地吐痰的重要性。

6.加强营养，增强体质，提高机体抗病能力。

7.遵医嘱定时服药，坚持疗程，定期复查。痰菌阳性病人，应劝其不去公共场所。

8.病人家属应定期检查身体，以便早期发现病人早期治疗，防止传播。

第九节　非典型肺炎护理要点

1.消毒隔离

"非典"病人应进行严密隔离。

①病人住单人房间，门口设消毒液浇洒的脚垫，门把手包以消毒液浸湿的布套。

②病房内的设备固定、专用，室内物品经严密消毒后方可拿出室外。污染的床上用品先用84消毒液浸泡24小时，再装入密闭容器内，单独洗涤和消毒。

③医护人员进病房需另戴帽子、口罩及穿隔离衣、围裙，换隔离胶鞋。

④病人的食具、便器、排泄物、分泌物均按不同的处理方法严格消毒处理。

⑤病人禁止出病房，禁止探视和陪床。

2.休息

严格卧床休息，注意勤变换体位，使病人舒适。

3.饮食

应给予高热量、高蛋白质、高维生素、易消化的流食或半流食，注意补充足够的液体。

4.病情观察

①监测生命体征及神志变化，每1~2小时一次，必要时随时监测。

②观察有无呼吸困难、发绀、胸痛、咳嗽，每1~2天拍片一次，严密观察肺部体征。

③记录 24 小时出入量。

④及时进行血常规、血清学等实验室检查并快速出检查结果，以便及时发现病情变化。

5.对症护理

①高热：维持室温在 16℃~18℃，湿度在 50%~60%，注意通风、可采取物理降温，如温水浴、冰袋、酒精擦浴降温等。对持续高热物理降温不明显者，予以药物降温。注意用药剂量不宜过大，以免大量出汗引起虚脱。

②有呼吸道阻塞症状时，要保持呼吸道通畅，及时清除口咽部分泌物。有呼吸困难者可取半坐位或坐位，并给予吸氧，必要时在湿化瓶内加入 20%~30%酒精除泡。

6.有创呼吸干预治疗

当病人出现呼吸窘迫综合征时，应尽早进行气管插管，采用正压机械通气，选择合理的通气模式，结合最佳呼吸正压通气和间断肺泡复张操作，改善通气血流（V/Q）比值。在技术条件允许时，采用快速诱导气管插管技术。呼吸窘迫综合征呼吸机治疗过程中会排放大量的气体，应进行有效处理，可使病房维持相对洁净状态，避免污染病毒的气体重复吸入，同时进行有效吸痰和冲洗气管导管，并使患者保持呼吸系统平静，减少和预防医护人员被传染。转告知帖于执业护士考试吧。

【告知】

1.饮食告知：给予高热量、高蛋白、高维生素、易消化饮食。不能进食者或高热者应静脉补充营养，注意维持水、电解质平衡。

2.用药告知：由于治疗中采用糖皮质激素，应注意药物不良反应，如继发真菌感染、血糖升高和骨质疏松症等。

3.对病人的指导　①随访：病人出一应定期检查肺、心、肝、肾及关节等功能，若发现异常，应及时治疗。②心理调适：出院的非典病人可患有抑郁症，应及时进行心理治疗，加速康复。③饮食调理：病后初愈者体质仍较虚弱，出院后应注意均衡饮食，补充足够的营养素。④适当锻炼：康复期可练习太极拳等有利于心肺功能康复的运动项目，但避免过于疲劳。

4.预防疾病知识告知：流行期间减少大型群众性集会或活动，避免去人多或相对密闭的地方；不随地吐痰，避免在人前打喷嚏、咳嗽，清洁鼻子后应洗手；勤洗手；保持公共场所空气流通；排除住宅建筑污水排放系统瘀阻隐患；对病人的用过物品、住所及逗留过的公共场所进行充分消毒；如有咳嗽、咽痛等呼吸道症状或必须到医院以及其他人多的场所时，应注意戴口罩；保持乐观稳定的心态，均衡饮食，注意保暖，避免疲劳，充足睡眠，以及在空旷场所做适量的运动等，均有助于提高人体对传染性非典型肺炎的抵抗能力。

第十节　H1N1甲型流感护理要点

1.充分发挥语言沟通的作用，对患者进行心理护理。

患者入住负压病房后，面对陌生的环境，外界舆论的压力，对疾病认识的不足，均会出现不同程度的恐惧、焦虑、孤独无助等不良心理，重视自我介绍，建立良好的"第一印象"。患者入院及第一次为患者操作时，医护人员要向患者作自我介绍，自信亲切的用语，使患者感到被尊重，向患者解释衣着防护、隔离服的必要性，取得患者的理解，消除其陌生感及恐惧感，为减少厚重防护服给医患之间造成距离感，特在污染区设立科室工作人员介绍栏，其中附有医护人员的照片及简介。创造温馨、安静的环境，使患者有如在家的感觉，让患者放心治疗，增强战胜疾病的信心。住院后期加强陪伴患者，多与患者沟通交谈，提供电视、电脑、收音机、报纸、杂志等娱乐方式，开通24小时电话热线方便患者与家属及外界沟通。同时做好家属的安抚工作，发放甲流宣传册及住院病人家属须知，每天向家属电话汇报病员病情及治疗情况，让家属放心并和家属共同做好病人的心理疏导。

2. 密切观察病情变化

观察是一切科学发现的基础，对于疾病的科学认识，也是从观察开始的。密切观察患者生命体征、呼吸频率、节律、SpO_2。观察患者发热、咽痛、鼻塞、流涕等流感样症状改善情况，咳嗽、咳痰的性质和量、肺部呼吸音情况，有无呼吸急促、发绀等呼衰表现。准确执行医嘱，遵医嘱及时正确的给药，并观察药物不良反应，进行中药治疗者，加强观察大便情况。及时监测电解质，肝肾功能及患者基础疾病状况，随时发现患者病情变化，及时汇报医生，及时处理。

3. 症状护理

①发热

患者高热不适时，可适当调节温控机组，调节病室温湿度，协助患者及时擦干汗液，更换汗湿衣裤，保持床单位干燥平整，防止受凉加重病情。如体温在38.5℃以上，遵医嘱予物理降温或药物降温，鼓励其多饮水，增加高热量、易消化饮食的摄入，并加强体温的监测。患儿要注意有无高热惊厥，年老体弱者谨防虚脱危险。

②咳嗽、咳痰

对轻度咳嗽咳痰者，鼓励其深吸气，在呼气的三分之二时咳嗽，反复进行，使痰液由肺泡周围进入气道而咳出。对有痰无力咳出者，可用右手食指和中指轻按总气管，以刺激咳嗽，咳痰无效时加强拍背，鼓励其多饮水，必要时可吸痰，保持呼吸道通畅，对痰液黏稠者可进行雾化吸入。

③胸闷、气急、发绀等缺氧症状

及时给予氧气吸入，保持呼吸道通畅，根据血气分析结果，制定正确的氧疗方案，协助患者取半卧位等舒适体位。如有呼吸困难、口唇指甲发绀、烦躁、面色灰白等呼衰早期症状，应及早给予面罩吸氧，必要时予无创呼吸机支持呼吸，减少呼吸肌做功，缓解缺氧症状。缺氧明显出现呼吸衰竭时，则使用无创呼吸机辅助呼吸或行气管插管有创呼吸机支持呼吸，并加强呼吸道管理，进行连续心电监护，加强血气监测。

④用药的观察

使用抗生素时要严格遵医嘱按时应用，静脉用药要现配现用，如配后超过 8 小时即失效，观察用药后的效果及不良反应。

4.严格消毒隔离，预防感染

按照甲类传染病的防控措施，收治独立负压病房，进行二级防护，同类确诊病人可多人同住，基础疾病重或年老、体弱、抵抗力差者收治单人病房，嘱患者戴口罩，个人物品餐具专用，注意个人卫生，避免交叉感染。医疗废弃物严格消毒集中焚烧，患者呕吐物，排泄物、分泌物用 1:2000 含氯消毒液浸泡后再处理，病人的用物进行分类消毒、浸泡，病人出院后床单位用床单位消毒机消毒 30 分钟，地面、用物用 1：2000 含氯消毒液擦拭，病室 1:2000 含氯消毒液喷洒消毒。白细胞下降者，每天增加流动紫外线病室消毒 30 分钟。

【告知】

对普通健康人群预防告知：

1.维持健康行为，保证充足的睡眠，保持好的精神心理状态，饮用足够的液体和食用有营养的食物等。

2.尽量避免接触流感样病例，必须接触时做好个人防护措施（如戴口罩）。

3.注意个人卫生，经常使用肥皂和清水洗手，尤其在咳嗽或打喷嚏后要洗手。酒精类洗手液同样有效。

4.尽量避免外出尤其是前往人群密集的场所。疾病流行地区的居民必须外出时尽可能戴口罩，且应尽可能缩短在人群聚集场所停留的时间。

5.咳嗽或打喷嚏时用纸巾、毛巾等遮住口鼻。

6.尽量避免触摸眼睛、鼻或口。

7.保持家庭和工作场所的良好通风状态。

8.如出现流感样症状，尽量减少外出或与其他人接触。同时，告知家人与其接触时戴口罩，并尽快电话咨询当地疾病预防控制机构和医生，包括是否需要就诊、在何处就诊、如何就诊等。

第十一节　手足口病护理要点

1.消毒隔离：手足口病的主要传播方式为粪口途径和呼吸道传播，做好消毒隔离，避免交叉感染十分必要。安置于空气流通，温湿度适宜的房间，病房门把手、床头柜以及患儿的玩具，口杯每天用含氯消毒剂擦拭消毒，病房每天紫外线空气消毒 2 次，每次 30—60min。医生护士诊断护理每位患儿后，消毒双手，防止交叉感染。患儿的呕吐物及粪便均应消毒处理。对患儿出院的床单元，病房物品，儿童的各种用具玩具等应做好终末消毒处理。

2.发热护理：体温在38.5℃以下者给予散热，多和温水，洗温水浴等物理降温，体温超过38.5℃者，应适当降温。降温的方法有：①温水擦浴和头部冷敷②口服百服宁口服液，并鼓励患儿多饮水，烦躁不安者可酌情给予镇静剂，如苯巴比妥钠和水和氯醛灌肠等。

3.口腔护理：鼓励患者多饮水，保持口腔清洁，加强口腔护理，每次进食前后，嘱患者用温水或生理盐水漱口，已有溃疡者，给予思密达或锡类散涂擦，以消炎止疼保护口腔黏膜促进溃疡愈合。

4.皮肤护理：患儿衣服，被褥要清洁，衣着要舒适柔软，经常更换。剪断患儿指甲，防止抓破皮疹。臀部有皮疹的婴儿，要及时清理患儿的大小便，便后及时清洗臀部，保持臀部清洁干燥，婴幼儿禁止使用尿不湿，可选择柔软舒适的棉织品尿布，手足部疱疹未破溃时可予以0.25%炉甘石洗剂，若手足部疱疹破溃可涂抗生素软膏，1%甲紫，注意保持皮肤清洁，防止感染。

5.饮食护理。患儿因发热，口腔疱疹溃疡，胃口差，口腔疼痛，不愿进食，应配以清淡高维生素易消化的流质或半流质饮食如牛奶，鸡蛋汤，菜粥等，禁食生冷辛辣咸等食物以免刺激破溃口腔黏膜。

6.心理护理：由于患者多是独生子女，加上曾有死亡病例报道，患儿家长比较紧张和恐慌，医护要给予相关的心理疏导，以得到患儿和家长的信任和配合，由于患儿处于陌生且被隔离的状态境，以及疾病带来的疼痛，容易恐惧焦躁和烦哭不止。在护理过程中，态度和蔼，爱护关心患儿，消除患儿的陌生感和恐惧感。对于较大的患儿，可耐心地给予解释，争取配合治疗，鼓励多进食，争取早日康复。

7.病情观察，防止并发症：

①观察体温变化，包括入院时，降温处理后。

②神智情况：观察是否嗜睡，意识模糊，昏睡，昏迷。

③呼吸系统：观察呼吸节律，频率的改变，是否口唇发绀，是否口吐白色，粉红色或血性泡沫痰及肺部罗音。

④神经系统：观察精神状态，是否头痛，呕吐，抽搐，肌张力下降，脑膜刺激征等。

⑤循环系统：观察是否面色苍白，心率加快，四肢发凉，指（趾）发绀，肝肿大，血压升高或降低。

如出现以上情况及时与医生联系，做出相应的处理。

【告知】

1.饭前便后、外出后要用肥皂或洗手液等给儿童洗手；

2.不要让儿童喝生水、吃生冷食物；

3.避免接触患病儿童；

4.看护人接触儿童前、替幼童更换尿布、处理粪便后均要洗手，并妥善处理污物；

　　5.婴幼儿使用的奶瓶，奶嘴使用前后应充分清洗；

　　6.本病流行期间不宜带儿童到人群聚集、空气流通差的公共场所；

　　7.注意保持家庭环境卫生，居室要经常通风，勤晒衣被；

　　8.儿童出现相关症状要及时到医疗机构就诊。

（孙伟　庞凤美　陈永花　赵珍　秦萍萍）

第十八章　普通外科疾病护理要点与告知

第一节　普通外科疾病一般护理要点

一、术前护理

1.做好血、尿、便常规、出凝血时间、血型及肝、肾、心、肺功能等检查。

2.针对病人存在的心理问题做好心理护理，结合疾病做好健康教育。保证睡眠休息。

3.术前清洁皮肤，遵医嘱行手术区备皮。

4.做好药物过敏实验并记录。

5.按手术要求，做好肠道准备。术前遵医嘱禁食、水。

6.术日晨遵医嘱放置胃管、尿管，排空膀胱。应取下义齿、眼镜、手表及发夹、耳环、项链等饰物，遵医嘱给予麻醉前用药，将病历、X线片、CT片及术中用药等手术所需物品带入手术室。

7.按手术要求准备麻醉床、氧气及监护仪等用物。

二、术后护理

1.妥善安置病人　将病人平稳搬运至床上。搬运时应保护引流管及输液管。

2.体位正确　根据麻醉方法、手术部位和各专科特点决定术后病人卧位。麻醉清醒前注意保护病人。

3.病情观察

（1）严密观察生命体征。

（2）注意维持出入量平衡并记录。

（3）评估肠蠕动恢复情况。

（4）在禁食期间遵医嘱准确补液，维持水电解质平衡。

（5）观察瞳孔及意识情况，远端动脉搏动情况，及早发现有无血栓形成。注意评估下肢感觉、运动的恢复情况。制定肢体功能锻炼计划。

（6）保持引流管通畅，防止脱落。定时观察引流液的颜色、性质及量。如有异常需及时通知医师。

（7）定时查看敷料，观察是否有出血及分泌物，注意其颜色、性质及量，给予及时更换并做好记录。

（8）评估伤口疼痛的性质、程度、持续时间及疼痛的因素，运用有效方法，减轻或解除病人疼痛。

（9）对各种不同的情绪反应，护士应鼓励病人树立信心，战胜疾病。

【告知】

1.引导病人加强自我保健意识，培养健康乐观的心态和生活方式、预防感冒。

2.对于脏器切除等大手术及癌症病人，鼓励他们面对事实，理解与疾病作抗争是生活的挑战。

3.提供有针对性的个体化的心理支持和健康教育。

4.加强心理保健，保持稳定的情绪。

5.劳逸结合，根据病情合理安排休息及活动量，避免过度劳累。

6.饮食要合理调配，注意多样化，根据病情需要控制饮食种类，避免辛辣、生硬、油炸等刺激性饮食，禁烟酒。

7.遵医嘱用药，并按要求定期来院复查。

第二节　肠梗阻护理要点

一、非手术治疗的护理要点

1.饮食：肠梗阻病人应禁食；如梗阻症状缓解，有排气、排便，腹痛及腹胀消失后可进流质饮食；忌食易产气的甜食和牛奶等。

2.胃肠减压的护理：保持胃肠减压管通畅，2~4 小时抽吸 1 次，观察并记录引流液的量、色和性质。若发现有血性引流液，应考虑有绞窄性肠梗阻的可能。

3.体位护理：生命体征平稳者可取半卧位，使膈肌下降，减轻腹胀对呼吸循环的影响。

4.缓解腹痛和腹胀

（1）若无肠绞窄或肠麻痹，可应用阿托品类抗胆碱药物解除胃肠道平滑肌痉挛，使腹痛得以缓解。

（2）不可随意使用吗啡类止痛剂，以免掩盖病情，延误诊断或治疗。

（3）可热敷腹部或针灸双侧足三里穴等。

（4）如无绞窄性肠梗阻，也可从胃管注入液状石蜡，每次 20~30ml。

5.呕吐的护理：呕吐时嘱病人坐起或头偏向一侧，及时清除口腔内呕吐物，以免误吸引起吸入性肺炎或窒息，给予漱口，保持口腔清洁，并观察记录呕吐物的颜色、形状和量。

6.记录出入液量和合理输液。

7.严密观察病情

（1）定时测量记录 T、P、R、BP，观察腹痛、腹胀、呕吐及腹部体征变化情况，必要时遵医嘱完善术前准备。

（2）若病人体征和症状不见好转或反而加重，应考虑肠绞窄的可能。

二、术后护理要点

1.观察病情：生命体征、腹部症状和体征的变化。腹痛、腹胀的改善程度、呕吐、肛门排气、排便情况等。留置胃肠减压和腹腔引流管时，观察、记录引流液的颜色、性状和量。

2.体位护理：预防麻醉后头痛，常规去枕平卧 6~8 小时，血压平稳后给予半卧位。

3.饮食护理：禁食，禁食期间给予补液。待肠蠕动恢复并有肛门排气后开始进少量流食，进食后若无不适，逐步过渡至半流食。

4.胃肠减压和腹腔引流管的护理：妥善固定引流管，保持引流畅通，避免受压，扭曲，应固定在同侧，引流管、负压盒应每天定时更换，并记录颜色、性状和量。

5.并发症的观察和护理：若无发现腹部胀痛、持续发热、白细胞计数升高、腹壁切口红肿，或腹腔引流管周围流血较多并带有粪臭味的液体时，应警惕腹腔内或切口感染以及肠瘘的可能。

6.活动：如病情允许，鼓励早期下床活动，促进肠蠕动，防止肠粘连。

【告知】

1.入院告知：介绍病区环境、作息、探视、陪伴制度、管床医生、护士及开水的供应。

2.保持个人和环境卫生。

3.解释半卧位的意义。

4.解释禁食、胃肠减压的意义。

5.解释术后翻身，早期下床活动的意义。

6.介绍术后有效咳嗽的方法。

7.解释快速输液的意义。

8.介绍保持呼吸道畅通的方法。

9.测量 BP、T、P、R、BP 的意义。

10.术后第一天给予合适的腹带约束，减少缝合处张力，使吻合口愈合，减轻腹痛。

11.出院病人的告知

（1）注意饮食卫生，不吃不洁食物，避免暴饮暴食。

（2）嘱病人进易消化食物，少食刺激性食物，避免腹部受凉和饭后剧烈运动，保持大便畅通。

（3）老年便秘病人应及时服用缓泻剂，以保持大便畅通。

（4）出院后若有腹痛、腹胀、无肛门排气、排便应及时就诊。

第三节　腹部损伤病人护理要点

1.观察要点：①定时测定生命体征。考试中国收集②定时检查腹部症状和体征。③动态监测红细胞计数、血红蛋白含量和红细胞比容。④密切观察有无急性腹膜炎、休克等并发症。

2.体位：卧位休息，不要轻易搬动病人，在病情稳定后，改半坐卧位。

3.禁饮食：必要时行胃肠减压，禁饮食期间静脉输液，防止体液失衡。

4.应用抗生素：遵医嘱给予有效的广谱抗生素。

5.二项禁忌：禁忌灌肠；诊断未明确前，禁用吗啡类镇痛药物。

6.心理护理：针对病人和亲属的心理状况，采取相应的护理措施。

7.禁饮食、胃肠减压：一般术后需禁食及胃肠减压2~3日，由静脉输液，维持水、电解质平衡和营养；待肠蠕动恢复，肛门排气后，拔除胃管，开始进流质饮食，逐渐过渡到进食高蛋白、高热量、高维生素、易消化的普食。

8.引流管护理：给予妥善固定，保持通畅，观察引流液的性状和量，按时换药，适时（一般术后24~48小时）协助医生拔管。

9.早期活动：鼓励早期下床活动，以减轻腹胀，促进肠蠕动，防止肠粘连。

【告知】

1.加强宣传劳动保护，安全生产，安全行车，遵守交通规则的知识，避免意外损伤的发生。

2.普及各种急救知识，在发生意外事故时，能进行简单的急救或自救。

3.一旦发生腹部损伤，不论轻重，都应经专业医务人员检查，以免延误诊治。

4.出院后要适当休息，加强锻炼，增加营养，促进健康，若有腹痛、腹胀、肛门停止排气、排便等不适症状时，应及时到医院就医。

第四节　胃大部切除术护理要点

一、术前护理

1.完成心、肺、肝、肾功能及各项常规检查。

2.做好心理护理，缓解术前紧张和焦虑。

3.饮食护理：给予高蛋白、高热量、高维生素易消化的饮食，注意少量多餐，术前1日进流质饮食，术前12小时禁食、禁饮。

4.手术当天早晨插鼻胃管。

5.术前完成常规备皮、灌肠及麻醉前用药等。

二、术后护理

1.体位护理：硬膜外麻醉平卧 6 小时或全麻清醒后，如血压平稳，应取半卧位。

2.病情观察：每 1~2 小时测量 BP、P、R 一次，病情严重者，还应注意观察病人神志、体温、尿量等。

3.鼓励病人深呼吸，协助病人排痰，禁食期间注意口腔护理。

4.胃肠减压的护理：应注意妥善固定，保持胃管通畅，观察引流液的色、质、量，并记录。

5.饮食护理：术后禁食 24~48 小时，肠功能恢复后，可拔除胃管。拔管当日少量饮水，每次 4~5 汤匙，1~2 小时 1 次；第 2 天进半量流质饮食，每次 50~80ml；第 3 天进全量流质饮食，每次 100~150ml；进食后无不适，第 4 日可进半流质饮食，以稀饭为宜；术后第 10~14 天可进软食。

6.鼓励病人早期活动，除年老体弱或病情较严重者外，术后第二天可开始做较轻微活动，第三天可进行床边活动。

7.观察术后并发症的发生，如出血、感染、十二指肠残端破裂与吻合口瘘、术后梗阻、倾倒综合征等。

【告知】

1 选择营养丰富、易消化、无刺激性的少渣饮食，随着身体状况的好转，可逐渐正常进餐。

2.规律进食，少食多餐，细嚼慢咽，忌烟酒、辛辣，少进过冷、过烫、油煎食物，随着身体状况的好转，可逐渐正常进餐。

3.生活要有规律，保持良好心情，注意劳逸结合

4.术后一年内宜少量多次进食高营养饮食,以后逐渐过渡至正常饮食.

5.出院后 1 个月内要休息，2 个月后可参加一些轻便的体力劳动，3 个月后可根据自己的恢复情况而从事一定的轻便工作，定期来院复查。

第五节　急性腹膜炎的护理要点

一、术前护理

1. 按外科术前护理常规及普通外科术前护理常规护理。

2.患者禁食、禁饮。

3.患者血压平稳，取半卧位。

4.遵医嘱镇静、给氧、抗感染、输液。持续胃肠减压，保持胃管通畅，并观察期引流量和性质。

5.密切观察患者病情变化，记录 24 小时出入水量。遵医嘱监测患者生命体征，

观察有无腹部压痛、反跳痛和肌肉紧张以及疼痛部位、程度和范围；了解肠鸣音有无减弱或消失，有无移动性浊音及其他腹部体征。

6.诊断未明确禁用镇痛剂。

7.休克患者按相应护理常规护理。

二、术后护理

1.按外科及普通外科术后护理常规护理。

2.按相应麻醉后护理常规护理。

3.患者去枕平卧6小时后改半坐卧位，鼓励患者多翻身、多活动，预防肠粘连。

4.患者禁食。待肛门排气后拔除胃管，则可进流质。

5.观察患者病情变化：包括生命体征、腹部及伤口情况，警惕伤口感染、出血及腹腔脓肿等并发症的发生。

6.持续胃肠减压，定期抽吸胃液，记录引流物的量、色和性质。

7.保持腹腔一两个的通畅，观察引流液的量和性质。

8.注意大便次数及性质。

【告知】

1.多食高热量、高蛋白质、高维生素、易消化的饮食。

2.注意体温及腹痛情况，保持大便通畅，防止便秘。

3.可适当活动，防止术后肠粘连。

4.若腹痛突然加重，应及时到医院就诊，嘱患者定期复查，不适随诊。

第五节　直肠、结肠癌术前术后护理要点

一、术前准备

1.术前检查：病人入院第2天，检查血常规、血型、凝血机制等；同时完成心电图、X线胸片、B超等相关检查。

2.饮食护理：术前3天给予流质及少渣饮食（如粥、面条、鸡蛋、豆浆、汤水），术前禁食8~12小时、禁水4~6小时，以防止麻醉手术过程中出现呕吐而引起窒息或吸入性肺炎。

3.皮肤准备：术前1小时洗发、洗澡，局部备皮。

4.配血、输血：大手术前备血，贫血者须输血。

5.皮肤过敏试验：为防止发生药物过敏反应，手术前应遵医嘱做相关药物过敏试验。

6.肠道准备：手术前3小时，口服泻药及肠道抗菌药。手术头晚及手术当日晨清洁灌肠，主要是防止麻醉后肛门括约肌松弛而在手术过程中排大便；防止粪便污

染腹腔，减少伤口的感染。

7.手术前用药：手术前给病人注射镇静、镇痛药，以减少呼吸道分泌物。

8.人手术室前的注意事项：病人无感冒发热或女性无月经来潮（若有异常应及时报告医护人员）；病人常规留置尿管，取下假牙、眼镜、发夹、手表等。

二、术后护理

1.体位：硬膜外麻醉者需平卧6小时，防止脑脊液压力降低引起头痛；全麻者清醒后血压稳定可减轻腹壁的张力。

2.活动：手术后第1天帮助病人翻身，以利于血液循环，防止压疮发生，促进肺换气及胃肠蠕动，减少肺部并发症和防止腹部胀气；根据病情，手术后早期下床活动，可减少肺部并发症及静脉血栓的形成，有利于肠功能及其他机能的恢复。

3.饮食护理：手术后第1~3天禁食，直到肠功能恢复、肛门排气后方可进食，第4~6天开始进少量的流质（如米汤、菜汤、瘦肉汤、果汁），第7~8天进半流质少渣饮食（如粥、面条、鸡蛋、豆浆、汤水），第9天后根据情况可考虑恢复正常饮食。少吃过甜的食物，避免食用产气的食物（如牛奶、豆制品等）及刺激性食物。

4.生活护理：每日为病人温水擦浴，更换清洁衣服；注意口腔、头发及会阴部卫生。

5.静脉输液中的注意事项：注意观察穿刺部位有无皮下肿胀、疼痛；在输液过程中，应防止输液管道人为造成的扭曲、受压。

6.术后留置引流管的注意事项：防止扭曲、受压，引流管固定床边，要有足够的长度，以免翻身或活动时将留置管拉出。

7.伤口的护理：手术后伤口的疼痛24小时内最为剧烈（适当应用镇痛剂），2~3天后疼痛明显减轻；嘱病人咳嗽或翻身时用手轻压伤口，减轻伤口的张力；伤口原则上不换药，敷料渗血、渗液或脱落时应及时向医护人员报告，及时换药；腹部手术7天拆线，年老或体弱病人延长拆线的时间，拆线后3天根据情况可以洗澡。

【告知】

1.饮食：多食蔬菜、水果、海带、紫菜，这些食物有清热润肠、通便、防治肠癌的作用。注意饮食卫生，避免肠道感染与腹泻。

2.活动：术后1个月可在室内锻炼，自理生活；2个月后可进行散步、打简化太极拳等体育活动，避免急剧弯腰、打滚等剧烈运动；3个月后可逐渐恢复日常工作和活动。

3.监测病情变化：术后定期化疗，定期复查血常规、肝肾功能等。如出现腹痛、腹胀、大便异常、食欲不振、贫血或消瘦等，应及时就医，并附带出院时给予的门诊病历和出院指导，以便医生了解病情。

第六节　阑尾炎护理要点

一、术前护理

1.心理护理：向病人及其家属说明手术的相关情况及注意事项，消除紧张和恐惧心理。

2.加强病情的观察：定时测量生命体征，加强巡视、观察病人的腹部体征和症状，防止阑尾穿孔并发腹膜炎，禁用镇静止痛剂。

3.术前 6 小时禁食禁水，避免增加肠内压力，禁服泻药和灌肠。

4.遵医嘱准时给予麻醉前用药。

二、术后护理

1.密切监测生命体征及病情的变化，定时测 T、P、R、BP 并准确记录，观察病人腹部体征的变化。

2.体位护理：去枕平卧 6 小时，防止脑脊液外漏而引起头痛，如置有引流管，待血压平稳后即改为半坐卧位，以利于引流和防止炎性渗出液流入腹腔。

3.切口和引流管的护理：保持切口敷料清洁干燥，及时更换有渗血、渗液污染的敷料，观察切口愈合情况，及时发现切口出血及感染的征象，妥善固定引流管，防止扭曲、受压，保持通畅，经常从近端至远端挤压引流管，防止因血块或脓液而堵塞，观察并记录引流液的颜色、性状及量，当引流液量逐渐减少，颜色逐渐变淡呈浆液性，病人体温及血象正常，可考虑拔管。

4.饮食护理：术后禁食，并经静脉补液，待肠蠕动恢复、肛门排气后，可饮少量水，如无不适，可进适量流质饮食，逐步过渡到普通饮食，正常情况下第 3~4 天可进普通饮食。

5.活动：鼓励病人术后在床上翻身，活动肢体，待麻醉反应消失后即下床活动，以促进肠蠕动恢复，减少肠粘连的发生。

【告知】

1.对非手术治疗的病人，应向其解释禁食的目的，教会病人自我观察腹部症状和体征变化的方法。

2.告知病人术后饮食，鼓励病人摄入营养丰富齐全的食物，以利于切口愈合，饮食的种类及量应循序渐进，避免暴饮暴食，注意饮食卫生，避免进食不洁食品。

3.向病人介绍术后早期下床活动的意义，鼓励病人尽早下床活动，术后近期内避免重体力劳动特别是增加腹压的活动，防止形成切口疝。

4.病人出院后，若出现腹痛、腹胀等不适症状，应及时就诊。

第七节 肛管疾病手术护理要点

一、术前护理

1.按外科及普通外科术前护理常规护理。

2.做好手术野皮肤准备，保持肛周皮肤清洁。

3.患者术前 3 日进食少渣饮食，术前 1 日进食流质饮食。

4.患者术前 3 日遵医嘱口服肠道抗生素及液状石蜡。

5.术前 1 日遵医嘱口服泻剂清洁肠道或术前晚清洁灌肠。

二、术后护理

1.按外科及普通外科术后护理常规护理。

2.按相应麻醉后护理常规护理。

3.患者术后 2~3 日进食流质，以后改为无渣或少渣饮食。

4.患者术后 48 小时内，禁食、控制排便，以减少对肛门创面的刺激。

5.灌肠患者肛周有无渗血、出血征象，若出血面色苍白、脉速、下腹痛等出血征兆，立即报告医师处理。

6.用 1:5 000 高锰酸钾溶液温水坐浴，每日 2 次，或用 0.5% 碘附液涂擦创面，排便后及时清洗、坐浴或外涂 0.5% 碘附，尽可能保持局部清洁、干燥。

【告知】

1.饮食应清淡少渣，不吃辛辣食物，可喝果汁，吃新鲜水果蔬菜。

2.积极防止肛门周围组织感染要及时治疗，平时注意肛门及阴部卫生。

3.注意个人卫生，保持大便通畅，养成定时排便习惯。

第八节 痔疮护理要点

一、术前护理

1.心理护理：由于病人病程较长，病情反复发作，常有焦虑心理。因此，术前要安慰病人，尽量让病人放心，安静，精神放松，保持充足的睡眠，以利于肌肉放松，方便手术治疗。

2.坐浴：用 1:5000 高锰酸钾溶液每日坐浴 2 次，每次便后也需坐浴。

3.饮食护理：术前 3 日进半流质少渣饮食，术前 1 日进全流质饮食，手术当日早晨禁食。

4.肠道准备：术前 3 日口服缓泻剂及肠道杀菌剂预防感染。术前晚及术日晨清洁灌肠。

5.术前备皮，有利创面愈合，防止感染，方便手术操作。

二、术后护理

1.切口渗血情况：注意观察刀口敷料，若有少量血液渗出者，不需特殊处理，密切观察；若出血较多者，须立即报告医师及时处理。

2.切口疼痛：由于肛门结缔组织致密且神经末梢丰富，对痛觉敏感，病人常诉刀口疼痛，对于疼痛较轻者护理人员应做好解释工作，可给予安定或索米痛片口服；疼痛较重者，可使用布桂嗪、盐酸曲马朵、哌替啶肌肉注射，但忌长期或大量使用，以免成瘾。

3.排尿异常：尿潴留是一种常见的并发症，多发生在术后当日或次日，此现象多由切口疼痛，反射性引起膀胱颈及尿道括约肌的痉挛所致。发生尿潴留时，可局部热敷、流水法诱导排尿，若无效可在严格的无菌操作下进行导尿术。

4.肛周护理：排便后，立即清洗肛周，用1:5000高锰酸钾溶液坐浴，保持局部卫生，促进肛周的血液循环，有利于伤口愈合。

5.饮食护理：手术后当日，可进流质饮食，如牛奶、蛋汤、米汤、藕粉等，以控制大便在术后第1~2日排出；术后2~4宜进少渣半流质饮食，如稀饭、面条、馄饨及水果等，鼓励病人按时排便；术后5日，可进普食，适当摄入鸡、鱼、肉等营养滋补食物及一定量的含纤维素的蔬菜水果；术后7~10日，含纤维素的蔬菜水果不宜多吃，因此期正值切口处线头脱落期间，若粪便过多或排便频繁均易导致切口继发性出血。手术10日以后即可恢复正常饮食。

【告知】

1.养成良好的生活习惯，按时起居，养成每日定时排便的习惯。多吃新鲜蔬菜、水果以保持大便通畅。

2.每日早晨喝一杯淡盐水，忌辛辣燥热刺激食物，少抽烟，少喝酒，不宜暴饮暴食。经常参加户外活动，增强体质。

3.若发现排便困难，及时到医院检查。

第九节 人工肛门（肠造瘘口）护理要点

1.按外科及普通外科一般护理常规护理。

2.患者取半坐卧位。观察造瘘口肠黏膜的血液循环，肠造口有无回缩、出血及坏死。术后早期勤换药，肠管周围用凡士林纱布保护，直至切口完全愈合。

3.根据瘘口位置遵医嘱予以全胃肠外或肠内营养支持，同时注意维持水、电解质平衡。

4.漏出液量多或刺激性大时，予以持续负压吸引，保持负压引流通畅，观察记录漏出液的量、色和性质。

5.保持造瘘口周围皮肤清洁干燥，避免漏出液刺激皮肤形成接触性皮炎或导致溃疡形成。浅表性溃疡予以氧化锌软膏或溃疡粉治疗，较深溃疡则遵医嘱换药。

6.使用造口袋后，应观察造口袋内液体的颜色、性质和量，如造口袋内有气体及排泄物，说明肠蠕动恢复，可开始进流质。

7.造口处拆线后，每日进行扩肛 1 次，防止造口狭窄。

8.积极预防和控制感染。

9.长期卧床者注意预防压疮。

【告知】

1.嘱病人注意个人卫生，防止食物中毒等原因引起腹泻，避免食过多的粗纤维食物，如笋、芹菜等。

2.饮食中应忌洋葱、大蒜、豆类、山芋等有刺激性气味或可能引起胀气的食物，以免造成肠管和肠造口的梗阻以及频繁使用造口袋引起生活、工作的不便。调节饮食使大便成形，必要时口服收敛药。

3.教会病人进行自我护理，如肛门袋的使用、局部皮肤的护理等。

4.训练排便习惯，如为降结肠或乙状结肠造口术者，可定时反复刺激，以养成良好的排便习惯。

5.适当掌握活动强度，避免过度增加腹压，导致人工肛门结肠黏膜脱出。

6.会阴部切口用 1:5000 高锰酸钾温水坐浴，配制浓度以杨梅红色为标准，如切口未完全愈合者应教会病人或病人家属消毒切口及更换敷料。

第十节　肝脓肿手术护理要点

一、术前准备

1.按外科及普通外科一般护理常规护理。

2.遵医嘱补充营养，必要时输血，改善全身情况，提高机体抵抗力。

3.严密监测患者生命体征和病情变化。高热患者，按高热护理常规护理。

4.遵医嘱使用敏感抗生素或抗阿米巴治疗，并观察药物疗效和不良反应。

5.遵医嘱补充维生素 K1 和维生素 C，改善机体凝血功能。

6.非手术治疗无效或脓肿巨大者，按外科及普通外科术前护理常规护理。

二、术后护理

1.按外科及普通外科术后护理常规护理。

2.按相应麻醉后护理常规护理。

3.全身麻醉清醒后取半坐卧位。

4.患者肠蠕动恢复后，逐步给予流质、半流质、普食。肝功能查的患者严格控制蛋白质的摄入，避免诱发或加重肝性脑病。

5.遵医嘱继续使用敏感抗生素或抗阿米巴等治疗，并观察 药物疗效和不良反应。

6.遵医嘱监测患者生命体征，观察意识变化，警惕肝性脑病的发生。

7.确保引流管有效引流，观察并记录引流液的量、色和性质。保持切口敷料清洁、干燥、固定，观察敷料渗血情况，如有异常及时报告医师处理。

【告知】

1.遵医嘱服用护肝药物；加强营养，均衡饮食。

2.保持稳定情绪,避免情绪紧张,抑郁.

3.建立良好生活习惯,避免劳累和过度活动.

4.自我保护，坚持治疗原发病。

第十一节　门静脉高压症分流术护理要点

一、术前准备

1. 按外科及普通外科术前护理常规护理。

2.患者卧床休息，避免剧烈活动，避免或减轻一切可能增加腹内压的因素，如：咳嗽、便秘等，防止脾脏自发性破裂。

3.给予患者高热量、高蛋白质、丰富维生素、低盐、低脂、易消化的饮食，不宜进食辛辣等刺激性及坚硬的食物，避免诱发或导致食管胃底曲张静脉破裂出血；低蛋白血症者，遵医嘱输注白蛋白、血浆，必要时输血。

4.遵医嘱使用药物：①护肝药物，改善肝功能，预防或减轻腹水的发生。②维生素 K1 和维生素 C。

5.严密监测患者生命体征和病情变化，一旦发现消化道出血征兆，立即报告医师处理，并按相应护理常规护理。

6.手术前日遵医嘱给予口服泻药或手术前晚及术晨给予清洁灌肠，减少血氨来源。禁用肥皂水灌肠。可口服 50%的硫酸镁或使用盐水灌肠清洁肠道。术前放置胃管要轻柔，选用细管，多涂润滑油，以免引起出血。

7.腹水严重的患者，在使用利尿剂的同时，密切监测水、电解质变化及 24 小时尿量。

8.与患者沟通，做好心理护理，消除其精神紧张和恐惧感，避免血管张力增加致血管自发破裂出血。

二、术后处理

1.按外科及普通外科术后护理常规护理。

2.按相应麻醉后护理常规护理。

3.分流术后48小时内，患者取15°低坡卧位，2~3日后改为半坐卧位；避免过多活动，翻身时动作轻柔；手术后不宜过早下床活动，一般卧床1周，以防血管吻合口破裂出血。

4.患者肠蠕动恢复后，逐步给予流质、半流质、普食；宜进食高热量、丰富维生素、易消化的饮食；分流术后患者应限制蛋白质的摄入，避免诱发或加重肝性脑病。忌食粗糙和过热食物；禁烟、酒。

5.遵医嘱使用：①白蛋白、血浆，纠正低蛋白血症；②敏感抗生素和护肝药物。慎用镇静止痛药。

6.遵医嘱监测患者生命体征，记录24小时出入水量，维持水、电解质平衡。观察意识等病情变化，警惕肝性脑病。警惕腹腔内大出血、反应性胸膜炎甚或胸腔积液的发生。

7.确保引流管有效引流，观察并记录引流液的量、色和性质。保持切口敷料清洁、干燥、固定，观察敷料渗血情况，如有异常及时报告医师处理。

8.行腹水转流术后，每日测量患者腹围，注意观察有无呼吸困难、休克及出血倾向；腹水严重者，用腹带加压固定，谨防切口裂开。

9.并发症的观察及护理 ①出血：观察生命体征、尿量及腹腔引流量的性质；②血栓：观察有无急性腹痛、腹胀及腹膜刺激征及时发现有无肠系膜血管栓塞或血栓形成；③肝昏迷：观察意识、体温变化，少用或不用吗啡类药物，慎用安眠药，遵医嘱给予抗生素，预防感染。

【告知】

1.指导饮食原则，宜进食新鲜、易消化、多糖饮食，忌烟酒，忌过饱。避免粗糙,坚硬,多刺,油扎和辛辣食物。

2.保肝，不服用对肝脏有毒的药物。

3.保持稳定情绪,避免情绪紧张,抑郁。

4.建立良好生活习惯,避免劳累和过度活动。

5.自我保护，坚持治疗原发病。

6.发现黑便、呕血应立即卧床休息，及时来医院就诊。

7.遵医嘱服用护肝药物；加强营养，均衡饮食，不适随诊。

第十二节　胰腺手术护理要点

一、术前护理

1.鼓励进高蛋白，高热量食物。胃肠道反应严重可遵医嘱静脉给予高营养，补充蛋白或留置鼻饲管（经鼻至十二指肠或空肠）给予胃肠内营养。必要时遵医嘱输液、输蛋白或新鲜成分血，以改善全身情况。

2.遵医嘱使用药物。①口服胆盐、胰酶；②补充维生素 K、维生素 C 和钙剂，并观察凝血功能和出血倾向改善情况；③合并高热者，使用抗生素。

3.严密观察生命体征及腹部情况，有无腹膜刺激征、胆瘘、胆汁性腹膜炎、出血等；记录胆汁的量、颜色、性质等：监测血淀粉酶情况。

4.出现低血糖者，遵医嘱及时给予处理，并定时加餐。

5.术前 12 小时禁止口服或静脉使用葡萄糖类药物。

6.皮肤瘙痒者，注意勤洗澡更衣，不要搔抓。

7.帮助病人保持乐观、松弛的情绪。

8.协助医师做好各项特殊检查，如 ERCP、PTC 等。

9.术日备氧气、引流装置、心电监护、电按摩床垫等。

二、术后护理

1、按外科及普通外科术后护理常规护理。

2.按相应麻醉后护理常规护理。

3.患者全身麻醉清醒后取半坐卧位。早期半卧位有利于病人的呼吸及引流。术后第一天，鼓励坐起及在床上活动。术后第二天鼓励床边活动。

4.患者禁食，持续胃肠减压。遵医嘱予以完全胃肠外营养，肠蠕动恢复后改流质。

5.严密观察出血、胰腺炎、胰瘘、腹膜炎、胃排空障碍等并发症的临床表现。遵医嘱使用抗生素及其他对症治疗。

6.遵医嘱监测患者生命体征、血糖、尿糖及血、尿淀粉酶，记录 24 小时出入水量、精神状态。给予吸氧，必要时给予心电图、血氧分压监测。观察腹部有无腹痛、腹胀及全身情况，若心前区不适伴四肢湿冷、脉速、血压下降等休克症状出现，警惕腹腔内出血。

7.保持引流管有效引流，观察引流液的量、色和性质。遵医嘱进行引流液淀粉酶的测定，观察有无胰瘘的征兆。一旦切口敷料渗湿，立即报告医师处理使用负压吸引并确保有效引流，同时做好皮肤护理，防止接触性皮炎的发生。

【告知】

1.指导病人合理饮食，食用高蛋白，高维生素，易消化无刺激性饮食，忌暴饮暴食。

2.建立良好的生活习惯,节制饮食,进低脂肪饮食,严格戒烟戒酒.

3.加强体育锻炼.提高身体素质.

4.出院带药严格遵医嘱服用.定期复查,不适随诊。

第十三节　肝叶切除护理要点

对于拟行肝叶切除者，术前应注意营养和了解肝功能受损程度，特别对伴有肝硬化和肝功能差者，注意提高手术耐受力，防止术后出血和肝昏迷的发生。

一、术前护理

1.做好病人的心理护理，说明手术的必要性，解释术中可能出现的不适，以便取得病人及其家属的配合。

2.全面检查心、肺、肝、肾脏器功能和凝血机制。

3.给予高糖、高蛋白、高维生素、低脂饮食。

4.药物的应用：

（1）保肝药物，静脉补充能量、肌苷、维生素 B、维生素 C。

（2）凝血药物，肌注或静脉注射维生素 K 10~20mg，2/日。

（3）抗生素，术前 2~3 天肌注青霉素 80 万 u，2/日。

5.严密观察体温的变化，如系肿瘤要区分感染热、肿瘤热。

6.术前两周禁烟，练习深呼吸和咳嗽排痰，术前三天练习床上排便。

7.术前一日常规备皮、备血，做青霉素、普鲁卡因皮试。

8.胃肠道准备术前 12 小时禁食，4 小时禁饮，术晨置胃管，灌肠 1 次。

二、术后护理

1.密切观察术后病情变化，每小时测量脉搏、呼吸、血压 1 次。

2.术后第二天，血压平稳后取半卧位，要避免过早活动，以免肝断面术后出血。

3.如果进行肝极限切除术，术后 48 小时内应有专人护理。严重肝硬化，术中肝门阻断者术后 24~48 小时内常规吸氧，流量 2~4 升/分。

4.饮食方面，肠蠕动恢复后即可进食，以后逐步改流质、半流质或饮食。

5.观察伤口敷料外有无渗出情况，保持各引流管通畅，注意其色泽、量的变化。准确记录 24 小时出入量，若发现异常随时与医师联系。

6.术后应定期复查肝功能和各项生化指标，注意术后有无黄疸和肝昏迷前期表现。

第十四节　胆道疾病护理要点

一、胆囊摘除、胆总管探查术

（一）、术前护理

1.按外科及普通外科术前护理常规护理。

2.给予患者低脂、高蛋白、高糖饮食饮食；急性发作有频繁恶心、呕吐者，遵医嘱禁食、胃肠减压、输液。

3.胆石症急性发作应监测生命体征、尿量及腹痛情况。注意皮肤有无黄染、粪便颜色变化，以确定有无胆道梗阻。

4.稳定病人情绪,解除其心理压力,减轻焦虑恐惧心理.

5.严密监测患者生命体征及意识，观察皮肤、黏膜、巩膜及大小便颜色；急性梗阻性化脓性胆管炎者，观察有无下柯三联症（腹痛、寒战高热、黄疸）。

6.遵医嘱使用药物：①解痉、止痛、抗感染；②有蛔虫病者，驱蛔虫治疗；③梗阻性黄疸者，补充维生素 K1 和维生素 C。④遵医嘱使用镇痛剂。

7.高热患者，按高热护理常规护理。

8.做好患者皮肤护理。皮肤瘙痒者温水擦浴，避免使用对皮肤有刺激的碱性皂液；穿宽松、棉质衣服。

（二）、术后护理

1.按外科及普通外科术后护理常规护理。

2.按相应麻醉护理常规护理。

3.鼓励患者早期下床活动，促进肠蠕动恢复，防止肠粘连。

4.患者肠蠕动恢复后，进食高蛋白、高热量、富含维生素易消化的低脂饮食。

5.遵医嘱监测患者生命体征及意识，记录 24 小时出入水量；确保有效引流，观察胃管、腹腔引流管及 T 型管引流液的量、色和性质并记录；观察伤口有无渗血、有无胆汁外溢，有无腹痛，以及疼痛的部位、性质及程度，是否伴随腹肌紧张、压痛与反跳痛等腹膜刺激征，警惕胆汁性或血性腹膜炎的发生。

6.T 型管护理。

（1）妥善固定，防止扭曲、受压或脱落，保持有效引流。如胆汁黏稠或泥沙样结石过多，在术后 1 周内阻塞，可用细硅胶管插入管内行负压吸引。术后 1 周后，可用无菌生理盐水加庆大霉素 8 万 U 行胆道低压冲洗。

（2）保持 T 型管周围敷料清洁、干燥，做好 T 型管周围皮肤的护理。

（3）夹管与拔管：如胆汁正常（每日 200~400mL）且流量逐渐减少，术后 10 日左右，可先行夹管 1~2 日，如患者无不适可经 T 管胆道造影，如无异常现象，造影 24 小时后，再夹管 2~3 日，仍无异常症状可予拔管。拔管后残留瘘管用凡士林纱布填塞。若是硅胶 T 管则应延迟拔管时间。

【告知】

1.饮食要少油腻，宜高维生素，低脂饮食。烹调方式以蒸煮为宜，少吃油炸类的食物。

2.保持乐观健康心态,保持情绪稳定.

3.指导病人对异常现象的观察 若持续存在或有腹胀、恶心、呕吐、黄疸、白陶土大便、茶色尿液等不适或伤口红肿热痛等应及时就诊.

5.适当锻炼身体,避免过度劳累.

6.指导病人出现异常现象,及时来院就诊.

7.做好出院后饮食、活动、药物、创面及 T 管护理等方面的指导。

第十五节　腹腔镜胆囊摘除术护理要点

一、术前护理

1.心理护理　术前患者的心理压力比较大，担心手术能否成功，护理人员要向患者介绍腹腔镜胆囊切除术的优点，手术的必要性，手术取得的效果及术后的注意事项，解除患者的顾虑，稳定患者的情绪，取得患者和家属的信任。

2.皮肤的准备　准备好手术区域的皮肤，因脐部要穿孔，故需特别注意局部的清洁工作，防止皮肤破损。

3.胃肠道准备　术前进低脂饮食，以免胆囊炎急性发作而影响手术，术前 1d 禁食牛奶、豆类等易产气食物，必要时术前晚行普通灌肠二次，术前禁食 12h，禁水 8h。术前放置胃管，因全麻时咽下的气体使胃膨胀，影响手术视野，给手术带来困难并增加并发症的发生。

二、术后护理

1.一般护理　患者回房后给予全麻护理常规，取平卧位，头偏向一侧，清醒后即可拔除胃管，由于 CO_2 气腹，有造成高碳酸血症的危险应特别注意吸氧，常规吸氧 2~3h，24h 监护心电、血压、脉搏，保持引流管的通畅，记录 24h 出入量。

2.饮食护理　术后当天禁食，以后可进流质、半流质，胆囊切除术后患者顺利度过危险期进入恢复期，护理人员做好饮食和保健指导相当重要，饮食予高维生素、高蛋白、低脂、易消化的食物，因胆囊切除后，胆汁排泄功能紊乱，会造成脂肪性腹泻，在术后一段时间内要低脂饮食。

3.疼痛的护理　疼痛可发生于上腹、下腹背部或肩部，上腹疼痛发生最多，多由于注气后 7~12 肋间神经受到压力刺激以及膈肌向上移位、伸展而引起，护士需向患者解释引起疼痛的原因，一般不需特殊处理，1~2 天可缓解。

4.并发症的观察及护理：

1.腹腔内出血及胆漏术后 24h 内监护患者的血压、脉搏及全身情况、术后 8h 内每 30min 测血压 1 次，若血压平稳、延长至每小时 1 次。观察患者有无腹部隐痛、腹胀、发热及腹膜刺激症状及体征；密切观察引流液的量及颜色，记录 24h 出入量；若有异常，及时报告医生。

2.气胸　术后应注意患者呼吸情况、患者出现胸闷、气急，呼吸变浅症状，由于气腹压力过大或患者原有膈疝而引起，应给予持续低流量吸氧，半卧位，症状仍不缓解，可报告医生给予胸腔闭式引流并做好相应的护理。

3.切口疝　术后注意观察患者在站立或负重时，切口处有无突出的肿块，平卧时消失。

【告知】

1.与家属及患者交谈，针对性解释手术方式及此项手术的优点，可陪患者及家属访视腹腔镜手术后的患者，了解手术过程和术后机体恢复情况，解除患者的焦虑。

2.指导深呼吸及鼓励咳嗽、排痰。

3.加强营养，指导患者定时定量采取低脂肪饮食:饮食从高蛋白、高维生素，易消化的低脂饮食为主。嘱患者少食肥肉等高脂肪饮食。

4.告知患者及家属术后观察生命体征尤为重要，患者手术时采取全麻，返回病区后，一般采取去枕、仰卧位、头偏向一侧，以防呕吐物误吸，保持呼吸道通畅。每小时测 BP、P、R 1 次，并及时记录，监测血氧饱和度，告知患者及家属血氧饱和度、BP、P、R 的正常值。

5.饮食、活动、引流管等的指导。

6.患者出院后 7~10 天可恢复轻体力工作，术后 3 周内嘱患者勿提重物，注意劳逸结合，1 周后揭去敷贴后可淋浴；1 个月后恢复正常饮食及工作。

7.腹部伤口勿抓挠，若伤口出现红、肿、热、痛，及时来院复诊。

8.出院后 3 个月来院 B 超复查，并为病人提供书面资料，定期随访。

第十六节　经皮肝穿刺造影护理要点

PTC 为经皮肝穿刺胆管造影技术，主要用于梗阻性黄疸，肝内胆管扩张者，了解梗阻的部位及范围。

一、造影前准备

1.协助检测血小板、出凝血时间、凝血酶原时间及肝肾功能。

2.做好肝胆急诊手术准备，一旦出现造影并发症便于急诊手术。

3.做好碘、青霉素、普鲁卡因过敏试验。

4.准备造影剂 20%~30%胆影葡胺 60ml 和局部麻醉药物 1%普鲁卡因 200ml。

5.术前 6 小时禁食，术前半小时肌注安定 10mg，禁用吗啡，以免引起 Oddi 括约肌痉挛而混淆诊断。

6.准备急救药品及器械。

二、造影后护理

1.腹部用腹带包扎，减少并发症的发生。

2.密切观察体温、脉搏、血压的变化，注意有无休克早期症状发生。

3.按医嘱补液，常规应用抗生素、止血药物 2~3 天。

4.注意术后有无内出血、胆汁外溢性腹膜炎、败血症、脏器穿孔、胆道感染等并发症发生。

【告知】

1.造影前向病人介绍检查程序取得合作，协助病人练习吸气、呼气和屏气动作。

2.绝对卧床休息 24 小时，禁食 6 小时。

第十七节　经内窥镜逆行行胰胆管造影护理要点

1.造影前准备向病人介绍检查的重要性，让病人了解检查过程，以取得病人的合作。

2.按胆道和胰腺疾病进行常规的症状、体征和必需的化验检查，肝、胆、胰超声；同位素；CT 资料，并查血、尿淀粉酶。

3.做药物过敏试验，如碘、青霉素、普鲁卡因。

4.检查前 2~3 日最好不做钡餐透视和钡灌肠，以防钡剂在结肠肝曲及横结肠存留，影响 ERcP 的影像效果。

5.检查前禁食 10~12 小时，静脉补液并预防性应用抗生素；术前 10~30 分钟肌注阿托品 1mg、哌替啶 50~100mg。

6.检查时病人需脱掉带纽扣的上衣和带金属的腰带，取下义齿、眼镜、手表等物交病人家属或帮助保存。

7.准备抗过敏及抗休克等急救药品及器材。

【告知】

1.嘱病人安静休息 3~5 小时以上。

2.咽麻恢复后 1~2 小时可进食，先以软食为宜，若当日不能进食可给予静脉补液。

3.密切观察腹痛及体温变化情况。

4.注意观察有无胃肠道出血，穿孔等并发症的发生。

第十八节　三腔二囊管护理要点

门静脉高压症致食管胃底静脉曲张破裂大出血时，常规需紧急抢救，多用三腔二囊管压迫止血。

1.留管期间每 12 小时放空气囊 1 次，每次 20~30 分钟，以免因长时间压迫而使黏膜溃疡坏死。三腔二囊管放置时间不应超过 3~5 天。

2.病人应采取侧卧位，或头偏向一侧，以利引流咽部分泌物，以免引起吸入性肺炎。

3.随时抽吸胃内容物，并记录量及性质，注意牵引的方向，牵引重量以 0.5kg 为宜，过重可引起局部鼻翼压迫性溃疡。

4.防止气囊上滑压迫咽喉部位，引起窒息，应观察病人有无呼吸困难、烦躁、胸闷甚至出现咽喉部位压迫感症状，此时应立即放气，随后拔出。如需要，再重置三腔二囊管。

5.加强鼻口腔护理，防止口腔黏膜溃疡感染。

6.如出血停止应先放空食管气囊，再放空胃气囊，并观察 24 小时，如确无再出血，应嘱病人口服液状石蜡 20~30ml，再将三腔管拔出。

第十九节 "T"管引流护理要点

"T"管引流术适于胆道疾病，手术中探查胆总管。

1.妥善固定，谨防"T"管脱出，引流袋用胶布或别针固定于床架以减少牵拉，昏迷或烦躁病人应上约束带。

2.保持"T"管引流通畅，防止扭曲受压，定期用手挤压"T"管，当引流不畅时应找原因，确定为泥沙样结石堵塞时可用生理盐水或抗生素溶液缓慢冲洗，切忌加压推注，术后早期内忌加压。

3.每日记录胆汁引流量，并观察胆汁性状。

4.保护"T"窦道皮肤并保持清洁，引流袋每日更换一次，更换时注意无菌操作。纱布浸湿应立即更换，"T"管窦口周围炎症表现可用锌氧膏或凡士林保护皮肤。

5."T"管引流时应观察病人全身情况：体温下降、食欲增加、精神好转，同时大便转深黄，皮肤黏膜黄疸消退等。

6."T"管引流2周后，经"T"管造影并正常时可拔出"T"管，拔管前先试行夹闭1~2天，夹管时间观察病人如无腹痛、发热、黄疸即可拔出"T"管。

7.拔管指征

1.胆汁量逐日减少，表示胆道通畅。

2.胆汁澄清，胆道炎症得到控制。

3.无腹痛、发热、黄疸消退，食欲增加。

4.提示肝内、外胆管无病变。

第二十节 胃管的护理要点

一、妥善固定，防止打折，避免脱出

1.固定胃管应用白色橡皮胶布贴于鼻尖部，胶布应每天更换。

2.胃管插入的长度要合适，成人一般约45~55cm，喂食前先检查胃管是否在胃内，判定胃管在胃内的方法如下：

（1）用注射器回抽可从胃管内抽出胃内容物。

（2）用注射器向胃管内打气，用听诊器在胃部可以听到气过水声。

（3）将胃管放入水中无气泡溢出。

3.保持胃管的通畅，防止打折，改变体位时应防止胃管脱出。

二、保证胃管通畅

1.定时冲洗：每4小时1次。冲洗时应根据胃管的型号、手术部位、手术方式等选择 5ml 或 10ml 注射器用 3~5ml 生理盐水冲洗胃管。冲洗时注意用力不可过猛。若有阻力不可硬冲，以免损伤胃壁或吻合口，造成出血或吻合口瘘。冲洗时若有阻力应先回抽胃液。如有胃液抽出表示胃管通畅，可再冲洗。若抽不出胃液、冲洗阻力大，应及时通知医生，及时处理。

2.根据胃液分泌的情况定时抽吸胃液，一般每 4 小时 1 次。抽吸胃液时吸力不可过大，以免损伤胃壁，造成黏膜损伤出血。

三、密切观察胃液的颜色、性质、量，并做好记录

1.观察胃液的颜色、性质：胃液颜色一般为墨绿色（混有胆汁）。若颜色为鲜红色，提示胃内有出血；若颜色为咖啡色，提示胃内有陈旧性血液；胃液出现颜色或性质的改变，应及时通知医生，给予相应处理。

2.准确记录胃液的量：若胃液量过多，应及时通知医生，及时处理，避免引起水电解质紊乱。

四、插有鼻饲管、胃管或禁食的病人口腔护理尤为重要

鼓励病人刷牙漱口，养成良好的卫生习惯。生活不能自理的病人或昏迷的病人给予口腔护理。

五、鼻饲的护理

1.鼻饲前应先确定胃管在胃内，且没有腹胀、胃潴留之症状后，再行鼻饲。

2.鼻饲量每次不超过 200ml，根据全天总量和病人的消化吸收情况合理分配，制定间隔时间。鼻饲后用温开水冲净鼻饲管，并把管安置好。持续鼻饲应均匀灌入。

3.鼻饲温度要适宜，以 35℃左右为宜。持续灌入时鼻饲液温度应与室温相同。过热易烫伤胃壁黏膜，过凉易引起消化不良、腹泻。及时清理口、鼻腔分泌物。

4.鼻饲开始时量宜少，待病人适应后逐渐加量并准确记录鼻饲量。

5.胃管冲洗

（1）食道术后冲洗胃管：用 10ml 注射器抽 3~5ml 生理盐水缓慢冲洗。若遇有阻力，先回抽，抽出胃液表示胃管通畅。若冲洗阻力大或胃管脱出应及时通知医生。

（2）胃大部分或全胃切除术后冲洗胃管：用 5ml 注射器抽 1~2ml 生理盐水，先回抽，若有胃液抽出，再缓力冲洗胃管。冲洗后应将冲入生理盐水抽出。若冲洗阻力大或胃管脱出应及时通知医生。

（3）结肠、直肠术后冲洗胃管：用 5~10ml 注射器抽 5ml 左右生理盐水缓力冲洗。若冲洗不畅，可适当调整胃管位置。

（4）幽门梗阻病人胃管冲洗：需洗胃病人应遵医嘱定时给予 3% 盐水每次 200ml 打入胃管，夹闭胃管半小时后用负压吸引将胃内容物吸出。冲洗时若遇阻力，可稍用力冲，切记不可暴力冲洗。若胃管堵塞应及时通知医生更换胃管。

【告知】

1.向病人及其家属讲解放置胃管的目的及重要性。

2.指导病人及其家属正确护理胃管；活动、翻身时注意保护胃管，防止脱出、打折。

第二十一节　乳腺癌病人护理要点

一、术前护理

1.帮助病人做好充分的心理准备，解除思想顾虑,接受现实，树立战胜疾病的信心。

2.乳头溢液或局部破溃者，及时给予换药，保持局部清洁。

3.加强营养,给予高热量,高蛋白,高维生素饮食.

4.做好术前常规检查,完成皮肤准备工作.

二、术后护理

1.血压平稳后改半卧位,以利呼吸和引流.

2.密切观察生命体征，特别注意有无呼吸异常、胸闷等。

3. 伤口加压包扎，观察有无渗血，并注意患侧肢体远端的血液供应情况（皮肤颜色、温度 脉搏等）。

4.引流管妥善固定，防扭曲、滑脱。观察引流液的量、颜色，保持通畅。

5.术后应预防性抬高患侧上肢。观察肢端血运、温度及有无肿胀。禁止在患肢量血压及静脉输液。

6.术后 3 天内患侧上肢应制动,术后 3 天拆除胸带,应注意皮瓣或植皮区皮肤血供情况.

7.继续给予心理护理,使其建立正确的健康理念.

【告知】

1.鼓励早期锻炼，活动患侧上肢，进行功能锻炼。从握拳、屈腕、屈肘开始，直到患侧上肢高举过头且可以做梳头动作为止。坚持患肢功能锻炼，可做上肢旋转、后伸、轻度扩胸运动等，但应注意循序渐进，避免劳累。

2.指导自我检查的方法,提高自我保健意识。

3.要定期复查，遵医嘱用药.一般术后每个月复查 1 次，同时进行化疗，持续 6 个月，以后每 3 个月复查 1 次。

4.告知化疗注意事项。

5.避免用患侧上肢搬动,提拉过重物体. .注意患侧上肢勿受伤，也不可在患肢测血压、注射、采血等，以防引起循环受损及感染等。

6.术后 5 年内要避免妊娠，因妊娠会促使乳癌复发或在对侧乳房上发生癌变。

第二十二节 甲状腺手术护理要点

一、术前护理

1.测定基础代谢率，了解甲状腺的功能状态

2.术前两周开始服用复方碘溶液，如有胃肠道症状可在进餐时与食物同食，注意用药后反应。

3.指导练习手术时的头、颈过伸体位和头部转动的方法。

4.给予高蛋白、高热量、高碳水化合物及高维生素饮食，给予足够饮料保证水分摄入,同时禁用浓茶、咖啡等刺激性饮料。

5.给予适当的心理护理，避免各种不良刺激，保持室内安静和舒适，消除病人恐惧和焦虑,积极配合治疗.

6.完善各项检查，做好事前准备工作.

二、术后护理

1.麻醉清醒和血压稳定后改半坐卧位。24 小时内减少颈项活动，变更体位时，用手扶持头部。

2.术后 1–2 天选用冷流饮食。

3.观察伤口敷料情况，局部给予冷敷,敷料有渗血及时更换.若有颈部肿大，烦躁、呼吸困难等症状及时通知医师处理。床头备气管切开包。

4.观察有无声音嘶哑、失音、误咽、呛咳及口唇、四肢麻木等表现。

5.监测生命体征、神志及甲状腺危象的表现，发现问题及时处理。

【告知】

1.指导服用复方碘化钾溶液的方法，每日 3 次，每次 10 滴，共一周左右；或由每日 3 次，每次 16 滴开始，逐日每次减少 1 滴,并定期门诊回访。

2.拆线后适度练习颈部活动，防止切口粘连及瘢痕收缩。

3.术后 48 小时内，避免过频活动或谈话，以减少切口内出血。

4.加强心理调适，防止情绪过激。

5.合理饮食，避免刺激性食物，戒烟酒。

6.继续加强颈部锻炼，恢复功能状态。

7.遵医嘱服用出院带药，并接受定期门诊随访。

第二十三节 下肢静脉曲张护理要点

一、术前护理

1. 按外科及普通外科术前护理常规护理。

2.按血管外科术前护理常规护理。

3.下肢静脉曲张并发小腿溃疡并有急性水肿者，应予卧床休息，抬高患肢20°~30°，下床活动时患肢穿弹力袜或使用弹力绷带包扎。

4.做好患肢皮肤胡。术前日做皮肤准备范围：上平脐，下包括足趾。

5.术前1日剃患肢汗毛，并配合医师为患者用甲紫（龙胆紫）或记号笔画出静脉曲张行径。

二、术后护理

1.按外科及普通外科术后护理常规护理。

2.按血管外科术后护理常规护理。

3.按相应麻醉后护理常规护理。

4.患肢用弹力绷带自足背向大腿方向加压包扎，维持弹力绷带包扎约2周左右，防止静脉剥脱部位出血。术后24~48小时可下床活动，但需穿弹力袜或弹力绷带，避免过久站立，避免下肢过早负重，避免静坐或静立不动。

5.患肢抬高20°~30°，卧床期间鼓励患者行足部背屈活动。

6.术后1日患侧足部若有水肿，多因加压包扎过紧所致；若患肢疼痛应及时松开弹力绷带重新包扎，或穿弹力袜。

【告知】

1.出院后可穿弹力袜或用弹力绷带1~2个月，睡眠时时将患肢抬高20~30度。

2.勿长时间站坐。

3.术后半年到一年内可能有下肢酸痛或麻木感。

4.禁烟，坚持适量运动。

5.维持系指血运，勿长时间站立或坐位，以防静脉回流障碍时发生足背、足趾水肿和细动脉闭塞。

6.定期门诊随防。

第二十四节　腹部疝手术

一、术前护理

1.同一般外科护理常规.

2.有腹内压增高者,待症状控制后再进行手术.

二、术后护理

1.术后当天平卧，双腿屈曲，膝下垫枕：第二天改为半卧位,遵医嘱下床活动。

2.伤口处压1kg的沙袋2小时左右减少伤口出血。腹股沟疝修补术后，可用绷带托起阴囊2~3日，以防止或减轻伤口渗出流入阴囊引起肿胀。

3.手术中操作未触及肠管者，病人可于翌日开始进食，如涉及肠管应在恢复肠蠕动（排气）后进食。应食用易消化、低渣、高营养食物。

4.避免引起腹内压增高的因素，指导做床上活动。在咳嗽、打喷嚏时，按压伤口，必要时给予镇静剂；保持大便通畅。便秘时，不要骤然用力，应协助使用润肠剂或缓泄剂。

5.加强病情观察及生命体征的检测，发现并发症时，及时通知医师。

【告知】

1.注意休息，适当活动，术后3~6个月不要从事重体力劳动。

2.预防感冒及便秘等腹内压增加的动作。

3.适当锻炼身体，加强肌肉功能，预防复发。

4.生活规律，避免过度紧张和疲劳，多吃粗纤维食物，保持大便通畅。

5.出院后注意休息，适当活动，一般来说个月内避免重体力劳动。

6.进食营养丰富食物，多吃粗纤维食物，保持大便通畅。

7.适当锻炼，劳逸结合，避免腹压增加的因素。

第二十五节　结、直肠癌根治术

一、术前护理

1.告知手术治疗的必要性，向病人介绍结肠造口的部位、功能、伤口情况等有关知识，消除思想顾虑，减轻其`心理负担，增强病人的自信心。

2.术前3日遵医嘱服用肠道准备药物，术前1日禁食。

3.给予高蛋白,高热量,高维生素,易消化的少渣饮食,,以维持足够营养.

二、术后护理

1.术后24小时后如病情平稳，可改为半卧位，以利腹腔引流。

2.术后禁食　静脉输液补充营养，术后3–4天待肠功能恢复后可进六质，一周后进软食。

3.观察病情变化　直肠根治术创面较大，出血较多，注意监测生命体征及伤口渗出及引流情况，必要时给予心电监测。

4.保持引流管通畅，防止受压，扭曲，堵塞。详细记录引流液的量，色，性质。

5.预防伤口感染　保持床单位清洁。结肠造瘘口与伤口之间妥善隔开。肛门部切口可用稀释络合碘或高锰酸钾（1.5000）坐浴。

6.进行结肠造口的护理，积极预防并发症。指导自我护理保持造瘘口周围皮肤清洁，涂抹氧化锌膏；假肛袋使用时要注意及时清理，避免感染和臭气；掌握适当的活动强度，避免增加腹压，引起肠黏膜脱出；注意观察粪便数量及形状、瘘口形态、颜色及变化，发现异常及时处理。

4.保留尿管的病人应保持会阴部清洁。拔管前应先夹闭尿管，定时开放，训练膀胱张力，膀胱功能恢复后方可拔管。

【告知】

1.饮食有规律，注意饮食卫生，进易消化食物，避免太稀和粗纤维太多的食物，也不可以吃生冷、坚硬的食物，以防消化不良和腹泻，养成定时排便的习惯。

2.生活规律,心情舒畅,适量运动.

3.正确使用人工肛门袋，至少应备 2 个肛门袋，以便交替使用。注意瘘口周围皮肤的清洁和保护。活动时应将肛门袋用弹力带系于腰间，且松紧要适宜。

4.每 3~6 个月复查 1 次，以防癌肿转移，如出现人工肛门狭窄或排便困难，应及时就诊。

5.出院后进食要有规律。选用易消化的少渣食物，避免过稀和粗纤维较多的食物。每日定时排便，逐渐养成有规律的排便习惯。

6.正确使用人工肛门袋，出院后每 1–2 周可扩张一次，持续 2–3 个月。如发现造口狭窄或排便困难应及时就诊。

7.遵医嘱正确服用抗癌药物，并注意定期复查血细胞计数。

第二十六节　泌尿外科疾病一般护理要点

一、术前护理

1.留取各种尿标本。

2.做好各种检查工作，了解检查的目的和注意事项。

3.泌尿系感染的病人鼓励其多饮水。

4.留置尿管要保持尿管的通畅，勿打折、受压。若血块或分泌物堵塞，要及时用生理盐水冲洗。

5.对高血压病人行监测血压。

6.肾功能不正常的病人记录 24 小时尿量。

7.关心体贴病人，注意倾听病人主诉。

二、术后护理

1.了解手术名称，术中出血和手术情况。

2.观察病人生命体征，如有异常通知医生。

3.保持引流管，通畅，不打折，不受压。观察引流液的量和性质。

4.观察伤口有无渗血和渗液。

5.观察水和电解质的变化，肾功能不全和肾脏手术病人记录尿量。观察尿液的性质。

6.肾脏功能正常鼓励多饮水，泌尿系结石术后每日饮水 3000ml 以上。

7.鼓励在床上多活动或早日下床活动。

【告知】

1.多食易消化的饮食，预防大便干燥。

2.养成良好的生活习惯，进食营养丰富食物，保持大便通畅，肾脏功能正常多饮水。

3.适当锻炼，避免疲劳，按时复诊。

4.注意预防感染，一旦发生呼吸道感染，应及早应用药物彻底治疗。

第二十七节　肾损伤护理要点

1.按泌尿外科一般护理常规护理。

2.有休克者按休克护理常规护理。

3.患者绝对卧床休息 2 周，尿液清亮方可逐渐逐渐活动量。

4.患者每次排尿后，留尿比色，观察肾脏有无出血及出血的程度。

5.观察患者腹部情况，注意有无腹膜刺激症状。以了解是否合并有其他内脏损伤。若病情进行性加重，应及时报告医师。

6.遵医嘱补充血容量，维持水、电解质平衡。鼓励多饮水，保持足够尿量。

7.遵医嘱给予抗生素、止血、止痛药等。

8.协助做好静脉肾盂造影和 B 超检查。

9.做好出院告知：半年内不从事重体力劳动和剧烈活动。

【告知】

1.绝对卧床休息 2-4 周，即使血尿消失，仍需继续卧床休息至预定时间；过早过多离床活动，有可能再度发生出血。

2.心理护理 主动关心、帮助病人和家属，了解治愈疾病的方法，解释治疗的必要性和重要性，解除思想顾虑，以取得配合。

第二十八节　尿道下裂手术护理要点

一、术前护理

按泌尿外科术前护理常规护理。

二、术后护理

1.按泌尿外科术后护理常规和相应麻醉后护理常规护理。

2.观察患者伤口渗血情况，保持敷料清洁干燥。

3.保持导尿管于膀胱造瘘管引流通畅。

4.及时清除患者尿道口分泌物。观察阴茎龟头的血运，如是否肿胀，必要时报告医师处理。

5.遵医嘱应用抗生素，年龄较大的患儿口服己烯雌酚，观察用药反应。

【告知】

保持尿道口清洁干燥，告知疾病知识，鼓励多饮水，保持大便通畅，以免用力排便尿液从伤口外渗。

第二十九节　前列腺增生电切手术护理要点

一、术前护理

1.按泌尿外科术前护理常规护理。

2.鼓励患者多饮水，饮食以高蛋白、高热量、易消化食物为宜。

3.患者多系年老体弱者，常合并心血管疾病，应注意预防心、脑血管意外。

4.行留置导尿管或膀胱造瘘者，应保持管道通畅。

5.长期带管或血尿患者，术前遵医嘱行间断膀胱冲洗。

二、术后护理

1.按泌尿外科术后护理常规和相应麻醉后护理常规护理。

2.肛门排气后，鼓励患者多饮水，饮食以高蛋白、高热量、易消化食物为宜。

3.将气囊导尿管牵引固定在患者一侧大腿上，同时该侧大腿制动，防止导尿管松脱和气囊移位破裂。

4.用无菌生理盐水持续冲洗膀胱，根据尿色深浅调节滴速。保持引流管通畅，注意该侧引流液颜色。在导尿管牵引松解和气囊减压后，更需密切该侧引流液颜色的变化，如血尿加重，应立即加快膀胱冲洗速度，并报告医师，及时处理。

5.密切观察患者生命体征，遵医嘱采集血标本，检测各生化指标，注意有无电切综合征（水中毒）的发生。

6.观察患者腹部情况，以便发现有无尿外渗。

7.患者有膀胱痉挛时，做好心理疏导。遵医嘱给予镇静、解痉药物。尿道口有溢尿、溢血时，做好清洁。

8.保持大便通畅，避免便秘。术后2周禁用肛管排气和灌肠，以免引起前列腺窝出血。

9.加强皮肤护理，预防压疮。

【告知】

1.指导病人在床上适当活动，练习深呼吸、咳嗽，预防静脉血栓和肺部感染。

2.指导病人每日摄取足够的水分，多吃蔬菜水果，保持大便通畅，必要时可给病有服用缓泻剂。病人有咳嗽时，应及时对症处理，以减轻腹压增高。

3.手术后的六周内勿提重物，勿做剧烈运动。

4.术后 1~2 个月内避免过度活动，防止继发性出血。

5.注意进食营养丰富,易消化、含有维生素较多的食物，预防便秘，避免因排便用力而引起继发性出血。

6.适当休息，避免剧烈运动.

7.告诉病人继发出血和尿路堵塞的表现。若尿中带有鲜血或排尿困难应立即到医院就诊。

8.术后 3~6 个月内可能出现溢尿现象，应经常进行肛门括约肌的收缩训练，以早日恢复正常排尿。

第三十节 膀胱癌手术

一、术前护理

1. 观察每日尿量及颜色，有无排尿困难等症状。遵医嘱做膀胱冲洗。

2.观察膀胱刺激症状,有无排尿困难,有无腰部疼痛及转移症状.

3.给予高热量、高蛋白和高维生素的饮食。

4.遵医嘱做好肠道准备。

二、术后护理

1.观察血压、脉搏和呼吸的变化，引流液的量及颜色，出现异常通知医师。

2.各种引流管做好标记，保持引流通畅，勿打折、扭曲和受压，向病人和家属介绍引流管的作用，以取得配合。分别记录各种引流量。

3.记录 24 小时尿量。尿量减少时应查明原因，并通知医师。

4.观察有无体温高、腹痛、腹胀及肌紧张等腹膜炎表现。

5.排气前需静脉补充营养和水分，排气后遵医嘱进食，多饮水，每日饮水量达到 2000-3000ml。

6.引导病人正视造瘘口，并参与瘘口的护理，逐渐由病人独立完成瘘口护理。

7.注意口腔卫生，预防口腔感染，预防肺内感染。

【告知】

1.向病人说明膀胱癌的病理，演变及术前术后的注意事项。

2.向病人说明带有多种导管的意义及学会自护的重要性。

3.教会病人更换集尿袋、排空尿袋和夜间连接引流的方法。

4. 指导病人多饮水。避免泌尿系感染.

5.病人术后6周避免提重物、开车、性生活。

6.嘱病人选择不会阻碍引流系统的衣服。

7.嘱病人有尿液异常或造瘘口疼痛时及时与医师联络。

8.进食营养丰富，易消化食物，以增强体质。

9.观察每日尿量及颜色，有无排尿困难等症状。并定期复查。

第三十一节　肾癌手术

一、术前护理

1.观察病人每日的尿量及颜色，了解病人有无排尿困难、血尿等症状。

2.关心病人，倾听病人的主诉。

3.疼痛遵医嘱给予止痛剂。

4.给予心理护理，避免恐惧心理.

二、术后护理

1.观察生命体征变化，出血倾向、对侧肾排尿情况、水电解质平衡和胃肠减压。

2.观察伤口有无渗血和引流管的引流量和颜色。患侧腰腹部有无肿块。

3.血压平稳后改半卧位，肾实质切开或肾部分切除的病人应卧床7-14天。

4.准确记录24小时尿量3天，且观察第一次排尿的时间，尿量，颜色，监测肾功能。

5.遵医嘱应用抗生素。

【告知】

1.向病人说明肾癌的病理，演变，手术前后的注意事项.说明应用化疗，放疗，免疫治疗等综合治疗的意义。

2.加强营养。多食高热量、高蛋白和高维生素的饮食。

3.注意观察24时尿量的变化。如尿量减少，要及时到医院就诊。

4.如重新出现血尿，乏力，消瘦，疼痛，腰腹部肿块，应及时到医院就诊，定期拍胸部X线片，以及早发现转移病灶。

5.加强营养，进食营养丰富，易消化食物，以增强体质，遵医嘱定期复查。

第三十二节　输尿管结石手术

一、术前护理

1.疼痛发作时遵医嘱应用解痉止痛药。

2.鼓励多活动。

3.观察有无结石排出，有无血尿。

4.每日饮水 3000ml 以上，稀释尿液，清洁尿道。

二、术后护理

1.观察血压、脉搏的变化，观察引流液的颜色、量和性质，伤口敷料有无渗血。

2.肠功能恢复后，可进普食，鼓励病人多饮水。

3.保持引流管通畅，翻身时勿将引流管打折，脱出。如伤口敷料被尿液浸湿要随时更换。

4.有输尿管支架管者，其输尿管支架管不宜过早拔除，一般设置 2 周以上，要注意观察伤口渗液的情况。

【告知】

1.向病人讲解手术的目的，方式，病人放置引流管，卧床，活动，血尿等知识.讲述饮水，饮食注意事项，适当体育活动的意义。

2.每日饮水 3000ml 以上，稀释尿液，降低尿中易形成结石物质的浓度，减少晶体沉积。

3.限制含钙及草酸丰富的饮食，避免高动物蛋白和高脂饮食。

3.根据结石成分注意适当调整饮食，预防结石再发。如草酸盐结石，不宜食用马铃薯、菠菜、甜菜等；尿酸盐结石宜少食动物内脏及豆类；磷酸盐结石宜用低磷、低钙食物，少食蛋黄、牛奶等。

4.如出现血尿、腰痛等结石症状要及时来院就诊。

5.三个月复诊，检查肾功能及有无输尿管狭窄。

6.适当体育锻炼，防止结石复发。

第三十三节　膀胱镜检术护理要点

一、术前护理

1.按泌尿外科一般护理常规护理。

2.急性炎症期，遵医嘱应用抗生素。

3.做好心理护理。

4.术前嘱患者排空膀胱。

二、术后护理

1.按泌尿外科术后护理常规护理。

2.鼓励患者多饮水，增加尿量，以达到自行冲洗尿道的作用，预防感染。

3.如患者排尿有疼痛、灼热感、血尿，则遵医嘱及时补液、抗感染治疗。

【告知】

1.膀胱镜检查时，以热情、诚恳的态度接待患者，主动接近、关心患者，根据患者不同的年龄、性别、文化程度、职业采用不同的方式与患者交谈，通过交谈及时了解患者的心理状态，掌握其焦虑、恐惧及紧张的根源，运用相关的医学知识进行有针对性的宣教。

2.告知患者检查时的体位和检查的器具，局部表面麻醉的原理、药物作用的时间，操作医生的资质，膀胱镜室的环境，检查时会有疼痛不适，正常的检查不会引起尿道损伤等，检查后会有少许血尿、疼痛，多喝水的意义等。

3.鼓励患者提问，并做好耐心细致的解释工作。告知患者不良的心理状态会影响检查的顺利进行，使患者对检查的体位、器具、过程、药物的麻醉时间，安全性及医生的资质等有所了解。同时，提高患者的认知水平，改变其错误认知，达到消除疑虑，减轻紧张、恐惧、焦虑的心理，以良好的心境接受检查。

4.教会患者检查中采用深而慢的腹式呼吸，如嘱患者眼睛注意室内前方物体，进行深慢吸气与缓慢呼出，继续慢吸慢呼并数数字，闭目想象空气缓慢入肺或想象眼前是绿色美景，放松腹部和全身肌肉，以减轻检查中的痛苦。

（陈艳 孙伟 刘海芹）

第十九章　胸外科疾病护理要点与告知

第一节　胸外科疾病一般护理

一、术前护理

1.进行深呼吸运动或使用呼吸功能锻炼仪、吹气球，以增强肺功能。

2.常规备皮，清洁手术区域皮肤。

3.遵医嘱给予口服泻药或使用开塞露。

4.备好监护单位、监护仪器和抢救物品。

5.监护室内勿摆放鲜花，勿使用浓烈的香水，避免诱发过敏性哮喘。

6.向病人和家属简单介绍手术方法和手术过程，以缓解病人心理压力及恐惧感。

二、术后护理

1.麻醉清醒血压平稳,后给予半卧位.

2.监测血压、心率、心律、呼吸、血氧饱和度及体温。

3.掌握输液的量及速度,给予高热量,高蛋白,高维生素,易消化食物,适当多饮水.

4.鼻导管或面罩吸氧。氧流量适度，保持湿化。

5.呼吸治疗 2~3 次/日，具体方法如下：

（1）雾化吸入 20 分钟，遵医嘱加人化痰平喘药、抗生素、激素。

（2）扶病人坐起，护士手成杯状，避开伤口，由内向外，由下向上，力量适度，叩击病人背部，同时鼓励病人咳嗽至痰咳出为止。

（3）当出现无效咳嗽时，用手指刺激胸骨上窝或环状软骨。

（4）用力咳嗽时，可用双手稍用力护压住伤口，以减轻由于胸廓的震动而引起的伤口疼痛。

（5）指导病人做深呼吸运动、吹气球或使用呼吸功能锻炼仪。

（6）平卧，做抬臀、踢腿运动，预防双下肢深静脉血栓的形战及骶尾部皮肤受压。

（7）痰多咳不出时，鼻导管吸痰或支气管镜吸痰。

6.胸腔闭式引流管的护理

（1）引流装置要保持无菌密闭。注意引流瓶长管位置、引流液量及颜色、水柱波动情况。

（2）拔管后用无菌油纱堵塞引流口，以胸带包紧。观察有无呼吸困难、皮下气肿。引流口渗液时应及时更换敷料。

7.有效止痛

（1）指导病人根据需要推注止痛泵。

（2）遵守医嘱，硬膜外管推注止痛药，针管放置要保证安全，活动时勿将硬膜外管拔出。

8.晨护时，每日注意查看伤口处皮肤。

【告知】

1.阐明术后进行呼吸功能恢复锻炼的方法及重要性，使病人掌握有效的咳嗽技巧和深呼吸运动，并取得病人和家属的配合。

2.进食有营养、易消化食物，多食蔬菜、水果，保持大便通畅。

3.说明安置各种导管的目的,注意事项及引起的不适.

4.指导手术后恢复功能锻炼.

5.术后伤口不适、疼痛可持续数月，遵医嘱服用止痛药。保持皮肤清洁，可擦澡或淋浴，短期内不要盆浴。

6.保持情绪稳定，心情愉快。戒烟酒。

7.术后两周到门诊复查，以后定期随诊。

8.加强身体锻炼，逐渐增加室外活动。保持室内空气清新，湿度适宜。远离流感人群。

9.必要时家中应各有氧气袋或氧气瓶，可每日低流量吸氧 30~60 分钟。活动后若感觉憋气、呼吸频率加快，可安静卧床，给予吸氧。

10.出院带药,严格按医嘱服用.定期复查。

第二节　食管贲门癌根治手术

一、术前护理

1.合理安排饮食，提供高蛋白质、高热量、丰富维生素,少纤维的流食或半流食。对不能进食者给予胃肠外营养。

2.指导患者勤漱口，保持口腔清洁，口腔内有异味或溃疡者，用朵贝尔漱口液漱口。

3.术前嘱病人戒烟,加强排痰,使用抗生素控制呼吸道感染。

4. 术晨协助医师留置胃管，根据手术方式进行胃肠道准备。

5.按医嘱术前 3-5 日口服抗生素溶液，以利于局部抗感染。通常为庆大霉素 16 万 U 加入葡萄糖液 500mL 中分次口服。

二、术后护理

1.胃管负压适宜，冲管时若阻力明显，必须及时报告医师处理；胃管固定安全、牢固，且活动方便；定时抽吸，并记录胃液量及性质。待患者肛门排气及胃液量减少以后按医嘱拔除胃管。

2.禁食水期间加强口腔护理每日 2~4 次。给予静脉营养支持。

3.胃肠功能恢复后，停止胃肠减压 24 小时后，据病人情况遵医嘱进食水。同时观察体温的变化及病人的反应。若出现体温升高，或进食水后腹痛，立即停止并通知医师。进食初期，药丸药片类应研粉、化水后服用。

4.密切观察呼吸状态，频率和节律，有无缺氧征兆，保持呼吸道通畅。

5.对于胸内吻合手术的患者，要注意有无高热、胸闷、气促、患侧呼吸音减弱等，谨防不法胸内吻合口瘘。吻合口瘘的观察：病人有无高热、呼吸困难、胸腔积液及全身中毒症状。

6.如颈部切口发生吻合口漏，要观察颈部伤口敷料是否渗湿，协助医师及时更换敷料，保护颈部伤口周围的皮肤。

7.乳糜胸的观察：胸闷，气急，心悸甚至血压下降.

8.给予雾化吸入，加强痰液稀释，鼓励自行咳嗽，若出现痰液排不出、肺不张，可行支气管镜下吸痰。

【告知】

1.食管手术后忌暴饮暴食，少食多餐，由稀到干，逐渐增加食量.细嚼慢咽，营养合理。

2.避免睡前、躺卧进食。进食后需站立、端坐、慢走。

3.贲门癌术后饭后不宜卧床，睡眠时可垫高枕。

4.呕吐严重者应禁食，给予胃肠外营养，待水肿消退后再进食。

5.说明术前术后保持口腔卫生的意义。

6.指导深呼吸，有效咳嗽排痰。

7.建立良好饮食习惯，少食多餐，细嚼慢咽，避免暴饮暴食及辛辣刺激性食物，进食营养丰富，易消化食物。

8.心情舒畅，情绪稳定，避免不良刺激。

9.适当锻炼，避免疲劳。

10.术后 2 个月左右仍有下咽困难，应及时就诊，以排除吻合口狭窄。

11.定期复查，坚持继续治疗。

（五）脓胸手术护理要点

【术前护理】

1.按普胸外科术前护理常规护理。

2.给予患者高蛋白、高热量、丰富维生素、易消化的饮食。

3.协助医师作胸腔穿刺抽脓，行胸腔闭式引流者按闭式引流术后护理常规护理。

4.结核性脓胸患者，按医嘱给予抗结核药物并观察其不良反应。

5.观察患者是否有进食后呛咳、大量可使咳痰等食管胸膜瘘和支气管胸膜瘘情况，进行对症处理。如支气管胸膜瘘者，则一般取患侧卧位。

【术后护理】

1.按普胸外科术后护理常规护理。

2.观察患者生命体征，按医嘱给予吸氧。

3.按医嘱给予静脉营养，注意输液速度，一般不超过 40 滴/min。

4.按医嘱合理应用抗生素，控制感染。

5.术中置有胸腔冲洗管则按医嘱进行冲洗，注意保持冲洗液的出入平衡，观察冲洗液的颜色和量。

6.胸腔闭式引流如脓液稠引流不畅，可接压力调节瓶行持续负压引流，一般压力为 $-0.98\sim-1.47kPa$（$-10\sim-15cmH_2O$）。

7.高热者给予冰敷、醇浴等处理。

8.鼓励多饮水。

9.注意预防压疮的发生。

【告知】

1. 鼓励带管出院的病人正视暂时的现状，告知病人出院后生活起居，并教会病人自护的方法：如更换引流瓶技术；保护引流瓶及管道无菌的措施；长管是接病人的胸腔管，并插入水中 2cm 以上，应放生理盐水或冷开水；引流液的处理；活动时，引流瓶的放置等等。

2. 脓腔穿破胸壁，污染衣物要及时更换，并予换药，用无菌纱布覆盖。

3. 咳脓痰时要加强口腔卫生，每天用生理盐水漱口，减轻口臭。

第三节　肺切除术

【术前护理】

1.按普胸外科术前护理常规护理。

2.患者避免呼吸道感染。

3.咳痰患者要观察痰量及性质，按病变部位指导患者进行顺位排痰。

4.咯血患者要观察咯血量及性质。若大咯血应立即头偏向一侧，保持呼吸道通畅，防止窒息；遵医嘱给予镇静、止血、输血等。

5.肺结核患者，按医嘱给予抗结核药物并观察不良反应。

6.肺上叶切除术者，术晨备胸腔引流瓶 2 个。

【术后护理】

1.按普胸外科术后护理常规护理。

2.密切观察患者生命体征变化及胸腔引流量、性质。

3.肺切除术后 24~36 小时内常规吸氧，流量为 2~4L/min，缺氧症状改善后可改为间断吸氧或按需吸氧。

4.全肺切除术后留置的胸腔引流管一般呈钳闭状态，称为"压力调节管"，应观察气管及心脏搏动的位置，如发现气管、纵隔向健侧移位时，应报告医师酌情放出适量的引流液或气体，以保持两侧胸腔压力平衡。

5.肺上叶切除术后留置有上、下两根胸腔引流管，应观察引流液的量及性质，观察是否有气体溢出。

6.按医嘱输液，速度不宜过快，一般成人不超过 40 滴/min，防止发生肺水肿。

7.鼓励患者早期下床活动。如生命体征平稳，术后第 1 日可在床旁站立，术后第 2 日可扶病床行走 3~5 分钟，年老体弱、有心脑血管疾病者慎重。

8.肺癌患者术后需进行化疗者，按化疗护理常规护理。

9.结核患者术后，按医嘱继续抗结核治疗，注意加强营养。

10.术后指导患者作患侧上肢功能锻炼，如肩臂运动。

【告知】

1.鼓励病人下床活动，逐渐增加活动量。指导使用呼吸功能锻炼仪。

2.指导病人术后恢复功能锻炼。

3.忌烟，注意口腔卫生。

4.加强营养，进食营养丰富，易消化食物，以增强体质.多食蔬菜、水果，保持大便通畅。

5.病情允许，出院半个月后开始进行放疗或化疗。

6.出院 3 个月后复查 X 线片，并与原片对照。

7.出现咳嗽、咯血、头痛等情况要随时就诊。

第四节　胸腔闭式引流术后护理要点

1.一般采取半卧位，以利胸腔引流。

2.严格无菌操作，使用一次性无菌引流装置。引流瓶内盛生理盐水，瓶内长管应浸入液面下 3~4cm，并做好标记，引流瓶，管应连接紧密。

3.引流瓶应低于胸部引流平面 60cm，绝不能高于引流平面，以免引流液逆流入胸腔，导致感染。

4.保持引流通畅。术后当日每 1~2 小时挤压 1 次，如引流液多者应 15~30 分钟挤压 1 次；观察长管中水柱波动幅度和水柱高度；经常检查引流管是否受压、堵塞、扭曲和滑脱。如挤压引流管和嘱患者用力咳嗽后无水柱波动和液体、气体引流出，则应疑为堵塞。如有堵塞，首先应先夹住引流管向胸腔挤压或向引流瓶内挤压，反复挤压引流管，其次报告医师是否调整引流管插入的位置，必要时可行间断负压吸引。

5.预防气胸。在搬动患者时可暂时夹住引流管；更换引流瓶时，应先夹住引流管，以免引起气胸；若引流管不慎与引流瓶松脱，应立即紧密连接，并嘱患者用力咳嗽和做深呼吸，以排出进入的空气。

6.观察引流量及性质，有无溢气现象。每班护士交班时在引流瓶上做好标记，并记录引流量，如引流物呈鲜红色，且每小时每千克体重超过 4~5mL，持续 3 小时以上者，则提示胸腔内有活动性出血，应立即报告医师处理；若引流物为脓性分泌物提示胸内感染；若为乳糜样液则可能为淋巴导管受损后的乳糜胸。

7.立即拔管指征并协助拔管。拔管指征：①引流液逐渐转为淡黄色或淡黄色液体，24 小时引流量少于 50mL；②水柱波动微小；③呼吸音听诊正常；④必要时行 X 线检查，若 X 线片显示肺膨胀良好，无明显积液和积气则可拔管。拔管时间一般可在术后 48~72 小时，特殊患者需延长拔管时间，如脓胸的患者。

8.拔管后 1~2 日之内，应观察患者有无胸闷、呼吸困难、切口漏气、液体外渗等情况，若伤口敷料渗湿，应报告医师及时更换。

【告知】

1.心理护理，如气胸病人多数急诊入院，尤其初患由于疾病的折磨及知识的缺乏，常常是惶恐不安，易加重病情。因此病人入院时要热情接待，态度和蔼，语言亲切，适当时机给予必要的解释及对疾病知识的宣教，鼓励病人战胜疾病，并举出类似抢救成功的病例，使病人从紧张状态中安静下来，以利于恢复健康。

2.咳嗽有利引流鼓励病人咳嗽，以尽早排出肺内痰液和陈旧性血块，使肺复张，肺复张有利于胸腔内积气和积液的排出。对无力咳嗽的病人，护士一手按压切口，另一手的中指按压胸骨上窝处，刺激总气管，以引起咳嗽反射有利咳痰。

3.术后第 1 日晨协助病人坐起，摇高床头，背后垫一薄枕，使病人舒适。由于坐起活动，病人有时疼痛而不愿合作。术后早期活动不仅可以预防术后并发症，有利机体康复，而且有利于引流，早期拔管，减轻痛苦。

第五节　胸部损伤护理要点

1.按普胸外科一般护理常规护理。

2.严密观察患者生命体征的变化，注意意识、瞳孔，观察胸部和腹部体征及肢体活动情况等，了解有无复合伤。

3.保持患者呼吸道通畅，如出现呼吸困难、发绀现象，应立即给予吸氧，氧流量 2~4L/min。

4.多根多处肋骨骨折患者出现反常呼吸时，应配合医生采取紧急措施固定。

5.出现张力性气胸应迅速配合医师在患者锁骨中线第 2 肋间行粗针头穿刺减压。

6.出现开放性气胸应立即用凡士林纱布及厚棉垫加压封闭伤口。

7.血胸患者应密切观察血压、脉搏、呼吸等情况，如出现失血性休克应迅速建立静脉通路，按医嘱补充血容量。

8.行胸腔闭式引流术患者按胸腔闭式引流术后护理常规护理。

9.行胸带固定的患者要经常检查胸带是否松动。

10.疑有心脏压塞的患者，应积极配合医师紧急处理，按医嘱尽快准备剖胸探查术。

11.按医嘱给予抗生素和止痛药物。

12.协助患者进行有效的咳嗽排痰和深呼吸锻炼，观察并记录痰量及性质。

【告知】

1.胸部损伤后，如血压平稳，取半卧位，有利于呼吸、引流、减轻刀口疼。

2.深呼吸、腹式呼吸、有效咳嗽、咳痰、可缓解呼吸困难、预防呼吸道感染。

3.饮食以进高热量、高蛋白、多种维生素易消化吸收的食物为原则、加强营养、补充损伤对机体的消耗。

4.早期进行活动、有利于肺复张，增加胃肠蠕动，促进食欲，增强体质。

5.胸腔闭式引流可缓解呼吸困难，排除胸腔内积液，积气，预防感染，在使用过程中注意避免管道扭曲、堵塞、脱落或过度牵挂，避免损坏引流瓶，防止引流液倒流。

6.出院告知：

①定期门诊复查；

②积极参加体育锻炼、促进手术后肢体、关节、肌肉的恢复；

③避免后 2—3 个月内仍要注意保护受伤的胸部；

④调节生活方式，加强营养，促进身体的早期恢复。

（陈艳 孙伟 庞凤美 许纯纯）

第二十章 骨外科疾病护理要点与告知

第一节 开放性骨折护理要点

1.凡属开放性骨折、骨折端外露者，不任意复位，应用无菌敷料保护创面，用夹板固定，并观察伤口出血情况。

2.对患者减少不必要的搬动，防止加重损伤。

3.配合医师为患者伤口进行止血处理。凡上止血带止血者，应床旁交接并记录开始使用止血带时间，每 1 小时应放松 5~10 分钟并更换缚扎部位（高于原缚部位 2~3cm 处）。密切观察伤肢肢端血液循环情况。

4.严密观察患者血压、脉搏、呼吸及意识等变化，配合医师为患者防治休克。

5.遵医嘱注射 TAT 和使用抗生素。

6.遵医嘱迅速进行术前准备。

7.对行手术者，按骨科手术护理常规护理。

【告知】

1.由于突如其来的事故，患者一时无法进入角色，加上周围陌生的环境和生疏的人群，更会增加患者的焦虑、恐惧、不安的心理，这时首先需要我们帮助其熟悉环境。当患者进入科室后，护士主动热情地接待患者，各项治疗准确及时取得患者的信任，调动他们配合治疗护理的积极性。作好必要的术前指导，消除患者对手术及预后的恐惧感。

2.对急症手术者，应禁饮食；术前 12 h 禁食 6 h 禁饮。

3.术后抬高患肢，保持功能位，1 周后患肢可取自由体位；定时观察伤口部位有无渗血，若有，在外敷料上划出渗血范畴，如渗血不止，血色变深，应及时报告医生处理。嘱家属陪伴保护患者患肢皮肤及全身清洁；石膏固定患者，按石膏固定后常规护理。

4.一般饮食原则，普通的骨折患者和一般健康人的日常饮食相仿，选用含钙量高，如豆制品、紫菜、虾皮等多品种富有营养的饮食。

5.护士应善于观察疏导、细致、耐心护理，以增进患者安全感和信任感，从而减轻或消除心理障碍。除尽量了解他们的心理状态和特殊需求外，还应征得家属支持，医护、患者、家属三方面配合，创造一个良好的康复环境。

6.应尽早开始，防止膝、踝、肘关节强直和肌肉萎缩。同时，在外固定坚强牢固的情况下，早期下床，适当给骨折端以应力刺激，促进骨折愈合。

7.出院告知：定期复查，发现患肢血液循环、感觉、运动异常，请及时就医；继续按时服用接骨续筋药物，直至骨折愈合牢固；扶拐下床活动患侧肢体全脚着地，防止摔倒，加强患肢膝踝关节伸屈锻炼，如有踝关节功能障碍可做踝部旋转，斜坡练步等功能锻炼，踝关节强硬者，可做踝关节的下蹲背伸和站立屈膝背伸等；保持心情愉快，劳逸适度。

第二节　闭合性骨折护理要点

1.按骨科一般护理常规护理。

2.患者受伤局部及肢体制动，减少不必要的搬动，防止加重损伤。

3.抬高伤肢，观察手术局部及肢端血液循环情况。

4.观察患者全身情况（如血压、脉搏、呼吸、意识等），警惕骨折部位出血所致休克。

5.行小夹板、石膏绷带、持续牵引等外固定者按相应护理常规护理。

6.行手术者，按骨科手术护理常规护理。

【告知】

1.热情接待患者，介绍病区环境、主治医生、护士和医院的规章制度。鼓励患者说出心理感受，耐心细致地向患者讲述疾病的有关知识，介绍手术的开展情况及治疗效果，讲明手术的必要性及术前、术后注意事项；告知患者术后卧床期间可能发生尿潴留及预防方法，提高患者对疾病的认知水平，舒缓患者的焦虑与紧张情绪，使患者以最佳的心态接受手术治疗。

2.对急症手术者，应禁饮食；术前12 h禁食6 h禁饮。一般饮食选用含钙量高，如豆制品、紫菜、虾皮等多品种富有营养的饮食。

3.抬高患肢，保持功能位，1周后患肢可取自由体位；嘱家属陪伴保护患者患肢皮肤及全身清洁；石膏固定患者，按石膏固定后常规护理。

4.出院告知：教会患者功能锻炼的方法，定期复查。

第三节　骨盆骨折护理要点

1.按骨科一般护理常规护理。

2.患者绝对卧硬板床。必要时卧气垫床（硬度指数应最大），且骶尾部等骨突处辅以按摩，以预防压疮。

3.伤后48小时内严密观察患者血压、脉搏、呼吸及意识等变化，警惕失血性休克，并观察是否合并有内脏（如盆腔内脏器）损伤。

4.若合并有尿道及膀胱损伤者，按泌尿外科有关护理常规护理；若合并有阴道及会阴损伤者，按妇科有关护理常规护理。

5.应用骨盆牵引复位或石膏固定者，按相应护理常规护理。

6.留置导尿管，多饮水，注意会阴部清洁，以预防感染。

7.预防与处理便秘。

8.需行手术者，按骨科手术护理常规护理。

【告知】

1.入院告知　对新入院患者首先要热情地接待，介绍病区的环境、分管床位的医生、护士、同病室的患者、病区的规章制度，了解患者的个人需求等，使患者尽快熟悉医院的环境，感受到医护人员的尊重与关心，使患者产生亲切感和安全感，以最佳的身心状态接受治疗。

2.心理护理　运用护理手段去影响患者心理活动，针对患者的心理状态进行语言交流与沟通，耐心讲解与本病有关的健康知识，使患者消除顾虑、树立信心，主动配合手术治疗。根据不同患者的文化层次、接受能力，介绍病情、手术步骤和过程、优越性、安全性等，对文化层次高、接受能力强的患者要简单、明了，使其对病情、治疗、护理心中有数，积极配合。

3.饮食告知：应指导患者进高蛋白、高热量、丰富维生素、易消化饮食，必要时给予静脉补充营养。

4.生活指导　应耐心说服患者在术前2周戒烟。向患者讲述吸烟刺激呼吸道黏膜，使呼吸道分泌物增加，影响手术和麻醉效果，增加术后呼吸道并发症的发生率。

5.指导正确卧位　责任护士应详细了解患者的术中情况，麻醉未清醒，给予平卧位，头偏向一侧。

6.制动和防褥疮护理　为了维持骨盆的稳定性，减少搬动，避免骨折再移位，减少出血和疼痛是骨盆骨折护理的重要因素。将患者安置于交替充气垫的硬板上，不能随意翻身，病情允许翻身者翻向健侧，保持床单干燥、平整。必须搬动时，可用腹带固定骨盆，保持动作协调一致，轻抬轻放，病情允许1~2次/d使臀部离床面10~20cm，用温热水擦洗，快速用电吹风吹干，涂上爽身粉，保持清洁干燥。

7.预防便秘　骨盆骨折患者由于骨折刺激后造成自主神经功能紊乱，卧床时间较长致肠蠕动减弱，易出现便秘。指导患者少量多餐，禁忌食产气的食物，多吃水果、蔬菜、粗纤维饮食，多饮水;以脐部为中心，顺时针环行按摩腹部每天3~4次，每次30min左右，促进肠蠕动，养成定时排便的习惯，有便秘者可口服缓泻剂或开塞露通便。

8.尿管宣教　患者常因伴有尿道损伤而需要留置导尿，防止尿路感染，这对于预防和减轻患者痛苦十分重要。告知患者多饮水预防逆行感染。

9.功能锻炼　通过肌肉的收缩、上下关节的活动，有利于血液循环、消肿、预防肌肉萎缩和关节僵硬，鼓励患者床上早期做肌肉收缩运动。出院时要叮嘱患者继续功能锻炼。

第四节　股骨干骨折护理要点

1.严密观察生命体征的变化，及时测量体温、脉搏、呼吸、血压，如有异常及时报告医生。

2.观察牵引轴线，牵引滑轮，牵引重量是否正确。如发现滑轮偏移，轴线不对应随时调整。牵引重量不可随意加减。股骨干骨折初期牵引重量一般为 6~8kg，骨折重叠纠正手法整复后，引重量可用 3~4kg 维持。

3.股骨上 1/3 骨折钢钳撬压者，应注意撬压钢针是否滑脱、松动，如有滑脱松动者应及时调整，避免骨折错位。

4.股骨干骨折手法整复失败或畸形愈合行内固定手术者，术后应注意伤口有无渗血及患肢末梢血循情况。髋人字石膏外固定者，护理见髋人字石膏固定护理。

【告知】

1.室内应经常通风换气，保持空气清新，经常到户外活动多晒太阳，讲究个人卫生，防止感冒。

2.继续加强功能锻炼，股骨干骨折病人需较长时间扶拐锻炼，因此扶拐是下床活动的必要条件，且扶拐方法的正确与否与发生继发性畸形、再损伤或引起臂丛神经损伤等有密切关系。因此应指导病人正确使用双拐，教会病人膝关节功能疗法。

3.股骨中段以上骨折，下床活动时始终应注意保持患肢的外展体位，以免因负重和内收肌的作用而发生继发性向外成角突起畸形。

4.功能锻炼用力应适度，活动范围应由小到大，循序渐进，且不可操之过急，每次应以不感到疲劳为度，以免给骨折愈合带来不良影响。

5.2–3 个月后拍片复查。若骨折已骨性愈合，可酌情使用单拐而后弃拐行走。

第五节　上肢骨折护理要点

1.手法复位固定病人，要经常检查固定情况，既保持有效固定，又不能压迫腋窝。若发现患肢有麻木、发凉、运动障碍时，说明固定过紧，压迫血管神经，应及时调整固定。

2.对粉碎性骨折，不必强行按压碎片使之复位，以防其刺伤肺尖及臂丛神经。

对此种类型病人要严密观察呼吸及患肢运动情况，以便及时发现有无气、血胸及神经症状。

3.术后病人要严密观察伤口渗血及末梢血循、感觉、运动情况，发现问题及时记录并处理。

4.保持正确固定姿势。复位后，站立时保持挺胸提肩，卧位时应去枕仰卧于硬板床上，两肩胛间垫一窄枕以使两肩后伸、外展，维持良好的复位位置。局部未加固定的病人不可随便更换卧位。

【告知】

1.锁骨骨折复位固定后，极少发生骨折不愈合，即使复位稍差，骨折畸形愈合，也不影响上肢功能，应先向病人及家属说明情况。

2.复位固定后即出院的病人，应告诉其保持正确姿势，早期禁止做肩前屈动作，防止骨折移位；解除外固定出院的病人，应告诉其全面练习肩关节活动的要求。首先分别练习肩关节每个方向的动作，重点练习薄弱方面如肩前屈，活动范围由小到大，次数由少到多，然后进行各方面动作的综合练习，如肩关节环转活动，两臂做"箭步云手"等。不可过于急躁，活动幅度不可过大，力量不可过猛，以免造成软组织损伤。

3.按时用药。病人出院时将带药的名称、剂量、时间、用法、注意事项，向病人介绍清楚。

4.饮食调养。骨折早期宜进清淡可口、易消化的半流食或软食。骨折中后期，饮食宜富有营养，增加钙质胶质和滋补肝肾食品。

5.注意休息，保持心情愉快，勿急躁。

第六节　牵引病人护理要点

1.设置对拉牵引：将床头或床尾抬高15~30度角，利用体重形成与牵引力方向相反的对抗牵引力。

2.维持有效牵引

① 牵引绳不应脱离滑轮的滑槽。

② 被毯类衣物等不应压迫牵引绳。

③ 牵引砝码不能触地或中途受阻。

④ 牵引肢体远端不能抵住床栏或枕被等受到阻拦。

⑤ 皮肤牵引的病人注意胶布有无滑移及松脱。

⑥ 骨牵引时，保持针或钉跟处清洁与干燥，以防感染。

3.观察患肢远端感觉、运动及循环状况。

4.骨穿孔针孔处护理

① 每天用70%酒精滴针孔处，预防针孔处感染。

② 避免钢针左右移动。

5.防止足下垂：用托脚板托足。

6.预防呼吸、泌尿系统并发症：鼓励病人利用牵引架上拉手抬起上身，以加强深呼吸，促进血液循环，并有助于排净膀胱中尿液。

7.功能锻炼：指导病人做有规律的功能锻炼如手指、足趾、踝关节等运动。

【告知】

1. 嘱病人多饮水，加强全身营养，鼓励病人定时抬起上身或坐起，每日多次做深呼吸运动，鼓励咳痰，增加肺活量。

2. 指导功能锻炼：从牵引 24 小时后，开始做肌肉舒缩活动，再做关节活动，从小到大，由弱到强，避免垂足、肌肉萎缩、关节僵硬等并发症。

第七节　石膏病人护理要点

1.抬高患肢 石膏固定后应让患肢高于心脏水平，这有利于静脉血及淋巴液回流，减轻肢体肿胀。

2.观察肢端血运，感觉和运动情况，认真听取病人主诉，若有固定肢端疼痛、跳痛、麻木感、需检查肢端温度，有无发绀、肿胀、血液循环障碍，必要时做减压处理或拆除石膏。石膏内有局限性疼痛时应及时开窗观察，并经常检查石膏边缘及骨突处防止压伤。

3.预防石膏折断 石膏未干，不要搬动，不要按压，石膏完全干固后，应按其凹凸的形状垫好枕头。

4.保持石膏清洁 防止被水、尿、粪便浸渍和污染。　'

5.注意功能锻炼 没有被石膏完全固定的关节需加强活动。即使是包裹在石膏里的肢体也要遵医嘱练习肌肉收缩运动.

6.寒冷季节石膏部位注意保暖.

7.石膏拆除后，先用油脂涂抹石膏内皮肤，6-8 小时后再用温皂液清洗，局部肌肉每日按摩 2-3 次.

【告知】

1.石膏未干时，不应覆盖被服，以促其速干。

2.抬高患肢，以利静脉及淋巴回流，减轻肢体肿胀。

3.注意观察肢体远端感觉、运动和血液循环状况，了解有无石膏型局部压迫现象，如有疼痛、麻木、活动障碍，指、趾发绀、苍白等，应立即通知医生处理。

4.保持石膏型清洁，避免受潮。

5.寒冷季节应注意上石膏肢体的保暖，以防冻伤。

6.加强摩擦，至少每天一次用手指沾酒精伸入石膏边缘里面进行按摩。

7.指导病人功能锻炼如作石膏型内肌肉的收缩活动。病情许可，鼓励下床活动，防止关节僵硬和肌萎缩。

8.拆除石膏后，清洗局部，并涂以保护剂。指导病人继续功能锻炼，尽快恢复各关节功能。

9.鼓励患者早期床上活动（患肢关节制动），可使用牵引床上拉手，抬高躯体，避免褥疮；增加肺活量，促进循环，防止肺部感染；按摩肌肉，预防下肢深静脉血栓。

10.定期复查。

第八节　腰椎间盘突出症护理要点

一、术前护理

1.了解病人腰痛及肢体疼痛的状况。

2.掌握病人疼痛、感觉异常的部位，以便与术后做比较。

3.手术区域上下 20cm 处备皮。

4.向病人解释手术的方法、目的。

5.按需让病人卧硬板床休息，并指导病人采取合理的方法从床上爬起.

二、术后护理

1.平卧 6 小时，压迫伤口，帮助止血。6 小时后，定时轴向翻身，保持躯干部位不扭扭转。

2 麻醉完全清醒后，观察双下肢感觉和运动情况，观察伤口渗血及伤口引流量。出现异常，立即通知医生，及时处理。

3.术后 24 小时即可卧床进行双下肢、股四头肌等长收缩锻炼。术后 2~3 天开始练习抬腿.术后 1 周练习俯卧，以锻炼腰背肌肉。

【告知】

1.术前应向病人讲解手术的方法、目的。消除其恐惧感。

2.适当锻炼，加强腰背肌及腿部肌肉的锻炼，增加脊柱的稳定性.

3.出院后需佩戴支具 3~6 个月，免重体力劳动，不弯腰拾物。

第九节　股骨颈骨折

一、术前护理

1.患肢抬高，给予皮牵引。

2.行皮牵引的病人，护理同"牵引的护理"。

3 骨折断端没有移位及高龄多病病人，患肢牵引护理参见本篇第四章第四节。

4.做好术前备皮。

二、术后护理

1.抬高患肢，保持患肢于外展中立位。可用皮牵引保持其位置或穿"丁字鞋"。

2.伤口引流管接负压吸引，保持引流管通畅。观察伤口有无渗血，如伤口渗血、引流量异常应及时处理。

3.观察患肢感觉、运动情况。

4.病人伤口疼痛，遵医嘱给予止痛剂。

5.搬动病人时需将髋关节及患肢整个托起，并指导病人利用牵引架的拉手抬起臀部，活动或按摩下肢肌肉。

【告知】

1.指导病人股四头肌及臀肌的收缩，以及足跖屈、背伸等活动。

2.教会病人使用牵引床上拉手，活动躯体及上肢。

3.患肢保持外展中立位，脚尖朝上，防止患肢外旋和内收。

4.指导病人不要将两腿在膝部交叉放置、坐小矮凳、用蹲位、爬陡坡。

5.饮食营养丰富，以利疾病恢复.

6.注意安全，适当功能锻炼，避免疲劳。

第十节　脊柱骨折

一、术前护理

1.给予良好的肢体位置，防止肌肉萎缩，关节畸形。

2.做好生活护理，给予耐心细致的照顾。

3.对合并截瘫的病人，应定时轴向翻身，防止褥疮。

4.背部皮肤准备，左右过腋中线。

二、术后护理

1.麻醉完全清醒后，定期观察双下肢感觉和运动情况；伤口放置引流管行负压吸引，引流期间观察引流管是否通畅和引流量的变化，及时观察伤口敷料有无渗血，观察全身情况和生命体征的变化。

2.防止并发症

（1）定时轴向翻身，防止褥疮.

（2）协助病人做颈部活动，双上肢扩胸，以及关节肌肉活动。进行深呼吸训练。防止肺部感染及肺不张。

（3）保留尿管者要保持会阴部清洁以及尿管通畅，防止泌尿系感染。

（4）多食粗纤维食物，多饮水，多吃水果，必要时用缓泻剂，保持大便通畅。大便失禁的病人，及时擦洗干净。

（5）对瘫痪肢体做关节的被动活动和肌肉按摩，静止时关节置于功能位。对未瘫痪肢体，做肌肉的主动锻炼，防止肌肉萎缩。防止废用综合征。

（6）适时进行轮椅、腋拐的训练。

3.给病人心理咨询，指导病人掌握和运用正确的自我护理方法．

【告知】

1.鼓励病人做力所能及的活动，可使用牵引床上拉手活动上肢。

2.帮助病人按摩肌肉，防止肌肉萎缩。继续预防各种并发症和功能锻炼。

3.病情稳定后进行康复治疗，鼓励病人树立战胜疾病、战胜自我的信心。

4.进食营养丰富食物，以促进疾病恢复．生活尽量自理并从事力所能及的劳动。

第十一节　一般损伤

【急救护理】

1.一般处理

（1）取半卧位，患肢抬高；受伤的局部应适当制动，特别是骨折、神经损伤、肌腱损伤等。

（2）遵医嘱注射 TAT，应用抗生素。

（3）镇静镇痛治疗。

（4）有恐惧、焦虑等表现，给予心理护理。

2.闭合性损伤的护理

（1）小范围软组织挫伤后早期可局部冷敷。

（2）骨折和脱位 配合医师进行复位、固定，嘱咐病人患肢应注意制动。

（3）头部损伤 头皮血肿可加压包扎，脑挫伤遵医嘱应用脱水剂，头部物理降温。

3.开放性损伤的护理

（1）清洁的伤口 配合医师进行缝合，注意无菌操作；如有异物存留者，先取出异物，再进行清创缝合。

（2）污染的伤口 彻底清创，当即缝合或延期缝合。

（3）感染伤口 伤口应经过换药，逐渐达到二期愈合。

【告知】

1.软组织挫伤病人，早期严禁热敷，可局部冷敷，以减少组织出血。

2.搬动病人时应注意，防止再次损伤。

3.脏器外露的病人，不要当时还纳，以防引起继发感染。

第十二节　手外伤护理要点

【术前护理】

1.按骨科手术前护理常规护理。

2.配合医师为患者迅速行加压包扎止血。

3.积极进行术前准备。

【术后护理】

1.按骨科手术护理常规护理。

2.维持患手功能位固定。

3.抬高患肢，高于心脏水平 5~10cm，观察手部血液循环情况。

4.按医嘱给予患者镇静、止痛及扩张血管药物，以减轻疼痛、预防血管痉挛。

5.对行手部肌腱修复或肌腱转移手术患者，注意维持手指在修复肌腱松弛的位置。禁止被动牵拉术指。

6.指导、督促患者进行手部功能锻炼。

【告知】

1. 体位：患肢抬高，手部各关节取功能位；

2. 饮食：进食高热量、高蛋白、高纤维素、易消化饮食，以利组织细胞修复；

3. 讲解神经损伤的症状及基本治疗知识，使病人能自我观察，发现异常及时通知医生；

4. 讲解由于神经损伤后，皮肤感觉障碍，对冷、热、疼痛刺激反应不敏感、易产生烫伤、冻伤等并发症，应加强自我保护；

5. 讲解外固定的重要性及观察指端感觉、颜色、温度的意义；

6. 讲解功能锻炼的重要性和时机，调动病人的积极性，增强治疗信心。

7.需继续进行功能锻炼，在锻炼活动中应注意以下几个问题：因为在日常生活中，手的屈指功能比伸指重要，所以着重手的屈指练习；注意活动掌指关节；伤手不能过劳；训练计划根据活动有无进步适时修订，以适应手功能恢复的需要；

8.外固定物，未经医生允许不可随意拆除，需定期随诊，经医生允许后方可去除；

9.定期随诊。

第十三节　周围神经损伤护理要点

【术前护理】

1.按骨科手术前护理常规护理。

2.由于神经损伤后，其预后难测，应重视患者心理护理。

3.给予患者高营养且 B 族维生素丰富的饮食。

4.遵医嘱使用神经营养药物。

5.预防潜在并发症：烫伤、冻伤、挤压伤及肌肉萎缩等。

【术后护理】

1.按骨科手术后护理常规护理。

2.保持伤肢在神经吻合最初的4周内使神经处于张力最小的位置，即将患肢固定于功能位。

3.对患者进行康复训练指导。

4.防止肌肉萎缩及促进肌力恢复?

（1）电刺激和磁电刺激；（2）肌电生物反馈训练及肌电生物反馈电刺激；（3）传递冲动，练习主动、助力和抗阻运动；（4）恢复关节活动度；（5）各种热疗和其他理疗。

【告知】

1.术后患肢抬高，功能位石膏托固定，患肢固定于神经松弛位4周，对断端缺损较多、神经干张力较大者，固定时间可适当延长。48 h后每日1次超短波无热量治疗，向心性按摩和小范围的关节被动运动，感觉功能训练；拆除固定后，应逐渐练习伸直关节，以免吻合处断裂。拆除石膏后，可给予针灸、理疗及体疗等治疗。

①术后2周：用多功能康复仪进行关节的被动运动，定时定量，范围逐渐增大；指导患者进行相应的助动运动、主动运动和传递神经对神经相应支配肌肉进行神经肌电生物反馈治疗，冲动练习。

②术后4周：指导患者进行相应的作业治疗，以便患者出院后自行进行主动训练。如利用橡皮筋、橡皮泥、海绵、翻扑克等简易有效的手段。对正中神经损伤的患者着重训练手指的屈、伸、对指、对掌功能；对桡神经损伤的患者注重训练腕背伸、伸指的训练；对尺神经损伤的患者主要训练指外展、内收的训练。指导患者进行感觉功能的训练，利用不同温度、材质、形状的日常用品对患者进行感觉的强化训练。定期肌电图检测了解神经恢复情况，及时对症处理。

2. 心理康复

应多与患者沟通，及时给予心理疏导，使其保持良好的心理状态，树立战胜疾病的信心，患者病程长，容易产生厌烦心理，因此，了解综合性、长期性、主动性的综合康复与护理重要性，解释治疗过程中可能出现的并发症，在治疗过程中要及时与患者交谈，了解其感受和心理状态，出现并发症要及时处理，针对不同情况因人施护，使患者积极配合，顺利完成康复治疗。

第十四节　气性坏疽护理要点

【术前护理】

1.按骨科一般护理常规护理。

2.患者绝对卧床休息，严格接触隔离。

3.给予患者高蛋白、高热量、丰富维生素饮食，必要时遵医嘱静脉补充营养。

4.高热、昏迷者，按相应护理常规护理。

5.隔离单位用物处理：被服类用 0.5%过氧乙酸溶液浸泡 2 小时后清洗，再用高压蒸汽灭菌 30 分钟或煮沸消毒 1 小时；换药器械用 1%过氧乙酸溶液浸泡 12 小时（或 2%戊二醛浸泡 1 小时），清洗后高压灭菌；敷料燃烧。室内家具，每日用消毒水抹洗并用消毒灯照射 2 次，每次 30 分钟。

6.遵医嘱大剂量应用抗生素，并注意维持水、电解质平衡。

7.平衡医师尽早为患者做术前准备。

【术后护理】

1.按骨科手术后护理常规护理。

2.对敞开伤口治疗时，配合医师为患者用 3%过氧化氢或 1:5 000 高锰酸钾溶液冲洗伤口，持续湿敷。

3.截肢者，按其护理常规护理。

【告知】

1. 向病人及其家属说明气性坏疽感染的可传染性，从而配合执行消毒隔离措施。

2. 对病人实行床旁接触隔离。

（1）尽量置病人于单间。

（2）房间外有醒目的隔离标志，房间内备有隔离基本用物，如洗手消毒液，器械浸泡盆，隔离衣等。

（3）护士进入室内穿隔离衣，戴口罩、帽子、手套，并尽量集中治疗和护理。

（4）凡接触病人及伤口污物后彻底洗刷、消毒双手。

（5）手部有伤口的护理人员不得参与护理。

（6）固定专用治疗、护理用具于房间内，如听诊器、血压计、体温表、输液用物等。

（7）使用过的器械先用过氧乙酸浸泡后再清洗，然后高压蒸气消毒。

（8）使用过的布类，先用过氧乙酸浸泡后再清洗，然后高压蒸气消毒。对污染程度大的布类予以焚烧。

（9）用过的敷料一律焚烧。

（10）谢绝探视。

（11）解除隔离或出院后严格终末消毒：①用过氧乙酸抹洗、擦拭病床、床头柜、凳。②棉絮暴晒。③高锰酸钾加福尔马林熏蒸房间。

第十五节　臀肌挛缩症护理要点

【术前护理】

1.按骨科手术前护理常规护理。

2.体位训练：术前 3 日患者开始训练床上俯卧，以适应术中及术后卧位。

3.双侧臀肌挛缩手术者，术前留置导尿管。

【术后护理】

1.按骨科手术后护理常规护理。

3.肢体位置：术后用绷带或约束带并拢患者双膝，使其双下肢足内收位；并用软枕垫高双下肢，使髋关节、膝关节呈屈曲位。

4.伤口护理：保持伤口引流通畅，伤口渗血较多时可用沙袋压迫止血。

【告知】

1.告知卧位：患者侧卧、仰卧及俯卧交替，以预防骶尾部压疮。

2.指导患者功能锻炼，如两膝并拢下蹲、跷二郎腿等。

第十六节　先天性髋关节脱位护理要点

【术前护理】

1.按骨科及小儿外科手术前护理常规护理。

2.针对患儿即家属进行心理护理。

3.重视营养支持。

4.行牵引者，维持有效牵引。

【术后护理】

1.按骨科及小儿外科手术后护理常规护理。

2.观察患儿伤口渗血情况及患肢肢端血液循环情况。

3.行石膏绷带固定者，按其护理常规护理。

【告知】

1.病人在出院路途中要仰卧于硬板床上，保持患肢外展内旋位。回到家中做踝关节、足趾功 能锻炼。

2.术后 1 个月摄片复查，如生长良好，可让患儿做弯腰、屈髋 活动，以锻炼臀部肌肉及髋关节，防止臀肌挛缩及髋关节粘连，每日 2 次，每次 15 分钟；同时加强 膝、踝、足趾关节锻炼，并 2 小时按摩 1 次，每次 30 分钟。

3.术后 1 个半月解除石膏，让患儿 坐在床上，双手摸脚，以帮助恢复髋关节屈曲功能，或坐在床沿上两脚下垂，做抬腿动 作，2 小时 1 次，每次 15 分钟，但不可过早让患儿站立，以防摔倒，引起钢板断裂或髋臼脱出， 导致手术失败。

4.术后 3 个月摄片检查，股骨头包容好，髋臼成形部已愈合，股骨截骨愈 合后， 可扶患儿在床上站立，轻微活动，逐渐行走，以恢复其正常功能活动。

5.一般小儿生长发育 快，6~10 个月取出钢板，1 个月后下地活动。

第十七节　先天性肌斜颈护理要点

【术前护理】

1.按骨科及小儿外科手术前护理常规护理。

2.体位：患儿卧床时健侧靠近墙壁，以吸引其颈部有意转向患侧；也可在患侧上方悬吊彩色气球，以获同样效果。睡眠时，可将患儿头置于矫形位（头偏向健侧，下颌转向患侧）。

3.局部按摩。

4.术前日剃头，清洁颈部皮肤。

【术后护理】

1.按骨科及小儿外科手术后护理常规护理。

2.患儿全身麻醉未清醒前，注意安全防护。

3.术后行颌枕带牵引者，按牵引护理常规护理。

4.术后行头颈胸石膏固定者，按石膏绷带固定护理常规护理。

【告知】

1.告知患儿家长有关本病的知识。

2.术后患儿注意保持头颈位置及自主活动。

3.按时复查病情。

4.出院告知：去除牵引或石膏固定后，进行手法牵拉训练，以避免松解的肌组织再度粘连挛缩。

第十八节　急性化脓性骨髓炎、关节炎护理要点

1.按骨科一般护理常规护理。

2.重视患者营养支持。

3.减轻患者疼痛：①抬高患肢，皮肤牵引或石膏托制动。②避免患肢受压。③妥善搬运。

4.配合医师为患者及时留取血液及脓液标本并送检，以便尽早明确诊断并合理使用抗生素。

5.警惕心肌炎、心包炎、肺脓肿及二重感染等并发症的发生。

6.高热患者按其护理常规护理。

7.重视皮肤护理，预防压疮。

8.对行骨髓腔、关节腔闭式灌洗者，按骨科手术护理常规护理。手术后确保灌洗引流通畅至引流液清亮为止。

【告知】

1.充分休息与良好护理，预防发生褥疮及口腔感染等，给予易消化的富于蛋白质和维生素的饮食，使用镇痛剂，使患者得到较好的休息。

2.用适当夹板或石膏托限制活动，抬高患肢，以防止畸形，减少疼痛和避免病理骨折

3.患肢应予适当固定或牵引，以减轻疼痛，避免感染扩散，并保持功能位置，防止挛缩畸形或纠正已有的畸形。一旦急性炎症消退或伤口愈合，即开始关节的自动及轻度的被动活动，以恢复关节的活动度，但亦不可活动过早或过多，以免症状复发。

4.出院告知：①必须坚持使用抗生素至体温正常后2周时。②若伤口愈合后又出现红、肿、热、痛、流脓等提示转为慢性，需及时诊治。③预防关节挛缩。

第十九节　骨与关节结核护理要点

1.按骨科一般护理常规护理。

2.重视营养支持，给予患者高蛋白、高热量、维生素丰富的饮食。

3.指导患者注意休息。

4.遵医嘱使用抗结核药物，观察药物不良反应。

5.结核脓肿破溃或已形成慢性窦道时，应配合医师为患者及时更换敷料，其污染敷料应集中处理。

6.行石膏绷带固定或持续牵引使局部制动者，按其护理常规护理。

7.病情观察：患者入院后至术前，每日准确测量体温、脉搏、呼吸3次；同时配合医师为患者抽血作血沉检测，以观察病程及药物疗效，从而决定手术时机。

8.需手术治疗者，按骨科手术护理常规护理。

9.出院指导：遵医嘱坚持继续抗结核治疗并定期复查血沉直至痊愈。

【告知】

1.骨和关节结核的治疗应与调养并重，应注意休息，减少消耗，局部固定使患病的骨和关节减少活动，减轻负重，既可防止病变扩散，又能减轻疼痛和肿胀，有利于组织的恢复。

2. 注意加强营养，饮食以富含营养易消化，且多种食物混合进食为宜。

3.抗结核药的治疗尤为重要，以两种以上抗结核药同时使用为佳，用药时间在

1~2 年，其用药种类、剂量、疗程同肺结核。除全身使用抗结核药物外，关节内注射异烟肼、链霉素，效果也较好。同时需服用维生素 B 族、维生素 C 及鱼肝油，贫血时使用铁剂、叶酸、维生素 B12。

4.骨和关节结核都是继发在其他部位的结核之后，故积极开展对肺结核的普查，做到早期诊断、早期治疗，对开放性肺结核病人进行隔离，对其排泄物及用具进行消毒处理，儿童及时接种卡介苗，积极开展群众性体育活动，增强体质。

5.出院告知：①加强结核病防治的宣传工作。②教育病人坚持抗结核药物治疗。教会病人及家属观察药物的副作用。③继续加强营养，增强抵抗力，多食高蛋白、高热量、高维生素食物。④结核有复发的可能，故必须用药 2 年。出院后每 3 个月到医院随访复查。

第二十节　骨肿瘤护理要点

1.按骨科一般护理常规护理。

2.重视心理护理。

3.体位：恶性骨肿瘤患者应卧床休息，避免局部及其肢体负重而致病理性骨折。

4.疼痛护理：①保持患者舒适体位。②遵医嘱及时使用镇静、止痛剂。

5.肿瘤局部护理：不用力按摩与挤压，不热敷与理疗，不自涂刺激性药膏。

6.化疗、放疗者，按其相应护理常规护理。

7.需手术治疗者，按骨科手术护理常规护理。其中截肢术按其相应护理常规护理。

8.出院指导：坚持按肿瘤治疗方案连续治疗，定期复查。

【告知】

1.加强精神调适、护理，帮助病人正确认识疾病，不悲观厌世、恐惧死亡，树立战胜疾病的信心，勇于和疾病做斗争，保持良好的心态。

2.对于疼痛的患者在精神调护的基础上须根据疼痛程度，按三阶梯止痛法，按规定给药。

3.如需做手术的患者积极做好各种检查，清洁身体，轻语安慰。

4.帮助术后的患者积极进行康复，指导和安排他们的康复训练。

5.生活上多关心体贴，对于他们的具体困难要尽力帮助，不能起床活动的，要帮助他们定时翻身，注意受压部位是否有红肿发黑，床上用品是否干燥整洁平整，大小便后及时清洁干净，打上爽身粉等。

6.饮食上应选择富有营养、易消化的食物，可以适当多喝一点骨头汤之类。饮食要富于变化，不要单一品种，尽量提高病人的食欲。

7.骨肿瘤要注意局部有无复发，肝脏及淋巴结有无肿大，并定期作胸部透视。1 年以内最好每隔 2~3 个月摄胸片 1 次。

第二十一节　人工髋关节置换术护理要点

【术前护理】

1.按骨科手术前护理常规护理。

2.评估患者有无牙龈炎、气管炎、痔疮等潜在感染灶，以便配合医师为患者及时采取抗感染措施。

3.配合医师为患者进行心、肝、肾等脏器功能及血糖检查，以便进行手术耐受力评估。必要时，遵医嘱进行相应治疗。

4.指导患者预防感冒。

5.指导患者加强营养，提高机体抵抗力。

【术后护理】

1.按骨科手术后护理常规护理。

2.将患者卧于电动按摩气垫床上，抬高患肢置于软枕上，并穿丁字鞋维持中立位。

3.对行皮肤牵引维持肢体位置者，按其护理常规护理。

4.密切观察患者生命体征及意识等情况，警惕心脑血管意外、应激性溃疡、肺栓塞等并发症。

5.预防置换的关节脱位：患者翻身时尽量往健侧，且两腿之间加外展枕；女患者小便时可使用接尿器，以减少使用便盆的概率，且放置便盆时从健侧置入，以免反复移动患侧髋部。

6.预防感染：确保伤口（负压）引流装置通畅，并注意观察引流的量、色、质，遵医嘱准确使用抗生素。

7.预防下肢深静脉栓塞：可穿长筒弹力袜；术后2~3日，开始鼓励患者做足、踝、股四头肌收缩活动。

8.根据手术方式与所置换关节的材料峰方面决定患者下床活动的时间，并逐渐用患肢负重。

9.出院指导：定期复查，避免双腿交叉、下蹲、剧烈运动等。

【告知】

1.使病人减轻心理压力，增强术后康复信心，掌握人工髋关节置换术后渐进式功能锻炼方法。

2.认真听取病人陈述，向病人展示人工髋关节模型图片，使之对人工髋关节有感性认识，耐心讲解手术方式，术中配合要点及术后注意事项，结合成功病倒现身说法，使患者减轻心理压力，增强术后康复信心，主动参与落实康复计划。

3.向病人及家属认真讲解术后功能锻炼的重要性，使患者真正认识到功能锻炼是人工髋关节置换术成功与否的一个重要环节，然后结合健康教育手册和图谱向病人及家属认真讲解渐进式功能锻炼的时机、要领，消除病人的急躁情绪，使病人能正确进行功能锻炼。

4.向病人讲解需做哪些准备：①病人停服药物，如阿司匹林。②治好脚癣。③减轻体重以减少自己新的髋关节所受的压力。④暂停吸烟。⑤训练好如何使用拐杖。

5.向病人及家属讲解家中设备安排：①在沐浴及洗澡处要按放安全的握棒或扶手。②所有楼梯要好扶手。③早期康复时，要坐一个稳定的椅子，让膝关节低于双髋。④要有一个升高的便桶坐垫。⑤洗澡时要有一个稳固的冲澡椅或凳子。⑥要有一个穿衣棒、穿袜辅助器及长柄鞋拔，让病人在穿袜穿鞋时不要过度弯曲新的髋关节。

6.详细讲解渐进式功能锻炼方法，具体方法如下：（1）第一阶段（术后2-6天）。目的是保持关节稳定性和肌肉的张力，防止关节僵硬和肌肉萎缩。①股四头肌静力收缩运动。②踝泵运动（屈伸）。③臀大肌、臀中肌等长收缩练习，即收紧臀部肌肉，维持着从1数到5，再放松。④上肢肌力练习，使病人术后能较好地使用拐杖。（如拉吊环）。（2）第二阶段（术后7-14天）。目的是恢复关节的活动度，进一步提高肌力。①仰卧直腿抬高运动，抬高小于30度。②仰卧位屈髋屈膝运动。③外展运动，把下肢滑向外侧，越远越好，再收回。④坐位伸髋屈髋练习。⑤屈髋位旋转练习。（3）第三阶段（术后14天以后）。坐位到站位点地训练。（骨水泥假体使用者，术后患肢可立即开始逐步负重，非骨水泥者，术后6周患肢才可逐步负重）。①站立屈膝。②站立外展髋部。③站立后伸髋部（向后伸）。④步行练习（术后6周）。患肢不负移步，健腿先迈，患腿跟进，拐杖随后。在上下楼梯时要求"好上、坏下"，即上楼时健侧先上，下楼时患侧先下。

7.术后告知：指导病人学会术后应采取的体位，督促病人进行功能锻炼，以便尽早恢复正常功能。告知病人术后应采取的卧位（外展中立位）。讲解患肢抬高的意义。睡眠时应用固定支具，按时翻身叩背、有效咳嗽的意义和配合要点。根据渐进式功能锻炼要求，逐日演示功能锻炼方法。

8.出院告知

①饮食：多进富含钙质的食物，防止骨质疏松。

②活动：避免增加关节负荷量，如体重增加、长时间站或坐、长途旅行、跑步等。

③日常生活：洗澡用淋浴而不用浴缸，如厕用坐式而不用蹲式。

④预防感染：关节局部出现红、肿、痛及不适，应及时复诊；在做其他手术前均应告诉医生曾接受了关节置换术，以便预防。

⑤复查：基于人工关节经长时间磨损与松离，必须遵医嘱定期复诊，完全康复后，每年复诊一次。

第二十二节　人工膝关节置换术护理要点

【术前护理】

1.按骨科手术前护理常规护理。

2.评估患者有无牙龈炎、气管炎、痔疮等潜在感染灶，以便配合医师及时采取抗感染措施。

3.配合医师为患者进行心、肝、肾等脏器功能及血糖检查，以便进行手术耐受力评估。必要时，遵医嘱进行相关治疗。

4.指导患者预防感冒。

5.指导患者加强营养，提高机体抵抗力。

【术后护理】

1.按骨科手术后护理常规护理。

2.患者抬高患肢，膝下垫枕或使膝关节屈曲20°左右。

3.密切观察患者生命体征及意识等情况，警惕心脑血管意外、应激性溃疡、肺栓塞等并发症。

4.确保伤口（负压）引流装置通畅，并注意观察引流的量、色、质。遵医嘱准确使用抗生素。

5.遵医嘱尽早行膝关节被动运动训练。被动伸屈运动从30°开始，逐渐增加运动角度与时间，为恢复膝关节主动运动功能打下基础。

6.出院指导：定期复查，预防并发症。

【告知】

（一）疾病知识告知

1.全髋人工关节置换术的定义　它是指置换金属股骨头和金属或超高分子聚乙烯髋臼。该术主要切除病患组织，恢复一定程度髋关节功能和活动、解除髋关节的疼痛。

2.全髋人工关节置换术的适应证　适用于陈旧性股骨颈骨折、股骨头缺血性坏死、退行性骨关节炎、类风湿性关节炎、强直性脊柱炎、髋关节强直、慢性髋关节脱位、髋肿瘤等。

（二）术前告知

（1）全面了解病情，做好心理护理，完成各项术前准备。

（2）皮肤牵引。一般牵引3~5日，重量5kg，抬高床尾15°~20°，保持有效牵引效能，松弛髋部肌肉，以便于手术。

（3）术前3日按医嘱应用抗生素，预防感染。

（4）指导择期手术病人高营养饮食，以增强病人体质，提高组织修复和抗感染能力。

（5）指导病人术后适应性训练，如床上大小便等，练习术中所需的特殊体位。

（6）配合医生对病人及家属进行必要的相关知识指导，如手术目的、手术效果、术后疼痛规律、引流管的妥善放置、术后功能锻炼的必要性等，以取得病人的理解与信任。

（7）术前1日对病人进行术前配合常识指导，如饮食控制、手术区域皮肤保护、个人卫生（洗澡、更衣、剪指甲）、睡眠要求、避免受凉、禁烟酒等并作好护理记录。

（8）术前常规备皮、配血、询问药物过敏史，皮试阳性者除按规定记录外应立即报告医生、病人及家属，并做好标志，女病人询问是否有月经来潮。

（9）术晨监测生命体征，如有异常应报告主管医师，执行术前各项医嘱。

（10）送病人去手术前，应查对床号、姓名、手术部位、术前医嘱是否全部执行等，协助病人排空大小便，取下病人活动假牙、发夹及贵重物品一并交家属保管好。

（11）准备好输血器、输液器、一次性无菌导尿包，正确填写手术患者出入科记录单。

（三）术后告知

（1）严密观察患者体温、脉搏、呼吸、血压等全身情况及局部切口有无渗血，如渗血较多时要及时更换敷料。

（2）保持伤口负压引流管通畅，注意观察引流液的性质和量。一般每日引流量不超过 500ml，术后 8 小时可根据医嘱拔除引流管。

（3）保持患肢外展中立位，防止外旋，以防脱位，必要时穿防外旋鞋。嘱病人不要将两腿膝部交叉放置，以避免髋关节过度内收，造成关节脱位。

（4）定时协助翻身，避免局部长期受压，搬动时须将髋关节及患肢整个托起。保持床铺清洁、干燥，必要时放置气圈和海绵垫，预防发生褥疮。

（5）抬高患肢，观察患肢远端血运。术后持续皮肤牵引 2 周，保持牵引效能。

（6）给予高热量、高蛋白、高维生素、易消化的饮食，促进伤口愈合。

（7）预防并发症及感染：

1）为预防肺炎、肺栓塞及血栓性静脉炎，鼓励患者利用牵引架上拉手抬起身躯，以促进呼吸及血循环。

2）预防骶尾部褥疮，经常保持床铺平坦、干燥、清洁、无渣屑。

3）预防泌尿系统感染，使用阿米卡星作膀胱冲洗。

（8）功能锻炼指导：

1）术后 6~12 小时后即可以收缩、舒张的方法锻炼股四头肌，做足背屈伸、跖屈等活动，以加强髋周围肌肉力量，防止关节强直。

2）卧床 2 周，6 周内忌屈曲、内收及内旋，可在两下肢中间放一软枕，以防止髋关节脱位。

3）6~8 周后可下床，适当负重。

（四）出院告知

1.自行上、下床指导 出院前 2 天，指导患者在家属的协助下进行离床活动，并做动作演示，指导患者利用双上肢及健侧下肢的支撑自行上、下床的方法，以便出院后自理。

2.体位指导 卧位时仍平卧或半卧，3 个月内避免侧卧；坐位时尽量靠坐有扶手之椅子，术后 3 周内屈髋<45°，以后逐渐增加屈髋度，但避免>90°，不可将患肢架在另一条腿上或盘腿，站立时患肢外展。术后6周内应嘱患者不能将两腿在膝部交叉放置，3个月内不能坐小矮凳，不能蹲下，不能爬陡坡，6个月内患肢避免内收及内旋动作。

3.肌肉和关节活动训练及负重指导　按出院前训练方法在床上或站立时进行，逐渐增加训练时间及强度。患肢不负重，拄双杖行走，术后3个月患肢可逐渐负重，由双杖→单杖→弃杖，但必须避免屈患髋下蹲。

4.日常活动指导　指导患者正确更衣（如穿裤时先患侧后健侧）、穿袜（伸髋屈膝进行）、穿鞋（穿无须系鞋带的鞋）；注意合理调节饮食，保证营养但避免体重过度增加，戒烟戒酒；拄拐杖时尽量不单独活动；弃拐外出时使用手杖，这一方面是自我保护，另一方面也向周围人群作暗示，以防意外。进行一切活动时，应尽量减少患髋的负重度及各侧方应力。

第二十三节　断肢（指）再植术护理要点

【术前护理】
1.按骨科手术前护理常规护理。
2.尽快完善术前准备，为再植肢（指）手术赢得时机。

【术后护理】
1.按骨科手术后护理常规护理。
2.患者住单人房间，保持安静，维持室温在20℃~25℃，避免寒冷刺激，必要时用烤灯，以预防血管痉挛。
3.患者绝对卧床休息2周。仰卧位，再植肢（指）置于软枕上，保持高于心脏水平5~10cm，局部制动。
4.给予患者高蛋白、高热量饮食。绝对禁烟、酒。
5.遵医嘱使用抗生素、扩血管药，禁用升压药及对血管有刺激性的药物。观察药物不良反应：①使用抗凝药物后有无出血倾向等。②应用低分子右旋糖酐时，开始要缓慢滴注，以便观察有无变态反应（发热、荨麻疹、血压下降、呼吸困难和胸闷等）。
6.观察患者全身情况。对高位断肢且缺血时间较长而再植者，密切观察有无毒血症和肾衰竭之征象，遵医嘱测患者体温、脉搏、呼吸、血压，准确记录出入水量，尤其是尿量。
7.仔细观察患者局部情况。
（1）局部敷料包扎松紧度是否适宜。避免因敷料渗血、渗液干涸后而压迫再植肢（指）体，影响血液循环。
（2）患肢（指）的颜色、温度、指腹饱满程度及甲床毛细血管回流速度，并测皮温每1~2小时1次。

（3）患肢（指）肿胀情况。若患肢（指）进行性肿胀及皮温较健侧低3℃以上者，及时报告医师予以处理。

【告知】

1、绝对卧床，伤肢抬高30°~45°，以利静脉回流，防止和减少肢体的肿胀。置患肢于平心脏或高于心脏水平，用支被架保护好功能位制动放置。前三天为绝对危险期，病人应绝对卧床，避免患侧卧位。

2、饮食：易进高蛋白、高热量、高维生素、高碳水化合物、营养丰富、易消化的食物，避免进食辛辣、刺激性强的食物。

3、患指局部护理：60W红外线鹅颈灯垂直照射，保持灯距30-40cm，灯烤保温前提是再植指血运好，发现血运不好应立即切掉烤灯。

4.出院告知：功能锻炼对病人说明早期活动重要性，协助制订锻炼计划。自再植存活之日起，患肢保持功能位，绝对休息，但可作适当按摩和活动健肌。3-4周后，软组织已愈合，去除外固定后，指导病人作受累关节各方向的主动运动，亦可作较有力的牵伸挛缩和关节功能牵引，进行系统的康复训练。

第二十四节　截肢术护理要点

【术前护理】

1.按骨科手术前护理常规护理。

2.耐心向患者说明截肢的必要性，解除思想顾虑。

3.外伤患者按开放性骨折护理常规护理。

4.指导择期手术患者进行手臂拉力锻炼及使用拐杖。

【术后护理】

1.按骨科手术后护理常规护理。

2.床头备止血带或沙袋，密切观察残端渗血情况并及时处理。

3.置残肢端与伸直位，必要时以夹板或牵引固定，防止关节屈曲挛缩。

4.出现残端疼痛或幻觉痛，先行心理护理，必要时遵医嘱使用镇静、止痛药，或针刺疗法，尽量避免使用易成瘾的止痛剂。

5.切口愈合后，进行残肢锻炼，应用弹力绷带包扎残端，并可装配临时性义肢。

【告知】

1.术前做好患者对截肢不理解的思想工作，以取得配合，以免延误治疗。术后要以同情关怀的态度安慰病人，使病人正视现实，树立起战胜伤残的信心。

2.保持截肢残端清洁、干燥、无压迫、预防残端压伤及感染。

3.确保病人体位的正确摆放，预防残端挛缩。

4.指导病人及时进行残肢主动运动和被动运动，以增强残存肌力。预防各种并发症。

5.帮助患者扶拐行走，加强残肢功能锻炼，保持关节的正常活动度。做好安装义肢前的准备。

6.做好饮食调护，增加营养，提高病人抵抗力。

第二十五节　关节镜手术护理要点

【术前护理】

1.按骨科手术前护理常规护理。

2.向患者说明关节镜是使用内镜深入到关节腔内进行诊断、治疗、手术的一种仪器，其优点是损伤小。

【术后护理】

1.按骨科手术后护理常规护理。

2.减轻患者关节肿胀：抬高患肢，局部加压包扎；冰敷等。

3.观察有无关节内出血、感染等并发症。

4.依手部位进行相应的功能锻炼。

【告知】

1.手术前1天巡回护士到病房探视病人，了解病人状况做好心理疏导，向病人介绍手术环境、手术体位、麻醉方法、检查手术部位及皮肤准备，指导病人进行体位的适应性训练，告知病人如何与医务人员配合，消除紧张情绪，缓解术前不安心理，了解医生对手术的特殊要求，以便于工作采取相应的措施。

2.清洗患肢，准备皮肤，对肿胀明显的患者，指导其加强练习，以及抬高患肢。

3.术前禁烟忌酒，有高血压的患者提醒其口服降压药控制血压。高血糖患者应用降血糖药物控制血糖。有精神疾病的患者应按时服药，控制病情。

4.麻醉消退后即开始手指的主动活动，或者协助进行握拳、伸指活动，术后第一天起，每天进行4次，每次5~10分钟的手部运动。未作石膏固定的患者，可进行轻度腕关节的主动运动，同时加强肩肘关节的运动。

5.术后2周，伤口拆线后，运动幅度逐渐加大，到术后第3周，未作石膏固定的患者，此时可以进行被动的腕关节活动。术后第4周，TFCC修复的患者，可拆除石膏，开始锻炼。

6.术后8周，TFCC损伤修复的患者，可进行腕关节的被动活动。桡骨骨折的患者，经X线摄片复查，骨折愈合可行固定拆除，同时开始进行腕关节的功能锻炼。而舟骨骨折的患者，在12周后根据X线影像，可考虑拆除石膏，同时进行腕关节的功能锻炼。在锻炼关节活动度的同时，要加强肌力的恢复，并逐渐恢复适当的日常活动，鼓励患者日常活动中免负重使用患肢，使功能训练生活化。

7.出院时应根据患者的实际情况，由床位医生制定详细合适的训练计划，向家及病人宣教，并作示范动作，使其掌握功能锻炼的方法。嘱患者定期复诊。鼓励患者克服疼痛，坚持早期锻炼，是关节功能恢复的重要方法。

第二十六节　脊柱疾病与手术一般护理要点

1.按外科一般护理常规护理。

2.患者卧硬板床。

3.脊柱骨折、脊柱结核患者绝对卧床休息。

4.维持脊柱的稳定性，搬运患者时动作应稳、准、轻，防止局部扭曲而加重损伤。

5.鼓励患者多饮水，多吃粗纤维饮食，保持大便通畅；3日未解大便者应遵医嘱给予通便处理。

6.长期卧床患者，预防压疮、坠积性肺炎、泌尿系感染等并发症。

7.指导并协助恢复期患者功能锻炼。

第二十七节　截瘫护理要点

1.按脊柱疾病与手术一般护理常规护理。

2.患者卧气垫床，保持床单位清洁、平整、干燥，定时翻身按摩，防压疮。

3.给予患者高蛋白、高热量、丰富维生素、粗纤维饮食。

4.遵医嘱补液与营养支持疗法，维持水、电解质及酸碱平衡。

5.高位截瘫者，严密观察其生命体征的改变，备气管切开包于床旁，备床旁氧气与吸痰装置与良好状态。行气管切开者，按其护理常规护理。

6.鼓励患者咳嗽、排痰。对于高位截瘫或四肢瘫痪患者，在患者主动咳嗽时，双手随患者咳嗽的节奏，按压其腹部，以便膈肌上抬，协助咳嗽。必要时拍背、雾化吸入，以预防坠积性肺炎。

7.夏季尽量置患者于空调房内，高热时采用物理降温。冬季注意保暖，防冻伤；使用热水袋时，温度应低于50℃，防烫伤。

8.持续性牵引者，按其护理常规护理。

9.留置导尿管者，注意会阴部清洁卫生，尿道口每日用0.5%碘附消毒2次，防泌尿系高热。留置尿管2~3周后开始进行膀胱功能训练，防膀胱挛缩，同时逐步训练膀胱的反射和自主性收缩功能。

10.保持大便通畅，每日定时按摩腹部；3日未解大便者予以通便处理；大便失禁者，应保持会阴部清洁干燥。

11.保持瘫痪肢体功能位置，按摩四肢肌肉，活动各关节，防肌肉萎缩及关节僵硬。

【告知】

1.为防止腹胀、便秘，伤后 2 周内应进食易消化、产气少的饮食，2 周后可进营养丰富、富含维生素、高纤维素的食物；

2.协助有效的排痰，给予翻身、叩背，鼓励病人深呼吸、咳嗽、咳痰，保持呼吸道通畅，以改善肺功能；

3.为防止压疮发生，应经常变换体位，按摩受压部位，保持床铺平整、干燥、无渣屑，被服污染时应及时更换；

4.为防止泌尿系统的感染，应保持会阴部清洁，大小便污染后应及时擦洗，每日饮水 2500~3000ml；

5.为防止关节、肌肉萎缩、畸形，应保持各关节处功能位，加强肢体功能锻炼；

6.颈椎骨折需进行持续性颅骨牵引，其目的是使骨折脱位整复和维持复位、缓解痉挛、改善静脉回流，因此，应保持牵引有效，牵引重量不可随意加减，牵引针不被污染，翻身时头、肩、腰保持在一条轴线，防止因脊柱扭曲而加重脊髓损伤。

第二十八节　寰椎半脱位护理要点

1.按脊柱疾病与手术一般护理常规护理。

2.维持患者正确卧位。寰椎前脱位者，肩背下垫软枕；齿状突骨折伴寰椎后脱位者，头下垫软枕；同时注意保持牵引为绳左右偏斜的方向，如环椎向左脱位，则牵引绳偏斜右侧；反之亦然。

3.搬运患者时，保持头、颈、胸一致，以免扭曲颈部而加重脱位。过床等搬运动作时，严格颈围固定，以保持颈椎的稳定性，避免颈髓的再损伤。

4.并发截瘫者，按其护理常规护理。

5.行持续牵引者，按其护理常规护理。

6.石膏绷带固定者按其常规护理。

7.需做手术者，按颈椎手术护理常规护理。

【告知】患者床上进饮、进食过程中，防气道误吸。禁止非专业人员颈部推拿、按摩或手法复位，并严格按手术医师及责任护士的要求进行出院后康复训练和门诊复诊。

第二十九节　颈椎病护理要点

1.按脊柱疾病与手术一般护理常规护理。

2.做好心理护理，解除患者焦虑与恐惧情绪。

3.颈肩疼痛严重者遵医嘱给予止痛剂或理疗。

4.四肢无力者，注意安全防护，放坠床、摔伤、烫伤等。

5.并发瘫痪者，按截瘫护理常规护理。

6.颌枕带牵引者，按牵引护理常规护理。一般可行间断牵引，每牵引 2 小时休息 15 分钟，以减轻神经根压力，环境椎动脉刺激征；脊髓型颈椎病一般不作牵引治疗。

7.需手术治疗者，按颈椎手术护理常规护理。同时注意术前气管推移训练，并追问患者是否有臭气服用激素类药物（如泼尼松片），小剂量阿司匹林等术前禁用的药物史。

【告知】

1.患者注意充分休息，颈围固定，以限制颈椎过度活动。椎动脉型颈椎病，避免头部过快转动或屈伸，以防头部缺血而猝倒。

2.患者注意营养饮食，以增强体质。多饮水，多吃蔬菜、水果，保持大便通畅。

第三十节　脊柱侧凸护理要点

1.按脊柱疾病与手术一般护理常规护理。

2.鼓励患者多进食高蛋白、高钙、丰富维生素饮食。

3.术前几日患者睡觉时尽可能行侧卧位，凸侧在下，凹侧在上，以借助身体重力达到一定矫形或松弛凹侧软组织的目的有利于术中矫形。

4.肺功能训练，患者可以练习深呼吸、吹气球等，以增大肺活量。

5.需手术者，按胸腰椎手术护理常规护理。

6.术前做好心理护理，减轻患者自卑情绪及心理负担，增强战胜疾病的信心。

7.术后翻身时，第 1 周内患者尽量保持仰卧位或凹侧在下的 45°仰卧位（因凸侧一般因术中去"剃刀背"切除了的肋骨必将加重术后疼痛）。

8.术后 1 周内严禁坐起，7~10 日后开始 45°~75°靠坐，禁忌腰部折屈，一般于术后第 10 日开始可戴支具下床行走。

【告知】

术后必须戴支具半年以上，且出院后必须每 3 个月来门诊找手术医师复查 1 次；一般术后 4 周左右可戴支具上学或参加非体力性质的工作；体力性质的工作必须征得医师的同意，确认脊柱已融合后才能进行。

第三十一节　脊柱结核护理要点

1.按脊柱疾病与手术一般护理常规护理。

2.患者绝对卧床休息，降低机体代谢，减少消耗，防止病理性骨折。

3.患者进高蛋白、高热量、富含维生素的食物。对于肝功能和消化功能差的患者，给予低脂、优质蛋白、清淡膳食，以减轻胃肠及肝脏的负担。

4.遵医嘱抗结核治疗2周。药物治疗期间，观察有无耳鸣、视力减退、恶心呕吐等症状，发现异常及时报告医师改药或停药。

5.每日测体温、脉搏3次，从而判断药物的疗效及选择手术时机。

6.脊柱稳定性不够的患者，可用颈围、腰围或Milwankee或Boston支具、石膏床保护。

7.并发截瘫者，按其护理常规护理。

8.需手术治疗者，按胸腰椎手术护理常规护理。

【告知】

出院告知

1.遵医嘱继续抗结核治疗12~18个月，服药期间每个月复查肝肾功能一次。

2.加强营养，给予高蛋白高脂肪和富有维生素的饮食，首选食品为牛奶，其次可选豆浆、豆腐、鱼、瘦肉等，并鼓励多吃新鲜蔬菜水果，增强机体抵抗力和修复愈合能力。

3.继续卧床2个月，并进行扩胸，咳嗽、深呼吸活动及肢体功能锻炼，并根据内固定植骨融合情况做腰背肌锻炼，2个月后逐步带支架离床活动。

4.并发症的预防：①防植骨块脱落移位：注意翻身和搬运时，保持局部固定，肩臀一致翻身，避免脊柱弯曲、扭转引起植骨块脱离；②防褥疮：每2小时改变体位一次，床单位保持干燥整洁。

5.3个月后复查愈后情况，如有不适随时到医院检查。

6.术后坚持抗结核药物治疗2年左右，每月检查血常规、血沉、肝功能和听力等，以观察药物不良反应。

第三十二节　颈椎手术护理要点

【术前护理】

1.按脊柱疾病与手术一般护理常规及顾客术前护理常规护理。

2.行持续牵引者，按其护理常规护理。

3.气管切开者，按其护理常规护理。

4.并发瘫痪者，按其护理常规护理。

5.做好心理护理，以减轻患者心理负担，树立战胜疾病的信心。

6.颈椎结核患者术前抗结核治疗1~2周。

7.患者戒烟、戒酒。

8.训练患者床上大小便，防术后体位改变而引起便秘及尿潴留。

9.颈椎病术前进行气管推移训练，指导患者自己用 2~4 指推气管于非手术一侧，以增加术中适应性。

10.颈部及髂部常规备皮。

【术后护理】

1.按骨科术后护理常规及相应麻醉后 护理常规护理，同时，与参与医治的医师共同拟定有关的护理、康复计划。

2.给予患者颈部沙袋或颈围制动，防颈部扭转。

3.患者卧气垫床，每 2~3 小时翻身 1 次，保持床单位清洁、平整、干燥，以预防压疮。

4.鼓励患者进食高蛋白、丰富维生素、易消化的清淡饮食。

5.遵医嘱抗感染、止血、脱水、营养支持疗法。

6.严密监测患者生命体征的变化，有条件者行床旁心电监护。

7.密切观察患者四肢的感觉、运动情况，了解手术效果及神经根有无损伤征象。

8.保持患者呼吸道通畅，备气管切开包于床旁，备氧气、抽吸器于良好状态。鼓励患者咳嗽、排痰，遵医嘱给予雾化吸入，防坠积性肺炎。

9.保持伤口引流通畅，密切观察引流物的量、色、味。当发现有脑脊液漏时，去枕平卧，抬高床尾。

【告知】

1.保持会阴部清洁外伤，尿道口每日用 0.5% 碘附消毒 2 次，防泌尿系感染，同时注意排尿功能的训练。

2.保持患者大便通畅，多饮水，多吃粗纤维食物；3 日未解大便者，遵医嘱通便处理。

3.协助并指导患者功能锻炼，瘫痪肢体应保持功能位。

4.患者术后下床活动之前，应先予以坐位 2~3 分钟，防止土壤站立发生晕厥。

5.出院指导：颈围固定 2~3 个月，防外伤。

第三十三节　胸腰椎手术护理要点

【术前护理】

1.按脊柱疾病与手术一般护理常规及骨科术前护理常规护理。

2.患者增进营养，以增加手术耐受性。

3.协助完善各项术前准备，如骨扫描、磁共振、CT、心肺功能检查等。

4.训练患者床上大小便，防术后体位改变而引起的便秘及尿潴留。

5.腰骶段手术或脊柱大手术者，术前通便或灌肠处理，以排空粪便。

6.截瘫患者，按其护理常规护理。

【术后护理】

1.按骨科术后护理常规及相应麻醉后护理常规护理。

2.患者去枕平卧 4 小时后开始翻身，防扭曲躯干。

3.患者多进食高蛋白、高热量、丰富维生素饮食，促进伤口愈合。

4.遵医嘱抗感染、补液、脱水、止血等治疗。

5.灌肠患者生命体征的变化，特别注意灌肠有无呼吸短促、胸闷等情况，以便能及时发现并处理术后可能并发的血气胸。

6.灌肠患者双下肢感觉、运动及大小便排出情况，以判断有无神经功能恢复或受损征象。

7.保持伤口引流通畅。观察有无脑脊液漏（伤口局部渗液致敷料呈淡黄色血清痕迹，伤口引流液增多，伤口周围皮肤隆起，并伴有头痛、头晕等全身症状），一旦出现，应去枕平卧，抬高床尾，以减轻头痛、头晕症状，同时配合医师为患者伤口局部进行一系列处理（如拔引流管后加压包扎）。

8.石膏固定者，按其护理常规护理。

9.做好心理护理、基础护理、健康指导，防止长期卧床引起的并发症。

【告知】

对内固定术后，脊柱稳定性仍较差的患者，视情况，术后 4~6 周可戴胸背支具早期下床活动；恢复期患者注意腰背肌功能锻炼，以维持脊柱稳定性，可以做广播体操，也可以仰卧多点支撑锻炼或俯卧背伸锻炼。

（陈艳）

第二十一章　烧伤病人护理要点与告知

第一节　烧伤一般护理要点

1.按外科一般护理常规护理。

2.对中小面积烧伤者，应立即配合医师为患者做好清创的准备，争取在伤后6小时内进行。对重度烧伤者，应遵医嘱先行抗休克治疗，待血压、脉搏平稳后方可送手术室行清创。手术后回病房安置在铺有无菌敷料的床垫上。

3.对创面有感染的患者，应立即配合医师给予创面换药，必要时留取创面分泌物做细菌培养和抗生素敏感试验。

4.对采用包扎疗法者，应防止敷料脱落，保持敷料清洁吧，并观察患肢血液循环。

5.对采用暴露和半暴露疗法者，做到冬季保暖，夏季防蝇，随时清除其分泌物，保护创面，保持创面干燥。

6.及时修剪患者毛发和过长的指（趾）甲，清洁创面周围的健康皮肤。对头面部烧伤患者，注意做好五官护理，防止眼炎、口腔感染等并发症的发生，并观察有无吸入性损伤。

7.遵医嘱常规注射 TAT 和使用有效抗生素，并注意观察患者用药后的反应。

8.做好消毒隔离工作，防止医院内感染。

9.患者应定时翻身，防止创面受压加深及压疮的发生。

10.指导或协助恢复期患者进行功能康复锻炼。

11.根据烧伤患者各期不同的心理特点做好心理护理。

第二节　烧伤感染期护理要点

1.遵医嘱根据病情及时上翻身床或小儿"人"字形床，定时更换体位，防止创面受压加深。经常巡视，防止坠床。烦躁不安者不宜俯卧，必要时予以约束四肢和加用床栏保护。

2.加强全身营养支持，尽可能采用胃肠营养法。根据病情和饮食特点制定各阶段的饮食计划，使每日总摄入热量达到 10 465~16 744J（2500~4000cal）（碳水化合物、蛋白质和脂肪提供能量之比为 5:2:3）。胃肠道反应严重者应禁食，必要时遵医嘱行胃肠减压。

3.加强创面处理，保持创面敷料清洁，及时清除其分泌物。遵医嘱留取创面分泌物做细菌培养和抗生素敏感试验。

4.注意消毒隔离，合理使用抗生素，预防脓毒血症的发生。

5.坚持做好五官护理、健康皮肤清洁、会阴抹洗等基础护理，预防化脓性耳软骨炎、压疮等并发症的发生。

6.严密观察患者体温、脉搏、呼吸、意识、尿量和创面情况，准确、及时做好记录。

7.做好患者的心理护理。

【告知】

1.心理安慰

烧伤感染常伴持续不退的高热、腹胀、食欲缺乏等不适；加之创面频繁地换药、多次手术、重复繁多的治疗和护理，疼痛的刺激，昂贵的住院费用等均构成对病人心理压力源。病人心理行为的改变，护理人员要以平和的心态去接受、关心和理解他们，并尽量多与病人接触交流。如病人对持续高热的不理解，容易对医师的治疗产生怀疑，认为医师处理方法不对或者至少是处理效果不好，继而拒绝继续治疗。护士应耐心解释持续高热的可能原因，告知病人烧伤急性体液渗出期过后，组织水肿回吸收，创面坏死组织的溶解，致使大量的毒素和细菌随之进入血液，机体的免疫系统为拮抗毒素和细菌等异物的作用，而引发急性炎症反应，人体表现为发热。发热提示机体有较强的防御能力。随着创面坏死被逐次清除，如多次换药或手术清创植皮，创面慢慢地被封闭，炎症反应渐进消退，体温趋于正常。当病人及家属了解了换药、手术、植皮、发热等相互关系后，病人就会对治疗有信心，能够正确对待治疗中暂时出现的不适。此时护士应抓住机会，因势利导，如嘱病人多喝水、多进食、保持乐观情绪，增强机体抗能力，积极配合治疗。

2.饮食指导

烧伤病人应早期进食。病人早期因烧伤疼痛、高热、过度精神紧张或沉于自责、自暴自弃的情绪之中，食欲缺乏或拒绝进食，护士应先向病人解释营养的重要性和必要性，进食补充营养是烧伤治疗的重要措施之一，使病人及家属主动积极配合。其次，护士根据病人的情况评估病人营养需要量、确定每日的热量及营养物的种类和给予途径，并定时对病人实际进食的量、种类和热量进行评价，确定病人是否按要求摄入了足够的热量。大面积烧伤病人因超高代谢、创面愈合的需要，应教育病人摄入高蛋白、高热量、高维生素的食物。注意荤素搭配，多食蛋类、鸡、鱼、鸭、动物肝脏及蔬菜水果、乳制品，保证饮食摄入热卡在 3000kcal/d 以上，有利于机体组织的修复，防止便秘、便结。

3.体位要求

①头颈部烧伤　如果病人生命体征平稳，应给予半坐卧位，有利于头面部消肿；颈部烧伤病人注意头部后仰悬空；耳郭烧伤病人注意用小棉垫做软的空心圈，使其悬空，严防耳郭受压，导致耳郭血液循环障碍，耳郭坏死加深。

②双上肢烧伤 外展90°，若上肢伸侧为深度烧伤则保持屈肘位，前臂置中立位；手术或换药包扎时，尤其应注意前臂既不要旋前，又不要旋后。

③手部烧伤 保持腕背屈，虎口张开，掌指关节屈曲，指间关节伸直，保持其功能位。

④双下肢烧伤 保持双下肢外展，膝前深度烧伤保持屈膝，双踝保持背屈位，必要时辅以可塑性夹板固定，防止出现足下垂。

⑤为了使创面交替受压，预防创面加深及褥疮的发生，也有利于换药，大面积烧伤病人宜睡翻身床翻身。翻身前后应注意：一般每2~4小时翻身一次；翻身前后仔细检查翻床各部位是否正常；无医护人员在场时不可擅自翻身；正确使用各种保护用具，以防止病人坠床；病人俯卧时，因呼吸活动受限，可导致动脉血氧饱和度下降。如病人出现屏气、呼吸改变、面色青紫、呼之不应等现象，可迅速翻身仰卧。

4.保持口腔清洁，预防口腔感染：进食后食物残渣、高热等因素，有利于口腔微生物的生长繁殖，应坚持进食后漱口。

第三节　少数修复期护理要点及告知

1.给予患者高蛋白、高热量饮食。

2.保持患者健康皮肤清洁，经常擦浴、更换衣服，适当进行活动。

3.遵医嘱予患者口服及外用预防瘢痕增生的药物，结合加压治疗、体疗、理疗等方法防止瘢痕过度增生，减轻不适。

4.保护新生皮肤，防止新生皮肤溃烂。鼓励、指导并协助患者保持肢体功能位及进行适度的功能锻炼，尽量减少瘢痕挛缩和关节僵直。

5.保证充足睡眠。因创面愈合后瘙痒而影响睡眠者，可按医嘱给予镇静安眠药物。

6.做好心理护理，帮助患者及其家属正确面对现实，指导患者做力所能及的日常工作，提高生活能力，重返社会。

第四节　头面部烧伤护理要点

（1）患者休克期过后取半坐卧位，以利头部水肿消退。

（2）剃除患者头发、清洁、保护创面，及时清除创面分泌物及痂皮。

（3）保持患者呼吸道通畅。疑有吸入性损伤者，应备气管切开包、中心负压吸引器或抽吸器、输氧装置与床旁。

（4）注意保护患者五官功能：做好五官护理，每日3~4次；遵医嘱按时使用滴耳液、眼药水和眼膏等。

（5）经常过后患者头部位置，可使用空心棉圈，防止枕部及耳郭受压而致压疮及化脓性耳软骨炎的发生。

【告知】

1.告知疾病知识

头面部烧伤是由于热力、某些化学物质、电流、放射线等作用于头面部引起的损伤。头面部皮下组织松弛、神经血管丰富，烧伤后容易引起水肿，导致呼吸道梗阻、休克、脑水肿；且食物及口腔分泌物、鼻腔分泌物易污染创面，引起感染，愈合后造成五官挛缩畸形；深度烧伤可累及颅骨、颅内，造成颅内感染。临床常采用创面暴露或半暴露疗法，配合药物及手术植皮治疗。

（1）头面部皮下组织松，血管丰富，烧伤后渗液多，水肿特别重，Ⅱ度烧伤头围可比正常大 2/3~1 倍，Ⅱ度水肿，焦痂的限制，外观肿胀不明显，但水肿向内扩张，如压迫上呼吸道或阻塞咽喉部至上呼吸道梗阻，如压迫舌根，使舌尖露出口外。

（2）头部除周围和横向神经外，还有脑神经，烧伤后全身反应较强烈，除休克外，易发生急性胃扩张、高热、脑水肿等并发症，小儿多见。

（3）头部烧伤焦痂分离早，愈合快，Ⅱ度焦痂比躯干、四肢分离早 3~4 天，Ⅲ度焦痂分离早 5~7 天，毛发区域毛囊深，有较强的愈合能力。

（4）五官分泌物和进食时食物的污染应及时去除污染物，避免创面加深。

（5）头面部深度烧伤愈合后疤痕挛缩，常发生小口、塌鼻、小耳、口唇、睑外翻畸形，严重影响自尊及头面部受损器官的功能。详细介绍烧伤深度及预后情况，以消除过分担心心理。面部血管丰富，无感染时，愈合较其他部位快，遗留的疤痕也较同等条件下的其他部位少，介绍已愈合病例，使其有信心战胜疾病。把配合治疗和不配合治疗的病例预后情况进行比较，使其了解配合治疗和护理的重要性，从而主动接受一切治疗和护理。

2.饮食指导

（1）头面部创面水肿，影响张口和咀嚼时，可用吸管吸入流汁饮食，待水肿减轻后，逐渐改为半流质、软食。

（2）保证营养供给，以促进创面愈合。

（3）取半坐卧位休息，以减轻创面水肿及创面渗出。

3.预防与保健知识教育

（1）保持呼吸道通畅。

（2）注意保护创面，每次进食后，清除嘴唇周围的食物残渣。及时清除五官分泌物及创面脓液，防止创面感染。

（3）眼部烧伤时，可造成眼睑严重水肿、外翻，不能闭眼。应随时清除创面分泌物，双眼滴眼药水，每天一次，晚上涂眼膏，避免强光直接照射，防止发生暴露性角膜炎。

（4）预防口腔炎还应还做以下教育：防止耳部感染；随时清除耳部脓液、分泌物、防止其流入耳内引起中耳炎；侧卧时，以棉圈悬空耳郭，防止耳软骨炎发生。

4.出院告知

（1）继续加强营养，增加机体抵抗力。

（2）深Ⅱ度、Ⅲ度创面愈合过程中，可导致眼裂、嘴角缩小，可做开大与缩小运动，必要时用扩张用具，以减轻疤痕挛缩。

（3）使用抑制疤痕增生的药物及弹力面罩半年到1年，以减少疤痕增生。

（4）功能锻炼。整个治疗过程中注意保持各关节功能位，先锋地各关节被动运动，逐步过渡到主动运动。初愈合创面皮肤弹性差、静脉回流障，进行功能锻炼时，应注意运动强度；待无静脉回流障碍后，练习下床站立、行走，以逐步恢复肢体功能。

（5）保护新生皮肤。新生皮肤薄、缺乏韧性、弹性，摩擦后易发生小水泡或造成水泡破溃，应避免摩擦、抓搔，每日清洗局部，防止感染。

（6）尽量避免日光照射，日光照射可促进皮肤黑色素合成而使皮肤色素沉着。

（7）减少疤痕挛缩畸形：深Ⅱ度、Ⅲ度创面愈合后，可形成疤痕，除功能锻炼外，应坚持外涂抑制疤痕增生药物、使用弹力绷带持续加压包扎局部等辅助措施半年到1年，以减少疤痕增生。遗留疤痕增生、挛缩畸形，影响功能和容貌时，可于6个月后行整形手术。

第五节　手烧伤护理要点

（1）抬高患肢高于心脏水平，以利水肿消退。采用包扎疗法者，应注意保持手的功能位。

（2）根据烧伤的区域、深度和手术情况选择相应的固定体位，创面包扎不宜过紧，且应经常观察末梢血液循环情况。

（3）患者腕部或手部的环行压缩性烧伤，可导致缺血或继发性坏死，应尽早配合医师做好焦痂切开减压的术前准备工作。

（4）尽早铺以被动锻炼和采取有力的抓握锻炼，以减轻手的关节粘连、僵直和挛缩。

【告知】

（1）继续加强营养，增加机体抵抗力。

（2）功能锻炼。整个治疗过程中注意保持各关节功能位，先从各关节被动运动，逐步过渡到主动运动。初愈合创面皮肤弹性差、静脉回流障碍，进行功能锻炼时，应注意运动强度；待无静脉回流障碍后，练习下床站立、行走，以逐步恢复肢体功能。

（3）保护新生皮肤。新生皮肤薄、缺乏韧性、弹性，摩擦后易发生小水泡或造成水泡破溃，应避免摩擦、抓搔，每日清洗局部，防止感染。

（4）尽量避免日光照射，日光照射可促进皮肤黑色素合成而使皮肤色素沉着。

（5）减少疤痕挛缩畸形。深Ⅱ度、Ⅲ度创面愈合后，可形成疤痕，除功能锻炼外，应坚持外涂抑制疤痕增生药物、使用弹力绷带持续加压包扎局部等辅助措施半年到1年，以减少疤痕增生。遗留疤痕增生、挛缩畸形，影响功能和容貌时，可于6个月后行整形术。

第六节　会阴部烧伤护理要点

（1）剃尽患者阴毛。清创后采取暴露疗法，将双下肢分开，使创面充分暴露。注意保护创面，及时清除创面分泌物及痂皮，防止感染。

（2）加强会阴部护理。接触会阴部的容器应消毒，专人专用或使用一次性便器，大小便后用外用生理盐水棉球或0.1%苯扎溴铵（新洁尔灭）棉球彻底清洗会阴部及肛周皮肤，防止创面污染。

（3）烧伤面积较大者卧翻身床，小儿卧人字形床或双下肢悬吊。

（4）留置导尿期间，保持导尿管通畅，定时更换引流袋，每日消毒尿道口2次。

【告知】

1.疾病知识告知

会阴部比较隐蔽，一般不易烧伤，但站立时下肢火焰烧伤或臀部跌坐在高温热源上，也可烧伤会阴部。会阴部烧伤后，因部位特殊，往往不愿暴露创面，容易被大小便污染。治疗方法主要是创面暴露、换药和植皮。

2.心理护理

烧伤部位特殊，因羞怯心理，病人往往不愿暴露创面，应耐心解释，说明创面暴露的必要性及重要性，消除害羞心黑，主动配合换药及护理，以保证创面尽早愈合；由于会阴器官烧伤后畸形，可造成排尿、排便、性功能严重障碍，给患者肉体和精神上带来极大的痛苦。患者和家属很自然存在这方面的担心，特别是患者害怕影响家庭的维系，表现出焦虑、抑郁和恐惧。我们应理解、支持和同情患者，取得家属和社会的支持，帮助患者渡过难关。

3.饮食指导

进食高热量、高蛋白，富含维生素及含粗纤维的清淡食物，少吃辛辣刺激性食物，促使肠蠕动，防止便秘，补充营养，促进创面愈合。

4.体位要求

取仰卧位，两腿分开，小儿卧"大"字床，便于接大、小便，避免大小便污染创面。

5.创面护理

（1）教育病人积极预防烧伤的原因，改善工作和居住条件，避免不幸再次发生。

（2）详细介绍会阴部烧伤的愈合、治疗过程，以取得患者的配合。会阴部包扎不方便，且包扎后易使创面潮湿软化，大小便污染敷料，增加创面感染的机会，故一般采用暴露疗法。双下肢应外展，使会阴部能充分暴露。早期可保持干燥避免污染，后期可防止臀沟两侧的粘连愈合。

（3）保持会阴部清洁。大小便后应用0.1%新洁尔棉球清洁肛周、会阴部，再用吸水纱布拭干，以免大小便污染创面，造成感染影响创面愈合。为防止交叉感染，便器应专人专用，无破损，经常消毒，使用时勿拖、拉，以免损伤皮肤。

（4）大面积烧伤合并会阴烧伤的患者最好采用翻身床（小儿可卧"大"字床），使会阴暴露以便大小护理。

（5）会阴部烧伤伴有外生殖器烧伤时，男性患者早期阴茎和阴囊水肿严重，俯卧时应托起，必要时用50%硫酸镁湿敷。女性患者注意分开阴唇，保持清洁及防止粘连。女性外生殖器烧伤者，应注意分开阴唇，防止畸形愈合，防止粘连及愈合后阴道闭锁。

（6）预防泌尿系感染。创面脓液等均可经尿道逆行感染造成尿道炎、膀胱炎。应随时清除尿道周围分泌物、脓液；擦洗会阴2次/d，留置导尿管时，消毒尿管2次/d。

（7）预防褥疮发生。骶尾部长时间受压，可导致局部缺血、坏死。每2~3小时更换体位，悬空并按摩骶尾部，清洁周围健康皮肤。两股间撒爽身粉，保持其干燥，以免发生褥疮。

6.出院告知

（1）创面愈合后使用抑制疤痕增生的药物，穿弹力紧身裤，合并有大腿内侧烧伤者，应持续进行功能锻炼；阴道闭锁、阴茎畸形者，半年后可行整形手术。

（2）继续加强营养，增加机体抵抗力。

（3）功能锻炼。整个治疗过程中注意保持各关节功能位，先从地各关节被动运动，逐步过渡到主动运动。初愈合创面皮肤弹性差、静脉回流障，进行功能锻炼时，应注意运动强度；待无静脉回流障碍后，练习下床站立、行走，以逐步恢复肢体功能。

（4）保护新生皮肤。新生皮肤薄、缺乏韧性、弹性，摩擦后易发生小水泡或造成水泡破溃，应避免摩擦、抓搔，每日清洗局部，防止感染。

第七节　吸入性损伤护理要点

1.患者高流量输氧，持续监测血氧饱和度并做好相关记录。

2.严密监测患者呼吸频率、节律、听诊呼吸音，注意有无声嘶、咳嗽、咳痰及咳出物的性状，观察有无气道黏膜脱落，发现异常及时报告医师处理。

3.谨防患者窒息，备吸引器、气管切开用物等于床旁。

4.已行气管切开术者，做好气管切开术后常规护理，遵医嘱行雾化吸入、气管内滴药和气道灌洗。

5.呼吸机辅助通气时做好相关护理。

6.协助医师为患者完善支纤镜、X线摄片、肺功能等检查，及时采集血气分析标本等。

7.经常为患者更换体位、翻身拍背，鼓励深呼吸和咳嗽，以利气道分泌物引流和排出。

【告知】

1.安慰患者，介绍病情、病情、病程及自觉症状，以消除紧张心理。

2.嘱病人在水肿严重时勿说话，以免加重咽喉部充血水肿。

3.饮食指导

（1）进食高热量、高蛋白、富含维生素的刺激性小的流质饮食。

（2）吞咽困难者，可鼻饲流汁，并注意：少量多餐。每次量小于200ml，间隔时间不超过2小时，过量可造成消化不良。不可自行拔管，防止胃管脱出。不可擅自喂食，以免造成食物误入呼吸道引起窒息。

4.保持呼吸道通畅

（1）取半坐卧位，以减轻喉头水肿，保持气道通畅。

（2）及时清除鼻腔分泌物，防止结痂后堵塞鼻孔，影响通气功能。

（3）病人出现声嘶加重、阻塞感、喉头喘鸣音，说明有呼吸道梗阻，应立即告诉医护人员处理。

5.出院告知

（1）继续加强营养，增加机体抵抗力。

（2）注意休息，尽量少说话，以免加重呼吸道黏膜水肿。

（3）进食不宜过陕，以免呛人呼吸道。

第八节　烧伤植皮手术护理要点

【术前护理】

1.按外科术前护理常规护理。

2.向患者说明植皮手术的必要性，以取得合作。

3.供皮区备皮，要求同创面切（削）痂手术相关护理。

4.保持受皮区创面肉芽新鲜，必要时湿敷。

5.大面积烧伤焦痂切除者，要交叉合血，配备足够的血液。

6.按医嘱应用抗生素。

【术后护理】

1.按外科术后护理及相应麻醉后护理常规护理。

2.严密观察患者供皮区伤口渗血、渗液情况。供皮区包扎敷料拆除后，用烤灯或红外线治疗仪照射，保持局部干燥。

3.植皮区护理：植皮区制动，防止皮片移动；观察植皮区有无皮下积脓和坏死，发现异常及时报告医师并协助处理。采用半暴露疗法时，嘱患者不要抓摸，小儿可适当约束。

4.四肢手术应抬高患肢，注意末梢血液循环情况。下肢手术后 2~3 周避免下床活动。手术肢体，一般禁用压脉带，以免影响手术部位的血液循环或导致创面出血。

5.会阴部附近的植皮手术，应特别注意周围皮肤的清洁，防止植皮区污染。

【告知】

1.告知病人将全身清洗干净，预备取皮处以肥皂或消毒液清洗干净，必要时取皮区会先剃净毛发。

2.勤加练习护理人员教导您的深呼吸及咳嗽方法，预防手术后肺部合并症。

3.伤口若有疼痛或不适时，请随时告知医护人员。

4.患肢可以枕头抬高，避免植皮部位受压，维持适当固定及支托位置。

5.在补皮区可能会有石膏固定，请勿随意拆除，并限制活动。

6.若补皮区在下肢者，须卧床休息，不可任意下床活动，须经医师许可方能采渐进式下床活动 7

7.若补皮区在臀部，可采俯卧位，翻身亦需注意。

8.依所教导之深呼吸咳嗽方法练习，必要时会使用蒸气吸入帮助痰液排出。

9.营养补充：多进食高热量、高蛋白饮食，如鱼、肉、蛋。

10.绝对禁止抽烟与喝酒 [含二手烟]。

第九节　　颜面部畸形手术护理要点与告知

1.唇颊部缺损

【术前护理】

(1) 按整形外科术前护理常规护理。

(2) 患者入院后即开始洁齿、漱口、刷牙，保持口腔清洁。长期流涎造成局部糜烂或湿疹者，涂 10%氧化锌软膏。

(3) 遵医嘱备血。

(4) 做好心理护理，减轻患者的自卑心理，消除其疑虑。

【术后护理】

(1) 按整形外科术后护理常规和相应麻醉后护理常规护理。

(2) 患者麻醉苏醒后取平卧位头部略抬高（床头抬高 15°~30°），以利引流，减轻会随着。

（3）患者术后 2~3 日经口或鼻饲流质。以后可改用勺经口腔喂半流质饮食，5 日后可逐渐改为半流质和普食。

（4）患者唇颊部制动，尽量减少谈笑。下唇手术者，可用绷带或下颌托固定以减少张力及限制活动。

（5）每日做口腔护理 2 次。

（6）皮瓣移植者做好相应护理。

2.面神经麻痹

【术前护理】

（1）按整形外科术前护理常规护理。

（2）患者术前 1 周开始用漱口液漱口，术前 3 日开始鼻腔清洁。

（3）常规准备面部及一侧大腿皮肤，术区皮肤须无破溃、毛囊炎、疖肿等。

【术后护理】

（1）按整形外科术后护理常规和相应麻醉后护理常规护理。

（2）患者取半卧位，以利术区引流。

（3）患者术后 3 日进流质饮食，第 4 日至术后 2 周内进半流质，以减少因咀嚼引起颊部活动，2 周后可进普食。

（4）口腔护理每日 2 次。

（5）注意伤口渗血情况，做好伤口引流管护理。

（6）拆线后用宽胶布一端剪开 5cm 分别固定于面颊部和口角，向外上方牵引拉紧后粘贴固定于颞部，以减轻直立时重力引起的筋膜条的张力。

3.半侧颜面萎缩

【术前护理】

（1）按整形外科术前护理常规护理。

（2）患者加强营养，进高蛋白、丰富维生素饮食。

（3）遵医嘱备血。

（4）做好心理护理，消除患者的自卑心理，解除其疑惑，使患者有正确的手术期望值。

【术后护理】

（1）患者全身麻醉苏醒后取平卧位，头部略抬高（床头抬高 15°），头偏向健侧，以利引流，减轻水肿。卧床休息，头部用沙袋加压制动，防止血管吻合部位受气啦或扭曲。

（2）患侧面部使用烤灯保温，以免因寒冷刺激引起血管痉挛。

（3）行皮瓣移植者做好相应护理。

第十节　外耳畸形手术护理要点

1.小耳畸形

【术前护理】
（1）按整形外科术前一般护理常规护理。
（2）术前1日，男患者剃光头发，女患者剃掉耳周发际7cm的头发，注意耳周围、面颈部及供皮区有无皮疹、疖及划痕，如有异常，均应及时报告医师。
（3）拟行鼓室成形术时，注意患者有无上呼吸道感染及咽部炎症。

【术后护理】
（1）患者卧床休息，严密观察有无选用、呕吐、头痛等内耳迷路症状。
（2）患者进半流质饮食，以避免用力咀嚼食物影响再造耳皮肤的成活。
（3）做好伤口负压引流的护理。
（4）正确使用整形耳罩保护再造耳。
（5）自体肋骨移植者注意观察患者有无呼吸困难、烦躁不安及缺氧症状，以排除术中可能造成的气胸。

2.招风耳

【术前护理】
同整形外科术前护理常规护理。

【术后护理】
（1）同整形外科术后护理常规和相应麻醉后护理常规护理。
（2）参见小耳畸形手术护理常规护理。
（3）保持伤口包扎敷料的稳固，防止松脱或移位。告知患者拆线后需继续包扎2~3周，促使缝合的软骨愈合稳固。

【告知】
出院告知：由于再造耳的痛觉、温觉均较差，软骨支架的弹性与正常的耳郭软骨差距很大，嘱患者注意自我护理：避免再造耳的外伤、冻伤；保持局部清洁，防止感染；正确放置和佩戴耳罩；植皮成活后放置耳道塞具3~6个月，以防止或减轻外耳道挛缩变窄；再造耳的耳挂塑形包扎3~6个月。

第十一节　四肢畸形手术护理要点

1.手烧伤后瘢痕挛缩

【术前护理】

（1）按整形外科术前护理常规护理。

（2）患者入院后即开始用温水泡手，以清除污垢、软化瘢痕和活动关节。

（3）保护手术区皮肤和血管，忌在手术侧肢体作静脉穿刺。发现有手癣、湿疹、皮疹等情况报告医师处理。

【术后护理】

（1）按整形外科术后护理常规和相应麻醉后护理常规护理。

（2）抬高患肢，肘部高于心脏水平 5~8cm，腕关节位置高于肘关节，肘关节高于肩关节。

（3）克氏针固定者：注意避免碰撞使钢针移动导致逆行感染；钢针固定期间禁止浸水，每日用 0.5% 碘附消毒针眼周围皮肤 2 次；钢针拔除后进行理疗及功能锻炼。

（4）尽早进行手部功能锻炼。一般待伤口愈合或植皮拆线后 1 周开始，每日晨松开敷料进行功能锻炼，睡前再进行功能位或治疗位置包扎。有肌腱吻合者术后 3 周开始锻炼。

2.下肢瘢痕挛缩

【术前护理】

按整形外科术前护理常规护理。

【术后护理】

（1）按外科术后护理常规及相应麻醉后护理常规护理。

（2）行皮片或皮瓣移植及石膏固定者按相应护理常规护理。

（3）腹股沟及臀部瘢痕挛缩畸形患者术后半年内平卧或俯卧，避免侧卧位屈髋屈膝姿势。配合按摩、体疗，穿弹力裤，局部加压，减轻皮片挛缩。

（4）腘窝、膝关节部位瘢痕挛缩畸形术后 2~3 周，在日间进行功能锻炼，下地行走；建业睡眠时用石膏或夹板将患肢膝关节固定与伸直位，以预防皮片挛缩。

（5）足部伤口愈合后 3 周，可逐步锻炼足部下垂动作，每日数次，每次 1~2 分钟，时间逐渐延长，然后再练习行走。锻炼时如发现皮片或皮瓣颜色暗红或肿胀，则应停止锻炼，让下肢休息，防止局部起泡或破溃，锻炼历时 3 个月。

3.下肢慢性溃疡

【术前护理】

（1）按整形外科术前护理常规护理。

（2）抬高患肢高于心脏水平 5~8cm，以利改善创面及肢端血液循环。

（3）给予患者高蛋白、高热量、丰富维生素饮食，以改善全身营养状况。

（4）介绍手术方法及术后肢体固定方式，指导患者做适应性训练。

（5）协助医师对长期慢性溃疡患者做病理检查，并做好心理护理。

（6）糖尿病患者做好相应护理。

【术后护理】

（1）按整形外科术后护理常规和相应麻醉后护理常规护理。

（2）抬高患肢高于心脏水平 5~8cm，观察肢端血液循环。

（3）皮瓣移植者注意观察血液循环。交腿皮瓣者保持蒂部清洁、干燥及通风良好。

（4）姿势固定而致翻身困难者，应加强基础护理、防止压疮。做好心理安慰，使患者能顺利度过姿势固定期。固定的关节常酸痛难忍，局部予热敷、按摩；或遵医嘱使用镇静止痛药。

4.象皮肿

【术前护理】

（1）按整形外科术前护理常规护理。

（2）患者入院即测量并记录体重、患肢及健肢周径。

（3）患者卧床休息，每日用 1% 温肥皂水或 1:5 000 的高锰酸钾溶液泡洗患肢 15~20 分钟，抬高患肢并用弹力绷带从足端向上缠绕加压包扎，包扎期间鼓励患者做股四头肌及小腿伸屈肌的收缩运动。

（4）给予患者高蛋白、高热量、丰富维生素饮食，以改善全身营养状况。

【术后护理】

（1）按整形外科术后护理常规和相应麻醉后护理常规护理。

（2）象皮肿切除植皮术后 2 周，皮片成活良好者，进行下肢功能锻炼。术后 1 个月可开始扶拐下地活动。

【告知】

嘱患者经常泡洗患肢，保持局部清洁；涂少量凡士林等油膏，防止皮肤皲裂；积极防止皮肤病或虫咬、外伤；半年内避免水中作业；长期使用弹性护腿。

（陈永花 孙伟 庞凤美）

第二十二章　泌尿外科疾病护理要点与告知

第一节　肾周围脓肿护理要点

1.高热时应给以降温处理。可采用酒精擦浴、冰敷等物理降温。放置冰袋时应用毛巾将冰袋包裹好，如果冰融化应及时更换。体温下降后，由于出汗较多，应注意皮肤的清洁。用温开水擦洗，再用毛巾擦干，并及时更换衣裤。给病人擦洗时应注意保持室内温度，避免受凉。鼓励其多饮水，以补充体内水分的不足。

2.疼痛的护理：病人腰背部疼痛不适时，应采取适当的体位，为减轻局部疼痛，可垫一小软枕或气垫圈。适当给予镇痛药以缓解不适。

3.给予有效抗生素抗感染治疗，必要时通过血、尿培养加药物敏感试验以选择有效抗生素。同时，注意保护肾功能，尽量选用对肾功能损害小的有效药物。

4.脓肿切开引流时，应观察切口外敷料渗出情况，如有渗湿，及时更换，保持局部清洁干燥。

【告知】

1.嘱病人安静卧床休息，尽量减少床上活动和避免侧受力、受压。特别是高热期间应绝对卧床休息，待高热消退，症状稳定后，指导其做适量活动。寒战期间应注意保暖，尽量避免身体外露。

2.饮食指导：由于高热使机体代谢增强，消耗增加，所以，增加营养、改善机体状况显得尤为重要。应嘱其摄入高蛋白、高热量、高维生素等易消化食品的同时注意补充充足的水分，禁食刺激性食品。

第二节　膀胱炎护理要点

一、心理护理与健康教育

膀胱炎是泌尿系统中最常见的炎症之一，常有尿频、尿急、尿痛及排尿烧灼症状，有时也会出现腹部不适现象。病人常会为此而感到焦虑不安。同时膀胱炎在急性期未完全控制时，会转变成慢性膀胱炎，易反复发作。有时病人因害怕慢性炎症不愈会影响肾脏，因而更焦虑不安。所以护士应多与病人交流，耐心讲解有关疾病方面的知识，使其对病情有所了解，加强战胜疾病的信心，主动配合治疗及护理。

二、生活护理

1.急性期，嘱病人避免剧烈活动或重体力劳动，最好是卧床休息。

2.鼓励病人多饮水，每天至少饮 2000~3000ml 水，达到稀释和冲洗尿中细菌或毒素的目的。

3.鼓励病人时常排空膀胱，以排除感染的尿液，白天每 2~3 小时排尿 1 次，夜晚排尿 1~2 次，以避免尿液淤积和膀胱过度膨胀，引起下腹部胀痛不适。

4.下腹部胀痛明显时，可在局部适当保暖及热敷以减轻症状。出现痉挛现象时可予解痉药物治疗。

三、抗生素的应用

急性膀胱炎，抗生素治疗一周，一般可治愈，若二周仍无法根除菌尿，则应考虑是否合并或继发于其他泌尿疾病，需进一步检查明确诊断。慢性膀胱炎药物治疗约需 3~4 周，有些病人可能持续数月之久，一般需做尿培养或药敏实验，有针对性地选择抗生素治疗。所以，护士应耐心仔细地指导病人，使其能持续彻底治疗。

四、保持尿液酸化

嘱病人口服维生素 C；多进食酸性食物如肉类、禽蛋类、橘子及所有谷类，禁饮碳酸饮料及任何使用发酵粉或苏打制造的食物。通过酸化尿液，抑制细菌生长。

【告知】

1.为预防膀胱炎复发，应嘱病人多饮水，每天至少 2000~3000ml。不要养成憋尿的习惯。

2.注意个人卫生，勤洗澡、勤更衣。女性病人保持会阴部清洁，使用卫生纸时由前往后擦拭；男性病人注意包皮垢的清洗，洗澡时最好采用淋浴。晚上最后一次排尿和早晨第一次排尿后可在尿道口周围涂以抗生素软膏。

3.包皮过长者应及时行包皮环切术，以减少复发机会。

4.嘱病人夜晚服药前先排空膀胱，以增强药物的效力。

第三节　前列腺炎护理要点

一、心理护理

前列腺炎主要症状为尿频、尿急、会阴部、下腹或阴茎胀痛不适，并伴有尿道口流出白色黏液、腰背部胀痛、全身无力、失眠、少数病人还伴有早泄、阳痿等症状。病人常出现苦闷、担忧的心理。护士应主动与其交流，给予心理安慰，讲解疾病有关知识，介绍治疗效果好的病例，以提高病人心理适应能力，增强其战胜疾病的信心。

二、对症护理

1.排尿障碍：当病人出现尿道刺激征时，应指导病人进行热水坐浴。膀胱部位可行热敷或针灸治疗，必要时行耻骨上膀胱穿刺造瘘术，不宜行导尿。

2.会阴部胀痛不适：病人出现会阴部胀痛不适时，应给予解痉、止痛处理。

3.高热：高热时及时给予药物及物理降温，退热后及时更换衣裤，保持皮肤清洁干燥，嘱病人多饮水，以补充体内水分不足，必要时静脉补液。

三、给予大剂量抗生素抗感染治疗

必要时通过血、尿、精液培养加药物敏感试验来选择有效抗生素。

【告知】

1.急性期应嘱病人卧床休息，保证充足睡眠，有利炎症早日吸收、消退。禁止行前列腺按摩。

2.注意个人卫生，勤洗澡、勤更换内衣裤。

3.对慢性前列腺炎的病人应指导行前列腺按摩，并每周一次理疗及热水坐浴，可减少局部炎症、促进吸收、改善血液循环。必要时请心理医生给予心理治疗。告知病人前列腺液培养加药敏试验，对指导慢性前列腺用药有重要的指导意义。

第四节　肾结核护理要点

一、术前护理

1.心理护理和健康教育：肾结核是由结核杆菌引起的慢性、进行性、破坏性病变，若不及时治疗，病变可进一步播散到泌尿生殖系统，导致严重并发症。护理人员首先要热情和蔼、关心体贴病人，详细讲解疾病的相关知识，既要让病人知道肾结核的严重性，又要让其了解。肾结核的可治愈性，使其在配合治疗的同时增强战胜疾病的信心。另外，也可使病人在治疗疾病的过程中学到该疾病的相关知识。

2.完善各项准备工作

（1）常规做三大常规检查和血生化检测，并做静脉尿路造影，了解病肾破坏程度和对侧肾功能情况。

（2）了解病人药物治疗情况，没有行抗结核治疗者术前加强抗结核治疗半个月再手术。

（3）对消瘦、抵抗力差的病人，术前给予高蛋白、高热量、高维生素饮食，必要时经静脉输入复方氨基酸或静脉高营养物质，提高其对手术的耐受能力。

（4）术前 12 小时禁食，4~6 小时禁饮，必要时术前灌肠 1 次。

（5）术前备皮、备血，防止出血或渗血过多以补充血容量不足。

二、术后护理

1.术后去枕平卧 6~8 小时，头偏向一侧。防止麻醉后并发症或呕吐物阻塞气管造成窒息现象。

2.密切观察生命体征变化，定时测量体温、脉搏、心率和血压。

3.保持肾床引流管通畅，观察引流液颜色和量，随时注意有无肾蒂继发性出血。

4.加强抗生素和抗结核药物治疗，预防切口或尿路感染，同时消除残余结核杆菌的感染。

【告知】

1.出院后继续口服抗结核药物 6 个月至 1 年，消除残余结核杆菌的感染。

2.定期复查肝、肾功能和尿常规，对肝功能损害大的药物改用其他药物替换；肾功能受损者应及时查明原因，了解是源于药物毒性损害还是病灶的加重，及时预防或缓解对健肾的进一步损害。

3.定期复查静脉尿路造影，了解肾、输尿管及膀胱是否有病变或病变加重，早诊断，早治疗。

4.多饮水，注意休息，加强营养丰富食物的摄入。

5.女病人两年内不能怀孕。

第五节　淋病护理要点

一、心理护理和健康教育

淋病是由淋病双球菌引起的泌尿生殖系统化脓性炎症性疾病，是目前最流行的性传播疾病之一。病人不仅承受着疾病带来的痛苦，更承受着社会或心理上的压力及恐惧。护理人员对他们的态度要和对其他病人一样，一视同仁，不能背后议论或有鄙视的态度。既要阐明疾病的危害性，使病人认识到问题的严重性，又要解释疾病的可控制性，缓解病人的思想顾虑和心理压力。同时，加强性传播疾病的宣教工作，并做好保护性医疗措施。增强病人的信赖感及对疾病治疗的信心，解除病人对性传播疾病的无知和恐慌心理，达到治疗和教育的双重目的。

二、个人卫生及护理

淋球菌属嗜二氧化碳的需氧菌，营养要求高，对外界理化因素抵抗力差，最适宜潮湿、37℃的环境生长。传播途径主要经性接触传染，少数经间接接触或母婴垂直感染。因此，病人要注意个人卫生，内裤每日更换，单独洗涤并用开水烫洗杀菌，洗漱及毛巾用具分开，勤换被褥及床单，严防疾病的交叉感染。

三、防止病变迁延或并发症的发生

1.嘱病人遵医嘱及时、定量、规范、彻底地用药。

2.待临床症状完全消失一周后，取初尿的沉渣做涂镜及培养，同时尿道（男性）或宫颈（女性）取材做涂镜或培养，临床症状完全消失后三周，男性病人取前列腺液做涂镜及培养，连续三次均为阴性，才视为治愈。

【告知】

1.治疗期间应避免性生活。同时，加强性伴侣的检查和治疗，防止交叉感染。

2.卧床休息，禁止一切剧烈活动。

3.禁食刺激性食品，如酒、浓茶及咖啡等。

4.注意局部卫生，污染的衣裤、被褥及时清洗、消毒。

5.用药一定按时、定量，避免滥用、泛用或不规则应用抗生素。

第六节　肾脏畸形护理要点

一、保守治疗的护理

1.介绍疾病的相关知识：肾脏畸形多表现在数目、结构、形态和位置的异常，无临床症状者，无须治疗。但畸形的肾脏常比发育正常的肾脏易患病，常出现的并发症如：感染、结石、高血压、损伤等。据资料报道，患有肾脏畸形的人，有的人可以一生不发病，有的人发病或出现并发症后通过保守治疗、对症处理后，也能平安度过一生。

2.提供积极的心理支持

（1）掌握病人心理状态，讲解同种病例长期存活的现状，以消除其思想顾虑，增强自信心。

（2）加强病人的自身保护意识：①根据病情保护好自己的肾脏，如孤立肾病患者应注意不要使肾脏受伤；马蹄肾病人易引起肾结石，故应积极预防、治疗肾结石；异位肾病人若因其他疾病需手术时，要告诉医生自己是异位者，以免造成医源性误伤。②合理安排生活、饮食，注意不过多劳累，随天气变化而加减衣服，避免感冒等一切导致抵抗力下降的因素。

3.并发症的护理

（1）感染、结石的护理：感染、结石是部分畸形肾常见的并发症。临床可表现为血尿、疼痛、脓尿及尿闭。治疗多以补液、抗炎、解痉等对症为主。感染按泌尿系统感染常规护理；结石参照泌尿系统结石保守治疗的护理。

（2）高血压的护理：单侧。肾发育不全可并发高血压，应监测血压变化；进食无盐低钠饮食；尽量避免精神刺激；按时服用降压药；控制和预防高血压并发症，如脑血管意外、心衰等。

（3）肾积水的护理：避免外伤。重度积水的病人应及时行肾穿刺引流和手术。

（4）呕吐、便秘的护理：畸形的肾脏往往会压迫邻近的脏器、血管或神经，如出现相应的压迫症状时需给予对症处理，出现呕吐时应给予心理安慰，及时清理呕吐物，漱口，协助更换衣、被。

【告知】

（1）鼓励多饮水，勤排尿，以预防结石及感染的发生。

（2）少吃高蛋白质、高盐类饮食，适量控制脂肪的摄入，以免增加肾脏负担。

第七节　单纯性肾囊肿护理要点

1.术前护理

（1）心理护理：讲解穿刺术相关知识，消除病人紧张、恐惧心理，使其精神放松，提高手术耐受性。

（2）积极完善术前相关检查，如血常规、出、凝血时间、肝、肾功能等，注意肾功能情况，有无心、肺及其他疾患的存在。

（3）注意保暖，防止受凉。必要时给予抗生素以预防感染。

2.术后护理

（1）心理支持：帮助其了解术后可能存在的相关问题，以减轻病人对未知的恐惧，从而能安心休养。

（2）病情观察：①观察生命体征的变化，小便颜色的改变，注意是否存在一过性血尿等并发症的发生，如有异常，及时处理。②穿刺后三天，复查B超，观察穿刺后近期效果，同时定期复查B超，了解有否远期复发的可能。③药物的应用及观察：可给予补液、抗感染、止血治疗，观察药物不良反应，有无副作用。注意保护肾功能。④局部护理：保持穿刺点及周围皮肤清洁干燥，有无红、肿、热、痛，勿感染。

【告知】

1.心理护理：向病人讲解疾病的相关知识，以及加强自身保护的重要性，提高其对疾病的认识，做到既不悲观又不轻视。嘱病人如发现不适，及时治疗，以防止病情加重。

2.健康指导

（1）小的囊肿可选择肾囊肿穿刺治疗，如囊肿较大压迫肾脏或反复感染，囊肿穿刺复发均可采取开放性囊肿切除术。

（2）建立良好的起居习惯，适当锻炼，锻炼强度以不感到疲劳为度。

（3）一般情况下，症状轻者，饮食无特殊禁忌。可给予营养丰富、易消化饮食，以增强营养，提高机体抵抗力。症状较重者注意摄入低钠饮食。

（4）定期随诊，如有不适，及早治疗。

第八节　多囊肾护理要点

一、心理护理

多囊肾属先天性疾病，平时无任何症状病人会产生轻视心理，合并感染、结石、出血时可加重对肾功能的损害，病人又易产生悲观情绪。护理人员应讲解疾病的相关知识，使病人及其家属能够正确对待该疾病，从而主动配合治疗和护理。

二、健康教育

1.同单纯性肾囊肿。

2.发现患多囊肾，虽无症状也应定期复查，防止并发症的发生。出现并发症及时控制病情，降低肾功能的损害。

3.嘱病人卧床休息，减少体力活动，稳定情绪，必要时给予抗炎、止血、解痉、镇痛、输液等对症处理。有高血压的病人行降血压药物治疗，同时限制钠盐的摄入。

三、监视肾功能

多囊肾压迫肾实质易导致肾功能的损害，一旦肾脏失代偿即可出现肾功能衰竭，注意观察每日尿量、尿比重的变化，了解面部颜色及浮肿情况，尽可能早诊断、早治疗使病情延缓加重。

四、手术治疗的护理

1.B超定位肾囊肿穿刺术同单纯性肾囊肿穿刺术。

2.开放性肾囊肿去顶减压术同单纯性。肾囊肿去顶减压术。

3.腹腔镜下肾囊肿去顶减压术同腹腔镜下单纯性肾囊肿去顶减压术。

【告知】

向病人及其家属交代此病具有家族遗传性，可能会影响后代，使其有心理准备。注意定期随访。

第九节　肾积水、输尿管肾盂连接处梗阻护理要点

一、术前护理

1.诱导病人良好的情绪，以利手术治疗。肾盂输尿管连接梗阻以先天性原因为

主，多见于儿童。由于儿童心理活动复杂，常表现为惊慌、大哭大闹或因恐惧而出现忧郁、孤僻、不合群的现象，甚至不配合治疗。护理人员应以友善的态度与其交谈，必要时一起游戏，以取得患儿的信任，诱导其良好情绪，从而轻松配合治疗。

2.保持体温恒定，防止呼吸道感染，在更换尿布或敷料时，应尽量减少暴露面积，注意调节室温在 24~25℃ 之间。

3.术前准备

（1）完善各项检查，评估病人对手术的耐受力，如胸透、心电图、肝、肾功能、出、凝血时间。

（2）对营养不良的病人给予高蛋白、高热量、维生素丰富的饮食，必要时可静脉输入高营养物质。

（3）做好肠道准备，准确掌握小儿泻药或灌肠剂的剂量。注意操作动作轻柔，以使病人舒适。婴幼儿可在手术前 2 小时禁乳；较大儿童于术前晚 10 点禁食、禁饮。

（4）备皮、备血。

二、术后护理

1.防止窒息及吸入性肺炎的发生：护理好全麻术后未清醒的患儿，应去枕平卧位，保持呼吸道畅通，头偏向一侧。

2.保持各引流管通畅，妥善固定，防止引流管脱出。

（1）肾盂输尿管外支架管每天用甲硝唑冲洗 1~2 次，术后 9~14 天拔除。

（2）肾周引流管在。肾盂支架管之后拔除。

（3）肾造瘘管应在外支架管拔除后，注入美蓝液或经造瘘管注入造影剂，保证吻合口通畅后再拔出。

3.严密监测体温、脉搏、呼吸、血压变化。告诉病人及其家属，体温在术后 3 天内可波动在 37.5~39℃ 之间，之后体温会逐渐下降至正常，不要因此而紧张。

4.提供心理支持：患儿术后会产生恐惧感和疼痛，会拒绝治疗与护理配合。护理人员应尽量以娴熟的技术和热情的服务消除其害怕心理。同时，调整适当的体位以减轻疼痛。

5.加强生活护理，促进患者身心舒适。患儿术后不懂得照顾自己，因此，护士必须指导其家属协助患儿翻身、更换衣裤、整理床单，必要时，可用敷料或绷带包扎伤口，防止患儿因痛、痒而挠抓，引起伤口继发感染。

【告知】

鼓励病人多饮水，勤排尿，摄取营养丰富的饮食，注意保暖，防止受凉。不适随诊。

第十节　肾造瘘护理要点

1.观察引流物的颜色、性状及量。防止造瘘管折叠、扭曲、受压及脱出。尿流不畅或因血块、脓块、坏死组织堵塞时，应及时调整引流管位置或用手挤压造瘘管，无效者可用5~10ml生理盐水冲洗。引流袋注意保持低位，每日更换1次。

2.严格记录造瘘管的尿量，监测肾功能恢复情况。

3.术后抗感染治疗，分泌物较浑浊时给予0.5%甲硝唑液冲洗，每日2次。

【告知】

告诉病人及其家属，先天性肾盂输尿管连接处梗阻，因积水重，分泌性造影不显影或伴有感染，应急诊做肾造瘘。适当讲解手术的目的及经过，以消除其思想顾虑。并指出手术中需病人配合的地方。

第十一节　尿道下裂（会阴型）护理要点

一、术前护理

1.提供良好的身心照顾

（1）对较小的婴幼儿取得其家长的支持与配合极为重要，这样才能为患儿提供最佳的生活安排及最有效的心理安慰。

（2）较大儿童极易产生恐惧心理，从而拒绝治疗。因此，应先给予热情的态度和细致的护理，同时还要做好心理护理，说明手术的重要性以及手术后的配合，消除患儿心理上的顾虑。简要阐述手术治疗是在于达到男性站立排尿和成年后能进行性生活的目的。

2.合并尿道外口狭窄者，应行尿道外口扩张或切开。

3.拟形成尿道外的皮肤阴毛先行电解，愈合后再行手术。

4.术前灌肠，防止术后过早排便污染阴囊及会阴切口。

5.注意皮肤清洁消毒，可用1/2000新洁尔灭溶液从尿道外口注入3ml消毒后尿道。

6.7岁以上患儿按要求备皮。

二、术后护理

1.注意伤口出血及观察阴茎头血液循环情况。

2.保持膀胱造瘘管通畅，以免过早由尿道排尿而污染切口，每日用1/5000呋喃西林液冲洗膀胱2次。

3.术后使用镇静药，10岁以上病人应服己烯雌酚，防止阴茎勃起而出血。常规使用抗生素及止血药物。

4.会阴型术后病人 2 天后进流食，以免过早排便而污染伤口。

5.注意避免敷料污染，如尿液浸湿或粪便污染敷料，应及时更换。

6.为防止尿道内分泌物积聚或积脓引起尿道感染致尿道皮肤瘘，每日用消毒棉球由尿道近端向远端轻柔挤压 2~3 次，使分泌物从尿道外口排出。尿道支架管于术后 7~9 天拔除，若为导尿管则术后 10~12 天拔除。

7.术后 10~12 日可试行排尿，如无感染，术后 2 周拔除膀胱造瘘管。如尿道切口感染，可继续留置膀胱造瘘管 2 周，如仍不愈合可能已形成尿瘘，可拔除膀胱造瘘管，半年后再行尿瘘修补。

【告知】

鼓励进食含纤维丰富的食物，保持大便通畅，必要时可用开塞露塞肛，同时，排便时切忌用力，以免小便从引流管周围渗出，影响成形尿道愈合，形成尿瘘。嘱多饮水，尽量减少尿道感染的发生。

第十二节　尿道狭窄护理要点

一、术前护理

1.除常规检查胸透、心电图、出、凝血时间外，应行尿道造影以了解狭窄部位及程度。

2.保持会阴部清洁，防止感染。

（1）术前常规应用抗生素。

（2）拟行尿道成形术者，术前用肥皂水、清水清洗会阴部皮肤。

（3）尿道内有脓液时，应及时清除覆盖于尿道外口的脓痂。

3.心理护理：病人常因排尿障碍，影响生活质量而情绪不佳、烦躁、易怒，护士应耐心地询问，倾听病人有何不适，及时给予对症的开导和处理。

4.合并尿道周围感染的尿道瘘者，应先行膀胱造瘘，使炎症消退后再施行手术。

5.加强生活护理，减轻烦躁情绪及身体上的不适。

二、术后护理

1.注意导尿管的护理：留置导尿管起支架和引流作用，一般保留 4 周，同时保持膀胱造瘘管通畅。

2.保持会阴部清洁干燥：每天用 1:1 000 新洁尔灭棉球擦洗尿道口及尿道周围 2~3 次，防止逆行感染。

3.适当使用镇静剂和雌激素，以免阴茎勃起。

4.保持大便通畅，必要时给缓泻剂。

5.行尿道扩张者应观察有无尿道热、出血、假尿道的形成，若尿扩后并发急性感染，须使病人卧床休息并鼓励其多饮水，尽量用物理降温法，注意观察降温后体温变化。同时加强营养，及时更换衣、被。

【告知】

1.嘱病人定期来院进行尿道扩张。

2.嘱病人防止便秘，戒酒，节制性生活。

3.嘱病人做好可能复发、须再次手术的思想准备。

第十三节　双侧睾丸未降护理要点

一、术前护理

1.心理护理：病人因考虑术后是否会影响生育功能，而心理压力极大，所以护士应多与病人交流，讲解疾病相关的知识和治疗效果好的病例，使病人充满信心地与医务人员合作。

2.对于年龄较小的病人，应多与其家属接触，以取得家属的理解和支持。对患儿态度和蔼，以娴熟的技术、耐心的话语赢得其信赖。

3.术前准备：常规做血、尿、大便检查，了解肝、肾功能，出、凝血时间等，并做好备皮、药敏试验及麻醉前胃肠道准备。

二、术后护理

1.体位：术后平卧，头偏向一侧，小儿防止发生窒息及吸入性肺炎。6~8 小时后可垫枕，牵引侧下肢应保持伸直。

2.观察体温变化：每 4 小时测量 1 次，如果体温超过 38.5℃，应给予退热处理，以酒精擦浴等物理降温法为宜。

3.局部护理

（1）观察阴囊有无红肿、疼痛和渗出，如渗出液较多时应及时更换敷料，保持局部清洁干燥。

（2）尿道外口每日用 1/1 000 新洁尔灭消毒棉球擦洗 2 次，以防感染。

（3）大便后及时清洗干净，保持肛周清洁。

【告知】

1.鼓励病人多饮水，以保持引流通畅。同时，行补液、抗感染治疗。

2.进食高蛋白质、高热量、富含维生素的饮食，并注意保持大便通畅。

第十四节 肾结石护理要点

一、保守治疗护理

1.饮食指导

（1）嘱病人全天多次饮水，保持每日尿量在 2 000ml 左右。以充分稀释尿液，减少结石的复发率。或大量饮水配合利尿解痉治疗，促进小结石的排出。同时加强观察有无尿石排出。

（2）给予低糖、低蛋白质、富含维生素 B6 的食物。并严格限制高草酸食物，如豆制品、菠菜、土豆等。

2.抗生素的应用及观察：感染症状严重者，给予一定量的抗生素控制症状。加强观察，进行药物使用前后的效果比较，以指导正确合理地应用抗生素。

3.积极治疗引起尿石症的原发性疾病。如甲状旁腺功能亢进、高尿酸血症。

4.肾绞痛的护理

（1）当病人疼痛时，护理人员应适当地陪伴并给予安慰。耐心地听其诉说感受并表达出关心的态度。

（2）给予解痉、镇痛治疗。可经肛门塞入双氯芬酸钠栓，也可在痛点皮内注射蒸馏水 1 ml，必要时可行局部热敷。

（3）卧床休息，避免剧烈运动。

（4）中医针灸，强刺激肾俞、京门、三阴交或阿是穴可以达到解痉、止痛效果。

（5）肾绞痛严重伴虚脱者，给予补液、对症治疗的同时，严密监测病人的生命体征及一般情况。

（6）肾绞痛伴有血尿者，在给予补液、抗感染、止血治疗的同时，护理应注意观察血尿的程度、出现时间，并指导、协助病人完成有关检查以利确诊。

（7）疼痛停止 3 周后，行静脉尿路造影了解结石大小、部位及有否肾积水。

【告知】

（1）病人身体状况良好并结石较小时，嘱其适当锻炼，辅以跑、跳等动作。排尿时，注意尿液排在容器内，观察有无结石排出。

（2）试用中西结合治疗，以利排石。

（3）嘱其多饮水，使全天尿量达 2 000ml 左右。

二、体外冲击波碎石（ESWL）护理要点

1.碎石前护理

（1）心理护理：向病人耐心地讲解碎石原理，以减轻病人的恐惧心理，增加病人的安全感，使病人在治疗中积极配合，不随意移动体位。同时，说明治疗后血尿

为正常反应，以避免不必要的焦虑。

（2）完善各项术前准备：①了解病人全身情况，评估病人对手术的耐受力：做血常规，肝、肾功能测定、出凝血时间、行血小板计数，完善心电图、腹部平片及肾分泌造影检查。患肾无功能、结石远端尿路梗阻、妊娠、出血性疾病、严重心脑血管病、安置心脏起搏器者、急性尿路感染等情况，不宜碎石治疗。②胃、肠道的准备：治疗前一天进半流质饮食，晚间用番泻叶 20g 开水泡服，术日晨禁食。高龄及体弱者可于治疗当日行温肥皂水灌肠以清洁肠道。③对疼痛敏感者可于治疗前 30 分钟肌注哌替啶 50~75mg。

2.碎石后护理

（1）保证充足的尿量：鼓励病人多饮水及静脉输液有利于增加尿量和结石排出，同时达到内冲洗的目的，减轻碎石后血尿。

（2）尿液的观察：血尿是碎石后最常见的症状，多不严重一般为淡红色，1~2 天后消失。嘱病人注意观察尿中有无碎石排出，收集后做结石成分分析。

（3）协助体位排石：由于结石存在肾内部位不同，改变体位对排石有一定帮助：

①下盏结石用头低位，并叩击背部可加速排出。②蹄铁形肾结石采用俯卧位有助于结石排出。③巨大肾结石治疗后不宜立即下床，而采用患侧在下的侧卧位，以避免碎石拥挤形成石街。

（4）治疗后 1、3、7 天拍腹部平片，以观察结石粉碎及排出情况，加强观察有无石街形成，若有应及时给予处理。

【告知】

①出院后若出现肾绞痛、发热、血尿等异常现象时需立即返院就诊。②碎石未完全排出者，出院后定期门诊追踪检查。做到早诊断、早治疗。③饮食指导：胱氨酸结石的病人限制含蛋氨酸较多的食物，如肉类、蛋类及乳类食品；草酸钙结石病人应食低草酸、低钙的食物，如尽量少食菠菜、海带、香菇、虾米等食物；磷酸钙和磷酸镁铵结石病人应行低钙、低磷饮食，少食豆类、奶类、蛋黄等食物；尿酸结石病人应吃低嘌呤饮食：如牛奶、鸡蛋，应多吃水果和蔬菜，碱化尿液。禁食：肝、脑、肾等动物内脏，肉类、菠菜、豆类、芦笋、香菇等也要尽量少吃。

三、经皮肾镜碎石

1.碎石前护理

（1）心理护理：做好必要的解释工作，让病人对此治疗有所了解，避免紧张，积极配合。

（2）完善碎石前检查：检查血常规、肝、肾功能，特别是出、凝血时间和血小板计数。

（3）严格掌握适应证：拍腹部平片了解脊柱有无侧弯，如有，则禁做此治疗。高血压病人待血压控制稳定后方可进行此治疗，急性尿路感染时禁作此治疗，宜抗感染治疗，待炎症完全控制后再行此项检查。

（4）碎石定位：手术当日复查腹部平片，明确结石位置的变化。

2.碎石后护理

（1）保持引流通畅，嘱多饮水，或行静脉输液增加尿量，有利排石。

（2）尿液的观察：肉眼血尿一般数天内消失，若肉眼血尿消失 3 周后又再次出现，说明有继发出血，可考虑为感染、动静脉瘘、假性动脉瘤等，给予保守治疗。

（3）体温的观察：碎石后多为中度热（不超过 38℃），一般 24~48 小时内转为正常。如高热则按高热护理常规护理。

（4）呼吸的观察：了解双侧呼吸音的变化可及时发现有无液气胸。

（5）适当给予补液、止血、抗感染治疗，注意卧床休息，避免过度劳累。

（6）饮食指导：同体外冲击波碎石。

四、腹腔镜取石

1.术前准备

（1）心理护理：向病人介绍腹腔镜是近几年国内外开展的新技术，具有：创伤小、术后恢复快等优点，消除病人思想顾虑积极配合手术治疗。

（2）完善各项检查：同经皮肾镜碎石。

（3）腹腔镜需在全麻情况下完成手术，应按全麻手术前护理。

2.术后护理

（1）按全麻后护理常规护理。

（2）保持引流液通畅，观察引流管的颜色、性质及量。

（3）术后第 2 天可下床稍做活动。

（4）观察皮下气肿的范围及程度：若发现皮下气肿严重时可用粗针头插入或局麻下切小口以利减少和控制皮下气肿的蔓延。

（5）给予积极的情绪支持和生活照顾，保持病员舒适。

五、肾手术治疗的护理

1.术前准备

（1）心理护理：向病人解释肾结石的手术方法，术后的护理要点，使病人对手术过程有所了解，解除病人思想顾虑，积极主动配合手术。

（2）完善术前各项准备，常规检查肝肾功能、血液分析、出凝血时间，评估重要脏器的情况，以减少术中、术后并发症的发生。

（3）健康指导：①给予高维生素、高蛋白质、易消化食物，增强病人对手术的耐受力。②注意休息，避免劳累。吸烟者应戒烟，并预防感冒。③练习咳嗽及床上排大、小便，以促进术后早日恢复。

（4）控制感染：有感染症状者给予补液、抗感染治疗，严密观察体温变化，鼓励多饮水。

（5）术前准备：按手术常规在术前进行禁食、禁饮、皮试等准备工作。

2.术后护理

（1）术后 6 小时去枕平卧，头偏向一侧，防止吸入性肺炎及窒息的发生。

（2）监测生命体征的变化，定时测量体温、脉搏、呼吸、血压或心电监护监测。

（3）引流管的护理：保持引流管通畅，防止受压、扭曲及脱出，常规更换引流袋，每天一次，注意引流袋位置应低于造瘘管或导尿管，防止尿液反流，严密观察引流物的颜色、性状及量，必要时计 24 小时尿量，一般 3 天拔除肾周引流管，1 个月后可拔除双 J 管。

（4）常规给予补液、止血、抗生素、抗感染治疗，嘱病人不宜过早活动，以免引起出血，由于肾组织较脆，在组织恢复期稍加活动就可能影响组织恢复。

【告知】

（1）嘱病人多饮水，保证每天尿量在 2000ml 以上，避免结石复发。

（2）注意调整饮食，根据结石的性质挑选、控制饮食。参照体外冲击波碎石饮食指导。

第十五节　输尿管结石护理要点

一、保守治疗：同肾结石保守治疗。

二、体外冲击波碎石：同肾结石体外冲击波碎石。

三、腹腔镜取石：同肾结石腹腔镜取石。

四、输尿管镜取石的护理

1.术前准备

（1）做好解释工作，消除病人的顾虑，讲解操作中的注意点，以取得病人的充分配合。

（2）常规检查血、尿、出凝血时间，评估其身体状况。

（3）常规拍腹部平片及肾分泌造影检查，了解输尿管有无狭窄，防止输尿管镜无法置入。

（4）老年病人如患有前列腺增生症及尿路感染未控制者禁做此项治疗。

2.术后护理

（1）尿液的观察：输尿管镜碎石后，常规放置双 J 管，既可做支架和内引流，又能解除输尿管炎症、水肿造成的暂时性梗阻，防止术后输尿管漏尿和输尿管狭窄。护士在护理中应警惕可能发生的并发症，严密观察尿液的颜色、性状及量。一般术后 3 天，尿液颜色可从淡红转为清亮，活动后稍加重。若病人突然出现鲜红色尿液或肾区胀痛及腹部不适等症状时，应及时报告医生，并做相应处理。

（2）预防膀胱刺激征，嘱病人多饮水，保证 24 小时尿液达到 2000ml 以上。

（3）根据取石中实际损伤的程度，决定导管留置时间，无明显损伤者，输尿管导管留置 1 周；双 J 管留置 1 月。防止输尿管狭窄。

（4）给以补液、止血、抗感染治疗，预防并发症的发生。

（5）了解病人取石后的心理状态，经予相应的心理护理。

五、手术治疗

1.术前护理

（1）～（5）同肾结石手术术前护理。

（6）术晨拍腹部平片，再次定位。拍片前应行肠道准备。

　　2.术后护理

（1）～（5）同输尿管镜取石术后护理。

（6）观察有无漏尿，如有渗尿及时更换敷料，并做好皮肤护理。

【告知】

同肾结石术后告知。

第十六节　膀胱结石护理要点

一、保守治疗：同肾结石保守治疗。

二、膀胱镜碎石的护理

1.术前准备　（1）检查前排尿，清洗外生殖器及会阴部。

（2）行膀胱镜检查，了解膀胱容量，≤100ml 则禁做此项治疗。

（3）了解有无前列腺增生及尿道狭窄，以便治疗结石时同时除祛病因。

（4）常规检查血、尿、出、凝血时间，评估病人身体状况。

（5）协助病人截石位并注意保持舒适、防止受凉，充分暴露会阴部的同时防止发生骨折及脱位。

【告知】

（1）卧床休息，适当制动。

（2）嘱其多饮水，或静脉输液，以利于结石的排出，并按医嘱给予抗感染治疗。

（3）保持导尿管通畅，观察尿液颜色、性状及量。

（4）注意调整饮食，根据结石的性质挑选、控制饮食。参照体外冲击波碎石的饮食指导。

第十七节　肾损伤保守治疗护理要点

1.心理护理：肾损伤多由外伤引起，面对突然打击，病人情绪波动较大。同时损伤后肉眼血尿使病人产生恐惧心理。所以护士要向病人进行讲解，讲述血尿相关知识和损伤相关知识，使其消除恐惧感，增强治疗信心。积极与医护人员配合治疗。

2.绝对卧床休息：为防止出血加重，嘱病人绝对卧床休息 2~4 周。尽量减少床上活动，体位改变时宜缓慢，必要时由护士或家属协助完成。饮食和排便等也应在床上进行。告诉病人，因肾组织较脆，在组织恢复期稍加活动就有可能影响组织修复甚至加重损伤。

3.密切观察病人生命体征的变化：定时测血压、脉搏，必要时采用心电监护，同时注意观察面色及腰背部疼痛的性质、程度及局部肿块的变化，如出现血压下降、脉搏细速、呼吸加快及唇色发绀等休克症状时，应迅速补充血容量，输液、输血、镇静、止痛等抗休克治疗。如休克发生快或快速输血仍不能纠正的，应随时做好手术的准备工作。对休克抢救成功者，病情稳定时还应继续监测血压脉搏，防止继发性出血。

4.血尿的观察：血尿是肾损伤的主要症状。所以护士应密切观察血尿的颜色、性状。若病人经补液、抗炎、止血治疗后血尿颜色逐渐变浅变淡表明治疗有效。对已经确诊为肾损伤但无血尿的病例，更应该注意腹部体征的变化，不能单纯以血尿轻重判定肾损伤的程度。

5.留置导尿管的护理：肾损伤的病人均应放置导尿管，便于减少病人活动引流尿液同时密切观察血尿变化。嘱病人多饮水，并给以补液、抗感染治疗预防感染。保持引流管通畅，必要时用 1:2000 呋喃西林溶液行膀胱冲洗。防止血块、脓块堵塞尿管。每天用 1:1000 新洁尔灭棉球擦洗尿道外口 2 次，防止逆行感染。

【告知】

给以高热量、高维生素及清淡易消化、营养丰富的食品，戒烟酒，多食蔬菜、水果保持大便通畅，大便时不宜过度使用腹压。出院后 2 个月避免重体力劳动，不能骑车以及一切可能使腹压增加的运动，注意休息，保持机体营养，遵医嘱合理用药。如有血尿应立即卧床休息并尽快复诊。

第十八节　睾丸扭转护理要点

一、保守治疗的护理

1.心理护理：睾丸扭转是指精索沿其纵轴旋转，精索内血液循环发生障碍，致睾丸缺血或坏死，甚至影响生育，给病人造成严重的躯体痛苦和心理负担。护理人员要关心体贴病人，给予心理疏导，稳定病人痛苦、急躁、紧张的情绪，一方面使之能够积极配合治疗，另一方面还能起到降低提睾肌的痉挛，减轻疼痛的作用。尽可能使该病能够通过保守治疗得到控制。

2.手法复位的护理：睾丸扭转起病急，疼痛剧烈，常伴有恶心、呕吐的现象。诊断明确后立即给予镇静、止痛及补液治疗，待疼痛缓解后方可行手法复位，复位成功后，局部用温热水纱布温敷 15 分钟，然后用丁字带托起阴囊，使患睾充分休息。

3.密切观察睾丸变化，如睾丸大、小，界限是否清楚，位置及局部肿胀，压痛情况。程度减轻说明复位成功，程度加重提示复位不成功。

二、手术治疗的护理

1.术前准备

（1）该病需尽可能早地做好术前准备，力争在出现症状后6小时完成手术。

（2）备皮时动作应轻柔。因疼痛、肿胀，外阴部备皮常感不适或出现皮肤划伤，加重病情。宜先用温水湿敷，再剃去阴毛，清洁切口区域。

（3）术前常规检查，一般不需备血。

2.术后护理

（1）同麻醉后常规护理。

（2）观察睾丸变化。除睾丸扭转坏死不可恢复，必须切除睾丸外，原则上尽可能保留患睾，行复位、固定。术后注意睾丸大小、质地及肿胀、压痛、分界等情况，随时判断睾丸恢复情况，了解复位后的效果。

（3）加强抗炎及促进生精细胞功能的药物治疗，如能量合剂、腺苷辅酶B12、维生素E、肌苷等，使睾丸损害降低到最低限度，加快睾丸功能的修复。

（4）保持切口敷料干燥，渗液较多时随时更换，阴囊用丁字带托起，术后7~8天拆线。

（5）出院前可复查彩色多普勒B超，了解患侧精索、睾丸血运情况。

【告知】

嘱病人注意休息，避免剧烈运动。继续口服维生素E、肌苷或ATP、腺苷辅酶B12等类药物1个月。

第十九节　肾上腺嗜咯细胞瘤护理要点

一、术前准备

1.提供良好的心理支持与安慰：由于病人情绪易激动，对周围事物敏感，所以护理人员应特别注意语言的合理使用，措辞要恰当。态度要和蔼，切实在护理操作过程中做好"三轻"。以减少各种精神及环境刺激，避免诱发和加重疾病。

2.控制血压：可口服酚苄明，使血压下降至正常再进行手术。注意给药途径及剂量的准确性，随时监测血压变化，并根据血压变化调整药量。同时注意心率有无改变。

3.扩容治疗：由于病人的动脉长期处于收缩状态，故血容量较正常低。术前掌握血压变化，补充血容量是关键的一个环节。于术前补充足量的液体或全血，以防止或减轻肿瘤摘除后的低血压现象。

4.掌握正确留取尿标本的方法：①留取 24 小时尿查 VMA 时，告诉病人检查前 24 小时内禁食巧克力、咖啡及含有香精的食物，防止出现假阳性。②为避免情绪、体位、活动及外界刺激的影响，可收集病人睡眠或发作后 3 小时内的尿标本，测定 VMA 含量以保证结果的准确度。

二、术中护理

1.及时调整肿瘤切除前降压药的浓度、剂量及滴速。手术时尽量避免挤压肿瘤。在中断肿瘤血运和切除时即停用降压药。立即加快输液、输血速度，滴注升压药物。严格按血压变化调整滴速。

2.注意严密观察生命体征及中心静脉压。记录术中出血量及补液量。

三、术后护理

1.血压平稳后送回病房，去枕平卧位 6~8 小时，并派专人守护。24~48 小时内不宜搬动或改变体位，以免发生急性循环衰竭。

2.严密监测血压及脉搏变化：正确掌握输液、输血的量及升压药的浓度及滴注速度。

【告知】

（1）病人由于代谢障碍可能出现糖尿病症状，也可并发感染，因此应嘱病人注意适当锻炼，以机体耐受为度，增强机体抵抗能力。

（2）进食营养丰富、易消化、富含维生素的食物。

（3）随气温变化增减衣物，防止因受凉而影响手术进行。

（4）训练病人咳嗽、排痰；加强口腔卫生。

（5）肠功能恢复后，给予高热量、高蛋白饮食。

第二十节　前列腺增生症护理要点

一、经尿道前列腺电切术（TURP）的护理

1.术前护理

（1）心理护理：TURP 是一项新开展的手术，病人担心效果是否好而顾虑较多，护理人员要耐心、细致地向病人介绍手术的优点，使其消除顾虑积极配合手术。

（2）引流膀胱内尿液清除炎症感染：急性尿潴留时，留置导管 4~7 天再行 TURP 手术；慢性尿潴留致肾功能不全者，宜行耻骨上膀胱穿刺造瘘引流尿液，待肾功能改善后做手术。

（3）完善各项准备，评估病人对手术的耐受力。①常规心电图、胸透、血尿常规、肝肾功能、出凝血时间检查。了解重要脏器的功能状况，若有异常，术前应积极对症治疗。同时应注意病人有无糖尿病，如空腹血糖高，术前应用降糖药使之降

至正常水平后再手术治疗。对伴有高血压的病人应控制血压。②如有尿路感染应用抗生素，控制感染。③常规备血200~400ml。④术前可酌情给予安定或硝苯地平，控制病人因紧张出现血压的升高。

2.术后护理

（1）严密观察生命体征变化：定时测量体温、脉搏、呼吸及血压或心电监护监测，如出现神志淡漠、反应迟钝、血压上升或下降时，要考虑TURP综合征，应及时行补钾、补钠、利尿等处理。体温在术后三天内可波动在37.5~39℃，之后会逐渐下降，若出现持续高热，应报告医生找出发热原因，给予相应处理。

（2）持续膀胱冲洗的护理：要注意保持引流管通畅。如发现引流管道被血块堵塞应及时清除。观察引流液的颜色、性质及量。并根据引流液颜色调整冲洗速度。术后出血量少，引流液颜色清亮可考虑改为间断膀胱冲洗或停止冲洗。一般5~7天拔除导尿管。

（3）术后静脉补液应注意适当多给5%葡萄糖盐水，起渗透性利尿作用。

（4）使用抗生素防止感染，并辅以止血药物。

（5）排气后可嘱病人多饮水，保持大便通畅。避免过度使用腹压。如大便干结禁用肥皂灌肠。

（6）术后如无出血现象，就可下地适当活动，但注意应有人在身旁照顾，禁忌剧烈活动，防止继发性出血发生。

【告知】

出院后指导病人避免剧烈活动及重体力劳动使腹压增高。多食高热量、高蛋白质、维生素类食品，保持大便通畅，防止便秘，必要时给缓泻剂。

二、前列腺摘除术的护理

1.术前护理

（1）心理护理：前列腺增生症系男性老年人的常见病，也是造成尿潴留的主要原因，前列腺摘除术是治疗前列腺增生症的主要方法之一，因病人年龄大，身体衰弱且常合并呼吸道、心脑血管疾病，病人担心能否耐受手术的心理压力大。护士要多与病人交流，了解病人心理动态，介绍疾病的相关知识，使病人对手术有充分的了解和心理准备。

（2）健康教育：劝吸烟者戒烟，防止因呼吸道疾病而影响手术的恢复。告诉病人术后可能出现的情况如：引流管内有血性液体或有排便感觉时不要紧张，属术后正常反应，拔除导尿管后，可出现尿频、尿急、轻度尿失禁症状，多由于插管时间长，膀胱肌肉收缩无力和外括约肌的损伤造成，应指导病人做提肛练习，以恢复盆腔肌和外括约肌的功能。

（3）术前准备：①有尿潴留或并发泌尿系感染，肾功能不良时应留置导尿管一段时间，达到引流尿液、控制感染、改善肾功能的目的。②术晨导尿，用生理盐水冲洗膀胱至冲出液体呈清亮，并保持100ml在膀胱内，使膀胱充盈，有利于手术操作。常规行清洁灌肠，减少术后腹胀，促进肛门提前排气。③常规备皮、备血，术前 12 小时禁食，4 小时禁饮。

2.术后护理

（1）密切观察生命体征变化，术后定时测量体温、脉搏、呼吸、血压或持续心电监护监测，如出现血压下降、脉搏增快症状时，应立即加快输液、输血速度，严密观察有无继发性出血，配合医生及时处理。

（2）膀胱冲洗的护理：膀胱冲洗时应观察引流液的颜色，根据引流液的颜色调整冲洗的速度，保持通畅，如有血块堵塞可用注射器加压抽吸。冲洗时注意观察病人的反应，发现引流液为鲜血伴腹胀、腹痛时应停止冲洗。

（3）出血的观察及护理：前列腺术后多采用气囊导尿管压迫止血，若发现冲洗液为鲜红色时应考虑气囊是否破裂，并及时处理。气囊应在术后 48 小时逐渐减压，以利于前列腺窝收缩愈合，减压后，若发现尿液再次变红可再充气加压止血。

（4）引流管的护理：导尿管应妥善固定，防止扭曲、受压，保持引流通畅，耻骨后引流管血性引流物 24 小时内小于 10ml 术后 2~3 天拔除；膀胱造瘘管于术后一周拔除，拔除后给予凡士林纱条填塞，防止漏尿，气囊导尿管于术后 10 天拔除。

（5）膀胱痉挛的护理：出现膀胱痉挛时，应做好病人的心理护理，缓解压力可分散注意力，也可用解痉药物缓解症状，必要时用 0.1%~0.5%利多卡因 50ml 注入导尿管后保留 1 小时，冬天可将冲洗液适当加温，使水温保持在 30℃左右，避免膀胱痉挛发生。

（6）加强基础护理：在带管期间，注意保持会阴部清洁，每天用 1:1000 新洁尔灭清洗尿道口 2 次。

【告知】

①术后暂禁食，待肠功能恢复后可进高热量、高蛋白质、维生素类食品，保持大便通畅，防止便秘，必要时给缓泻剂。如大便干结，禁用肥皂水灌肠。②如无出血现象，可适当活动，注意避免使用腹压，防止继发性出血发生。

三、膀胱造瘘术的护理

（1）保持引流管通畅，观察尿液的颜色、性质及量，防止造瘘管扭曲、受压而影响尿液排出。10 天内严防脱落，以免尿液外渗到周围组织。

（2）对严重血尿或膀胱术后的病人，可做密闭式持续膀胱冲洗。

（3）如需长期置管，应 3~4 周更换引流管一次，注意执行无菌操作。

【告知】

1.向病人讲解膀胱造瘘的目的、意义，并取得病人的配合，以利造瘘顺利进行。

2.膀胱刺激症状明显者，鼓励病人多饮水，以达到冲洗膀胱的目的。

（邵明芳 孙伟 庞凤美 陈永花）

第二十三章 妇产科疾病护理要点与告知

第一节 妇产科一般及妇产科手术护理要点

（一）妇科一般护理要点

1.热情接待新患者，安置床位，介绍入院须知、病室环境及主管医师、负责护士，通知医师诊治。

2.按医嘱给予饮食。

3.患者入院后每日测体温、脉搏、呼吸3次，连续3日无异常者每日测1次，体温37.5℃以上者每日测3次，体温38.5℃以上每日测4次；体温39℃以上每日测6次并按高热护理常规护理。

4.入院后测体重1次，以后每周1次。

5.每日记录大小便。

6.严密观察患者病情变化，注意有无腹痛、阴道流血等。

7.阴道流血的患者及急腹症患者禁止阴道冲洗及灌肠。

8.根据病情给予健康指导。

9.及时指导和协助患者进行各种化验及检查。

第二节 妇产科手术护理要点

【术前护理】

1.做好心理护理，消除患者思想顾虑，向患者及家属讲解有关疾病的知识，术后可能出现的护理问题及处理方法，以取得患者及家属的合作。

2.术前做好各种化验检查及交叉配血试验并备血。

3.术前日15：00、19：00测体温、脉搏、呼吸，了解有无阴道流血、发热等不适宜手术的情况并报告医师。

4.术前日备皮做好全身卫生处置。

5.术前日按医嘱行药物过敏试验并做好记录。

6.遵医嘱更改饮食。

7.术前晚用1:2000苯扎溴铵（新洁尔灭）灌洗阴道；行子宫全切者，术前3日做阴道准备：每日冲洗阴道，每晚予以甲硝唑（灭滴灵）0.4g塞于阴道。

8.术前晚按医嘱给予肥皂水灌肠。

9.了解患者的睡眠情况，必要时遵医嘱使用镇静剂。

【手术日晨】

1.导尿并留置尿管，行子宫全切者宫颈及阴道涂甲紫（龙胆紫）。

2.取下患者发夹及首饰、义齿、贵重物品等交给家属或交护士长代为保管。

3.术前30分钟执行术前用药。

4.准备病例本、合血单、术中用药、腹带等带入手术室。

5.铺好麻醉床。

【术后护理】

1.迎接并安置患者，清点带回用物。与手术室的护士或麻醉复苏室的护士进行床旁交接班。

2.患者禁食6小时后予流质饮食，避免牛奶、糖类等，肛门排气后改半流质饮食。

3.详细了解术中情况，指导患者及家属使用术后镇痛泵，注意输液是否通畅。

4.按相应手术、麻醉护理常规护理，病情平稳24小时后可取半卧位。

5.术后遵医嘱监测患者生命体征，注意病情变化，预防并发症的发生。

6.停止一切术前医嘱，执行术后医嘱。

7.留置导尿管，保持导尿管通畅，注意观察尿量及尿色的改变。

8.测患者体温、脉搏、呼吸每日3次，1周后正常则每日1次。

9.保持患者外阴清洁，每日抹洗外阴1~2次，大便后随时抹洗。

10.腹部术后切口需压沙袋4~6小时，包扎腹带。

11.遵医嘱使用止痛剂。

12.观察伤口有无渗血，保持敷料清洁干燥及引流管通畅。

13.术后无禁忌者应鼓励早期下床活动，促进肠蠕动及血液循环，防止肠粘连。

【告知】

(一)、问候患者或孕妇，自我介绍，核实姓名。（"您好，我是XX医院妇产科护士XXX，请问您是XXX吗?"）

(二)、介绍住院须知

1.病区环境：医生办公室、护士办公室、产房等的位置和主要职责。介绍科主任、主治医生、护士长和责任护士姓名。

2.各项配套设施，配餐间、餐厅位置及开放时间。

3.加强安全宣教

（1）财产安全：可携带必要的生活用品。大额现金、贵重物品、金银首饰、不要带入区，遗失责任自负。

（2）外出离开病区必须向值班医生请假，经值班医生批准办好请假手续，方可离开，在住院期间不得私自外出，否则后果自负。

（3）未经许可，不进入诊疗办公室。

（4）要保持室内外环境整洁安静，禁止吸烟、喝酒、喧哗，不乱丢果皮纸壳杂物，病员及家属不可躺在清洁备用的空床上。病房内设立呼叫系统，病员有急事可随时按铃。

4.介绍识别带（亲子带）、尿垫的使用和注意事项，防丢失、防扣死。

（三）将孕妇送到检查室，提醒孕妇要携带手纸，通知医师和助产士。

（四）送患者、孕妇及家属进病房，介绍床头灯、呼叫器、床头柜、洗手间的使用和注意事项，协助孕妇家属将物品放入指定柜中，告知床头柜上只放一把暖瓶和一个水杯，病房内要节约用水、用电，不能有长明灯、长流水。

（五）孕妇告知：

1.卧位：床上休息时宜左侧卧位或半坐卧位，有阴道流水者请将臀部抬高。

2.心情：保持心情愉快，消除紧张、焦虑的情绪，如听音乐、看书、谈天。

3.饮食：高营养、宜消化，多食水果。如有手术指征，须禁饮食6小时。

4.自计胎动：早、中、晚在固定的时间内各计一小时胎动数，将三次胎动的总和乘以4即得12小时的胎动数。每个孕妇的胎动各有其规律，一般12小时有30次胎动为正常。

5.如有自觉胎动减少或异常增多、大量阴道流水或腹痛难忍、有下坠欲大便感等症状，及时通知值班人员。

（六）胎儿出生后，产妇及家属要监管好初生的宝宝。

（七）请您准备好足够的入院费用，顺产交纳费用约1500元左右，剖宫产交纳费用约3000元左右，妇科疾病交纳费用约3500元左右。

（八）每日晨八时，责任护士将为您打出前一天的用药清单，不明白的地方可向值班人员询问。入院第二天晨六时左右不要进食，将为您做第二次抽血化验，同时留取尿液标本于晨七时左右交于护士。

（九）为了宝宝的健康，请坚持母乳喂养，做到在术后或分娩后半小时让宝宝早吸吮，以利于早下奶，避免乳头错觉。

第三节　妇科疾病一般护理要点

一、术前护理

1.讲解有关疾病的知识、术前的注意事项，床上使用便器等，提供适合于病人所需的指导。

2.术前一天完成沐浴、更衣等个人卫生，行手术区域皮肤准备，并注意脐部的清洁。

3.术前一日行肠道准备，给予口服泻药、必要时遵医嘱给予灌肠。

4.遵医嘱给予阴道上药，术日给予阴道灌洗。

5.手术当日遵医嘱导尿。

6.指导病人进食高蛋白、高热量、高维生素等饮食，手术前一日晚 10：00 以后开始禁食，24：00 后禁水，直至术晨。

7.保证充足的睡眠，手术前一日晚遵医嘱给予镇静剂。

8.保持室内空气清新，定时通风，手术当日铺好麻醉床，准备好吸氧、输液等装置。

9.术晨取下义齿、贵重物品交家属。

10.给予心理支持，减少病人紧张，焦虑情绪.

二、术后护理

1.根据麻醉方式的不同，应采取不同的卧位：全麻患者清醒前，应取去枕平卧位，头偏向一侧，及时清理呕吐及呼吸道分泌物，防止坠床。硬膜外麻醉患者去枕平卧 6 小时后置枕，呕吐时头偏向一侧。

2.监测生命体征，阴道出血及腹部切口有无渗血，并记录，发现异常及时通知医师处理。

3.固定尿管及引流管，观察其颜色和量并保持通畅。

4.排气前避免进食糖、产气食品：少量多餐半流食可促进肠蠕动，排气后可进普食。

5.切口疼痛遵医嘱给予镇痛剂。

6.术后康复知识、鼓励病人勤翻身，早下地活动，防止术后并发症。

【告知】

1.了解手术的必要性、安全性、消除不必要的焦虑恐惧心理。

2.积极配合做好各项检查，做好术后并发症预防：如术后深呼吸，怎样有效咳嗽及保护切口、翻身及上下床的方法，床上排便、四肢肌肉的功能锻炼等。

3.患者了解有关的术前准备知识，如：饮食、备皮、备血、皮试、阴道擦洗、保留导尿、肠道准备等。

4.患者术后去枕平卧六小时，六小时后加强床上翻身，次日晨采取半卧位。

5.患者肛门排气后指导进食流质，逐渐按医嘱过渡到普食。

6.保持导尿管通畅，掌握清洗外阴的方法和定时夹放导尿管，训练膀胱的方法。

第四节　子宫肌瘤

一、术前护理

1.按妇科腹部手术术前护理。 、

2.阴道出血多者，观察阴道出血量，保留会阴垫，注意外阴清洁卫生。

3.浆膜下肌瘤的病人观察腹痛的部位、程度、性质，如出现剧烈腹痛，并立即通知医师做好手术准备。

二、术后护理

1.按妇科腹部手术术后护理

2.保留尿管 48 小时，遵医嘱会阴擦洗。

3.讲解疾病相关知识，树立战胜疾病的信心。

【告知】

1.介绍子宫叽瘤的种类及临床表现。

2.术后 6 周复查。

3.根据不同的病情，进行饮食指导，如贫血病人应进食高蛋白含铁饮食。加强营养，进食营养丰富，易消化食物，以增强体质.

4.指导切口护理。

5.通过术后复查全面评估病人身心状况后，指导病人的日常生活和术后性生活.

6.出院带药坚持服用。

第五节　卵巢囊肿

一、术前护理

1.按妇科腹部手术术前护理。

2.观察腹痛的部位、性质、持续时间。

3.监测病人的生命体征，及时发现感染征兆。

4.每 3~6 个月检查一次，观察肿瘤变化。

二、术后护理

按妇科腹部手术术后护理。

【告知】

1.讲解肿物的分类及预后等相关知识，以消除病人及家属的心理顾虑。

2.对妊娠合并卵巢肿物者讲清肿物必须切除的原理及对胎儿的影响。

3.术后 4 周复查。

4.进食营养丰富，易消化食物，加强高蛋白，富含维生素 A 的食物，避免高胆固醇饮食，多食蔬菜、水果，保持大便通畅。

5.保持心情舒畅，避免精神紧张，抑郁。

6.定期接受妇科检查。

第六节　宫颈癌

一、术前护理

1.菜花型宫颈癌应注意防止发生阴道大出血，出血时应立即协助医师用纱条填塞止血。

2.保持外阴清洁，每天冲洗外阴。

3.晚期病人出现下肢、腹股沟、股及骶部疼痛和膀胱刺激征时，遵医嘱给予对症处理。

4.观察病人的生命体征及一般状况。

5.遵医嘱记录出入量、补液；高热时物理降温，预防并发症的发生。

6.按妇科腹部手术护理常规。

二、术后护理

1.保持引流通畅，观察引流液量、性质。

2，留置尿管期间保持通畅，外阴清洁 q 指导膀胱功能恢复练习。

3，按妇科腹部手术护理常规。

【告知】

1.膀胱功能的恢复，定时、间断改尿训练膀胱功能。

2.注意个人卫生，勤换内衣，保持外阴清洁。

3.注意室内空气流通。

4.化疗病人应少量多餐，进一些乳酸菌类的饮食。

5.节制性生活。指导术后 6 周复查，子宫残端愈合良好后可恢复性生活。

6.努力恢复正常的性生活。

7.病情允许，手术后半个月可接受化疗或放疗。

8.定期进行全身和妇科检查，如血、尿、肾功能、肝功能检查，了解有无癌细胞转移及复发。治疗后最初每月 1 次，连续 3 个月后每 3 个月 1 次，1 年后每半年 1 次，第 3 年后每年一次或函询，持续 5 年以上。治疗后如出现症状应及时到医院就诊。

9.加强营养，进食营养丰富，易消化食物，以增强体质。

第七节　子宫内膜癌

一、术前护理

1.保持外阴清洁，晚期病人合并感染时，可能出现大量脓性或脓血性阴道排液，每天清洗外阴。

2.对症处理下肢、腰骶部疼痛和下腹胀痛及痉挛性子宫收缩。

3.遵医嘱给予物理降温，必要时给予静脉输液、输血治疗。

4.余同术前常规护理。

二、术后护理

1.每日擦洗会阴一次，及时更换会阴垫，保持阴部清洁。

2.与家属联系给病人更多的爱和关怀，鼓励病人树立战胜疾病的信心。

3.观察引流液的性状及量。

4.按妇科腹部手术护理常规；化疗按化疗护理常规。

【告知】

1.向病人讲解疾病知识，缓解焦虑.

2.指导病人放疗期间，卧床时间及活动方式.

3.保持个人卫生，勤换内衣，指导病人自我进行阴道冲洗。

4.鼓励病人进食，给予高蛋白、高维生素、易消化的饮食。化疗病人应少量多餐，进一些乳酸菌类的饮食。

5.保持外阴清洁，节制性生活。指导术后 6 周复查，子宫残端愈合良好后可恢复性生活。坚持定期复查。

第八节　妇科恶性肿瘤化疗护理要点

1.按妇科一般护理常规护理。

2.患者进食高蛋白、高维生素、易消化的食物。

3.保持皮肤清洁，注意休息和保证充足睡眠，减少机体消耗量。

4.加强口腔护理及皮肤护理，防止继发感染。

5.药物现配现用，保护血管，从远端开始注射，并观察药物不良反应，如有不良反应及时处理。

6.定期监测血常规及肝功能，白细胞如低于 $3.0 \times 10^9/L$ 应考虑停药，并采取预防感染的措施。

7.绒癌阴道转移的患者，注意阴道流血情况，保持外阴清洁，勤换内裤。

8.绒癌肺部转移的患者，做好大咯血的抢救准备。

9.绒癌脑转移的患者，注意观察意识、瞳孔及肢体活动情况；鞘内注射前，按医嘱使用脱水剂，防止脑疝。

10.动脉插管者，随时注意导管是否阻塞、移位和滑脱。

11.对患者予以心理护理。

【告知】

1.树立战胜疾病的信心，坚持全程治疗

2.患者了解化疗前各项常规检查的重要性。

3.化疗期间饮食宜清淡、易消化，营养丰富，多饮水，每日达 2500ml 以上，多漱口，注意口腔卫生。选用软毛刷刷牙。

4.指导患者注意休息，保证充足睡眠。

5.患者了解化疗药物外渗的不良反应，积极配合护士做好治疗，保护好穿刺静脉。

6.腹腔化疗后要注意更换体位，以保持疗效，介入化疗后病人绝对卧床休息，沙袋压迫穿刺点 24 小时，下肢制动 12 小时。

7.定期复查血常规，若白细胞下降，应注意加强营养。预防感冒，少去人流量多的地方活动。

8.化疗期间常见不良反应：白细胞下降，胃肠道反应、脱发等。

第九节　刮宫术后护理要点

1.按妇科一般护理常规护理。

2.患者卧床休息，禁止性生活 1 个月。

3.密切观察患者阴道流血量和性质，有阴道排出物时，应保留送检并报告医师。

4.保持大便通畅，禁止灌肠和阴道灌洗。

5.观察患者腹痛情况。

6.阴道大流血的患者，应注意血压、脉搏的变化，如有异常及时报告医师处理。

【告知】

1.清宫术后有少量阴道流血属于正常现象，请垫消毒卫生巾，阴道流血一般不超 14 天，如阴道流血多者，请保留卫生巾，并及时告知当班的医护人员，待诊视后方弃去。

2.阴道流血期间请注意会阴卫生，及时更换卫生巾，勤清洗会阴保持清洁防感染。

3.清宫后当天可淋浴，注意保暖防着凉。禁性生活及盆浴 1 月，注意避孕。

4.清宫是如取组织物送检，请 1 周内回院取病理结果。

5.注意休息，劳逸结合，饮食适当增加营养，有阴道流血期间禁人参、田七等活血的食物，以免增加阴道流血。

第十节　盆腔炎

一、症状护理

1.测量体温 脉搏。体温过高者遵医嘱适当处理。

2.卧床休息取半卧位，有利于炎症局限。

3.遵医嘱准确给予抗生素.

4.观察病人疼痛有无加重，如突然腹痛加重、拒按，通知医师，确定是否脓肿破裂。

5.进食高蛋白、高热量、易消化食物。

6.腹泻时按溃疡性结肠炎中腹泻护理。

二、一股护理

1.进食高蛋白、高维生素饮食，以增强抵抗力。

2.保持经期卫生，节制性生活，以防反复感染。

3.适当参加体育锻炼，增强体质。

4.出汗后要及时更换衣服，注意保暖，防止感冒。

【告知】

1.讲解盆腔炎的发病原因及预防复发的相关知识。

2.养成良好的经期卫生习惯，保护会阴部清洁，注意性生活卫生。

3.加强营养，进食营养丰富，易消化食物，以增强体质。

4.适当锻炼，劳逸结合，避免疲劳。

第十一节　异位妊娠

一、术前护理

1.绝对卧床休启，协助完成日常生活，减少活动。

2.观察生命体征和病情变化，如腹痛突然加重，脸色苍白、脉搏加快等，应立即通知医师，作好抢救准备。

3.保持大便通畅，避免增加腹压。

4.阴道排出物，送病理检查。

5.手术治疗护理同妇科腹部手术护理常规。

二、术后护理

按妇科腹部手术护理。

【告知】

1.指导病人保持良好卫生习惯，防止发生盆腔炎.

2.告诉病人病情发展的一些指征，以便及时发现病人的病情变化.

3.注意外阴清洁，术后禁性生活 1 个月。采取有效的避孕措施

第十二节　阴道手术

一、术前护理

1.每日用规定消毒液冲洗或擦洗阴道及脱出的子宫部分。如宫颈有糜烂面可遵医嘱用药。

2.胃肠准备

（1）给无渣半流，高热流食 1~2 天，术前一目禁食。

（2）遵医嘱口服肠道抗生素。

（3）前一日上午遵医嘱口服全消化道洗肠剂，术前晚及术日晨肥皂水各洗肠一次。

3.按手术要求做好皮肤准备。

4.其他同妇科腹部手术准备。

二、术后护理

1.了解术中麻醉方式、效果、手术范围及出血情况、尿量和用药等情况。

2，遵医嘱给高热量、高蛋白的无渣饮食。

3.留置尿管期间，注意尿的颜色和量，每日用碘液擦洗尿道口及会阴。

4.伤口疼痛遵医嘱给予镇痛剂。

5.保持外阴清洁，大便后清洁会阴。

6.其他同妇科腹部手术护理。

【告知】

1.介绍术前后注意事项，如保暖、饮食及个人卫生。

2.指导练习床上大小便。

3.指导保持外阴清洁方法。保持外阴清洁，避免感染。

4.讲解相关的疾病知识。

5.手术后复查时间，地点。指导出院服药。

6.注意休息，逐渐增加活动量，避免重体力劳动。

7.定期复查，医生检查伤口完全愈合后方可恢复性生活。

第十三节　葡萄胎

一、术前护理

1.增强病人信心，以解除顾虑和恐惧。

2.卧床休息，观察腹痛及出血量。检查阴道排出物内有无水泡状组织并保留纸垫。

3.观察血压、脉搏、呼吸和水肿情况，每日查尿蛋白。

4.合并妊娠高血压综合征者参照本篇第五章第三节妊娠高血压综合征护理。

5.常规进行术前准备，开放静脉，嘱病人排空膀胱后进行会阴阴道冲洗。备好宫缩剂及其他抢救药品和物品。

二、术后护理

1.绝对卧床休息 2 小时，观察子宫收缩和出血量。

2.保持外阴清洁，勤更换会阴垫。

3.遵医嘱定期抽血做血绒毛膜促性腺激素（HCC）试验。

【告知】

1.每次刮宫术后要禁性生活一个月，保持外阴清洁，以防感染。

2.如出现不规则阴道出血、咯血及时就诊。

3.进食高蛋白，高维生素，易消化饮食，以增强体质.

4.定期接受随访，定时作妇科检查，盆腔 B 超及 X 线胸片检查.

5.两年内做好避孕，避免选用宫内节育器及药物避孕。

第十四节　急性生殖器炎症护理要点

1.按妇科一般护理常规护理。

2.患者卧床休息取半坐卧位，以利于炎症局限盆腔。

3.高热时按其护理常规护理。

4.患者有畏寒、发热、腹痛及中毒性休克时，遵医嘱定期测血压、脉搏、呼吸，记录出入水量。

5.患者保持外阴清洁干燥，阴道分泌物多时每日用 1:2 000 的苯扎溴胺抹洗外阴 2 次；外阴湿疹糜烂时可用烧伤油膏涂擦并撒上肤疾散。

6.保持床单清洁干燥，平整。

7.盆腔脓肿经阴道或腹部引流后，应观察引流物的颜色、气味和量，并做好相应护理。

8.遵医嘱用药并注意药物的不良反应。

【告知】

1.做好经期、孕期、产褥期卫生，注意保持会阴清洁，穿棉质透气内裤，勤换卫生垫。

2.对急性盆腔炎症要积极、及时、彻底治疗，防止发展成慢性，炎症控制后，仍要继续抗生素 1~2 周，重者必须在体温下降后继续应用抗生素 2 周左右。

3.加强营养，多吃易消化并富含高蛋白、高维生素、高矿物质的食物，补充足够的饮料，以增强抵抗力，减少复发机会，饮食宜清淡，勿食肥甘厚味辛辣如虾、蟹之类，以免化生湿热，加重病情。

4.注意适当参加体育锻炼，以增强体质，提高抗病能力。

5.当慢性盆腔炎急性发作治疗出院后，仍需坚持较长时间治疗，可以采用多种方法综合或交替治疗

6.保持心情舒畅，避免精神过度紧张。慢性盆腔炎急性发作与精神紧张关系密切，这已被越来越多的临床研究证实和公认。因此应保持乐观的情绪，树立必愈的信心。

7.杜绝不洁性交、性滥交，加强个人卫生。

8.积极锻炼身体，提高机体抵抗力。

第十五节　功能性子宫出血护理要点

1.按妇科一般护理常规护理。

2.对患者进行健康宣教，提高患者对疾病的认识，树立功能性疾患可以治愈的信心。

3.患者卧床休息，减少下床活动，防止因贫血儿晕厥。

4.加强营养，患者进食高蛋白、高维生素、富含铁质的食物。

5.密切观察患者阴道流血量、颜色、性质，阴道排出物要留取送检。流血多时，应注意血压、脉搏的变化，防止休克发生。

6.遵医嘱按时按量服用激素类药物，并注意观察用药后的反应，如有异常及时报告医师处理。

7.患者保持外阴清洁，勤换会阴垫。

8.对重度贫血患者，按贫血疾病护理常规护理。

【告知】

1.护士首先应热情接待病人，减轻患者不安心理，对医护人员产生信任感和认同感。调动患者的主观能动性，使其身心处于最佳状态，主动配合治疗和护理，促进康复。

2.疾病的基本知识的教育　向患者介绍有关功能性子宫出血的知识，主动介绍有关月经的生理卫生知识，包括何为功能失调性子宫出血，功能性子宫出血的表现，使患者对功能性子宫出血疾病有个基本的认识，让病人了解此病是可治之症，以有利于治疗。

3.治疗知识的教育　讲解应用性激素治疗的作用和机理，用药剂量，用药时间等注意事项及可能发生的不良反应，特别强调患者不要随便更改服药时间，更不能突然停药，以防撤退性出血，应用性激素治疗在服药方面要求严格，且疗效长，用药时间要准确，药物剂量必须按规定在止血后才开始，严格掌握维持量及服用时间

4.饮食知识的教育 指导病人合理饮食，多吃高蛋白，高热量，高维生素及含矿物质铁钙的饮食，如奶制品，蛋，禽类，动物肝脏，菠菜，豆类食物等，以纠正贫血，改善体质。

5.活动与休息的教育 应嘱病人卧床休息，有充足的睡眠，防止体力消耗，减少出血量。指导患者坐起或站立时要缓慢，防止发生体位性低血压，活动后如有头晕，一定要扶物蹲下，以防摔伤。

6.出院前保健教育 月经期间避免剧烈活动，流血时间长者要保持会阴清洁，以防继发感染。已有贫血者要注意加强营养。测定基础体温，预测是否为排卵周期，如持续单相体温，提示无排卵，应及时治疗。

第十六节　生殖器脱垂手术护理要点

【术前护理】

1.按阴道手术前护理常规护理。

2.患者保持外阴、阴道清洁，每日用1:5 000高锰酸钾溶液坐浴2次。

3.患者加强营养，卧床休息。

4.用清洁卫生带或丁字带支托下移的子宫，避免子宫壁部与内裤触磨形成溃疡或加重溃疡。

5.做好心理护理，增强患者战胜疾病的信心。

【术后护理】

1.按妇科阴道手术后护理常规护理。

2.患者卧床休息7~10日，禁止过早下床活动，久卧起床时，预防直立性低血压。

3.留置导尿管10~14日，每日抹洗会阴2次。

4.注意阴道残端出血情况。

5.避免增加腹压的因素如蹲、咳嗽等，必要时服缓泻剂预防便秘。

6.加强营养，休息3个月，避免重体力劳动。

【告知】

1.讲解子宫脱垂的疾病知识和预后；做好家属工作，让家属理解患者，协助患者早日康复。

2.注意休息、卫生、禁止性生活及盆浴2个月。多饮水、勤解小便，避免慢性咳嗽及便秘，避免重体力劳动。不适随诊。术后第1个月、3个月、6个月来院门诊复诊。

第十七节　卵巢癌广泛切除手术护理要点

【术前护理】

1.按妇科腹部手术前护理常规护理。

2.术前 3 日做好肠道和阴道的清洁准备。每日用 1:2 000 苯扎溴铵阴道冲洗和用肥皂水灌肠。

3.术前晚用 1:2 000 苯扎溴铵冲洗阴道。肥皂水清洁灌肠。或手术前日十一清洁肠道药物如大黄 20g、芒硝 20g、甘草 6g 泡水服。

4.术前晚遵医嘱使用镇静剂。

5.术晨用苯扎溴铵棉球抹洗阴道和宫颈并涂上甲紫，留置尿管。

6.备标本瓶、试管带入手术室。

【术后护理】

1.按妇科腹部手术后护理常规护理。

2.有肠造瘘或肠道部分切除者禁食 1 周。

3.保持导尿管或膀胱造瘘引流管通畅，灌肠尿量、尿色及引流液性状，如有血尿报告医师处理。

4.保持腹腔化疗管通畅。

5.灌肠肠造瘘患者造瘘口是否有渗血，及时更换瘘孔敷料，保持瘘口周围皮肤清洁、干燥。

6.指导患者料理肛门袋。

【告知】

1. 提供有关知识。癌症的防治、饮食及营养指导、不良反应及应对方法，以及日常生活指导、复诊、饮食和用药指导、卫生保健指导、功能锻炼指导等.

2. 加强心理疏导。请治疗成功的患者介绍经验，纠正误区或心理危机，营造一种癌症可以治疗的氛围，使患者变消极情绪为积极情绪。

3. 建立有效的家庭与社会支持。在患者遇到新的困难或情绪不稳定时，家属能安慰、帮助患者，成为患者的管理者。

4. 提高患者治疗的依从性。①按时服药，按时复查，避免劳累；②相信科学，不随意购买和服用宣传治疗癌症的药物；③按疗程、按周期化疗。④同时重视患者的反馈。

5. 病人出院后，为其安排随访时间，确定联系方式，争取从多方面提高治疗的依从性。

第十八节　妇科腹腔镜手术护理要点

【术前准备】

1.按妇科腹部手术前护理常规护理。

2.术前日给予患者流质饮食，术前 6 小时禁食禁饮。

3.术前日下午给予甘露醇 60g 冲服，术日晨肥皂水灌肠。

4.术前 3 日每日阴道冲洗 1 次，术前晚 1:2 000 苯扎溴铵阴道冲洗。

【术后护理】

1.按妇科腹部手术后护理常规护理。

2.了解术中情况，观察患者清醒程度及输液情况。

3.严密观察患者生命体征及病情变化，防止并发症的发生。

4.注意伤口渗血及腹痛情况，观察有无内出血危险。

5.患者平卧 6 小时后改坐位，术后 6 小时无特殊情况可下床活动。

6.保持会阴清洁，鼓励患者多喝水，并在 2~4 小时自行排小便。

7.患者术后 6 小时后可进食流质，次日予半流质或普食。

8.遵医嘱术后吸氧 4~6 小时，防止高碳酸血症。

9.向患者告知术后可能出现剑突下、双肩胀痛及阴道少量出血等情况。嘱患者勿尽早，休息后会逐渐缓解。

【告知】

1.腹腔镜手术属微创手术，由于疾病的原因，也有中转开腹的可能性，故病人对手术寄予很高的期望。因此，术前应告诉病人及家属腹腔镜手术过程、治疗目的，增加病人对腹腔镜的了解，以减轻病人紧张、焦虑情绪.

2.告知病人术前 1 d 洗澡、更衣，注意个人卫生。

3.出院告知病人当出现异常症状，如不明原因的腹痛、腹胀、腰痛、恶心、呕吐、尿量减少以及发热等，应及时到医院就诊。指导病人注意个人卫生，保持腹部伤口皮肤清洁、干燥，勤换内衣裤。注意饮食及营养，充分休息，适当活动。给予高蛋白、高维生素、高热量饮食。术后 3 个月内禁止淋浴和性生活，避免重体力劳动，术后 3 个月复查。出院后定期对病人随访，如有不适随诊。

第十九节　宫腔镜手术护理要点

【术前护理】

1.按妇科腹部手术护理常规护理。

2.了解患者月经情况，手术宜在月经干净 3~7 日进行。

3.术前 3 日每日阴道冲洗 1 次，术前晚行阴道冲洗。

4.术前禁食 12 小时、禁饮 4 小时，排空膀胱。

【术后护理】

1.按妇科腹部手术后护理常规护理。

2.患者去枕平卧 6 小时，6~8 小时后可下床活动。

3.观察患者呕吐、腹痛及阴道流血情况。

4.注意患者排尿情况，防止并发症的发生。

5.患者术后 6 小时可进食半流质，术后次日普食。

6.患者注意休息及卫生，防止感染。

【告知】

1.由于病变在隐私部位会加重患者的心理负担。护士应理解患者，以亲切和蔼的语言耐心解答患者的疑问，在取得患者信任的基础上，让患者表达自己的感受，帮助患者选择积极的应对措施，讲解宫腔镜手术的特点，消除紧张情绪，主动配合手术。同时做好家属的工作，让其理解患者，配合治疗及护理过程。

2. 术前要特别注意个人卫生，每天清洗外阴。如外阴皮肤有炎症、溃疡，需治愈后手术。术前 1 d 行皮肤准备，备皮后洗净皮肤。

3.会阴护理:注意观察阴道分泌物的量、性质、颜色及有无异味，保持外阴清洁、干燥，勤换内衣内裤，术后可用 1:5000 高锰酸钾或 0.1%氯己定溶液擦洗会阴，2 次/d，以免造成置管期间宫腔逆行感染。

第二十节　产科疾病一般护理要点

一、一般护理

1.热情接待孕产妇，安置床位，介绍病室环境和入院须知，及时通知医生诊治。

2.根据孕妇有无规律宫缩，是否破膜及病情缓急，分别送入待产房或病房。

3.孕妇取左侧卧位。

4.按医嘱给予饮食及分级护理。

5.做好入院评估，及时准确记录病情变化。

6.孕妇入院后测体重 1 次，入院即分娩后测体温、脉搏、呼吸每日 3 次，连续 3 日无异常者改为每日 1 次，体温 37.5℃以上者每日 3 次；体温 38.5℃以上者每日 4 次；体温 39℃以上者每日 6 次，并按高热护理常规护理。每日记录大小便。

7.未临产者，遵医嘱听胎心音、记胎动，给予吸氧；并观察有无产兆。

8.经常巡视了解孕妇情况，保持各种引流管及输液管通畅。

9.做好心理护理，进行孕期、哺乳期营养、产褥期卫生常识、母乳喂养、新生儿护理、计划生育等健康教育。

【告知】

1.保证充足的睡眠，避免疲劳和情绪激动。

2.营养均衡，荤素搭配。

3.注意观察胎动、腹痛、出血情况，一般采取左侧卧位。

4. 做好孕期、产褥期卫生。（如：双侧乳房清洗、按摩，会阴清洁）

5.保持大小便通畅。

6.高危孕妇要卧床休息，不得请假外出。

7.保持新生儿脐部干燥，观察大小便。

8.掌握母乳喂养的方法。

二、分娩前护理

1.遵医嘱做好各项化验检查及胎心监护。

2 嘱孕妇尽量左侧卧位，注意休息。

3.指导孕妇进营养丰富的饮食，富含高热量、高蛋白、高维生素，含铁、钙、纤维素，多吃新鲜水果及蔬菜。

4.观察生命体征及产程进展，发现异常及时报告医师。

5.保持室内空气清新，定时通风换气，温湿度适宜。

6.如剖腹产按妇科腹部手术术前护理。

7.孕 36 周以上如乳头扁平或凹陷应指导孕妇做乳头十字操或牵拉乳头。

8.教会病人自数胎动，如有胎动过少或过多及时报告医师。

9.讲解分娩配合、产褥期保健及母乳喂养知识。

10.给予心理支持，避免产妇的紧张.焦虑情绪.

三、分娩后护理

1.了解分娩过程，并协助产妇卧床休息。

2.观察子宫复旧及阴道出血情况，如有异常及时报告医师。

3.每日监测体温、脉搏、呼吸。

4.协助产妇多喝水，4~6 小时协助排尿，必要时遵医嘱导尿。

5.嘱产妇早期下床活动。

6.室温宜 22~20℃，相对湿度 50%~70%，空气新鲜，定时通风，每日 2 次，每次 30 分钟。

7.每日会阴冲洗，保持外阴清洁。

8.侧切伤口的产妇嘱其向健侧卧位。

9.观察侧切伤口愈合情况，如异常报告医师。

10.观察疼痛性质，可遵医嘱服止痛药。

11.剖腹产按妇科手术术后护理。

【告知】

1.告知分娩过程，可能产生的疼痛及原因，疼痛出现的时间及持续时间，使产妇有充分思想准备，增加自信和自控感.

2.在各个产程，指导病人的呼吸及放松运动，使分娩顺利完成.

3.指导产妇早开奶，做好乳房护理。

3.产后 12~24 小时内卧床休息，以后逐渐下床活动，指导与婴儿同步睡眠，劳逸结合，1 周以后可行产后保健操。

4.指导母乳喂养，提供母乳喂养知识。

5.指导新生儿护理方法，提供新生儿护理知识，如新生儿沐浴，新生儿接触，脐带护理，新生儿生理性黄疸及新生儿生理性体重下降等。

6.保持心情愉快，指导病人心理调适，保持乐观，情绪稳定。

7.保持外阴清洁及个人卫生，每日会阴冲洗。勤换内衣裤，产后可进行沐浴或擦澡刷牙。

8.宜进清淡、易消化、富含营养之食物，多喝汤类饮食，如瘦肉、鱼、鸡蛋、水果、蔬菜、鸡汤、鱼汤、少量多餐，每日 4~5 餐为宜。

9.充分休息和睡眠，勿过度疲劳，以免影响泌乳。

10.产后 42 天禁止性生活，不盆浴，以免引起产后感染。42 天后采取避孕措施，指导产妇选择适合的避孕方法。一般正常产后 3 个月，剖腹产后半年，可以上环避孕。

11.指导产妇将孕期保健册交社区保健医院，由保健医护人员进行产后访视，产后 42 天产妇及婴儿应来医院进行产后复查。

12.告知产妇在产褥期如有异常应及时到医院检查，如阴道出血超过月经量。

13.告知产妇母乳喂养热线电话，以便产妇遇到困难时咨询。

14.按要求完成免疫接种计划。

第二十一节　胎儿宫内窘迫护理要点

1.按产科一般护理常规护理。

2.给予待产妇吸氧、左侧卧位，遵医嘱给予纠酸、补液处理。

3.查找胎儿窘迫原因，针对原因做出相应处理。

4.严密观察胎心音变化情况，必要时做好迅速终止妊娠准备。

5.宫口开全、行阴道助产；宫口未开的慢性缺氧者，或宫口已开单估计在短时间内不能经阴道分娩的急性严重缺氧者，应尽快做好剖宫产准备。

6.胎儿娩出前做好新生儿抢救准备。

【告知】

做好孕产妇及家属的心理护理，向他们提供包括医疗措施的目的、操作过程、预期结果及孕产妇需要配合等相关信息，减轻焦虑。

第二十一节　前置胎盘护理要点

1.按产科一般护理常规护理。

2.指导患者进食高蛋白、高维生素、富含铁及粗纤维的食物，以改善贫血并保持大便通畅。

3.对期待疗法者，嘱其绝对卧床休息；严密观察出血情况，常规备血；注意观察有无宫缩，如有阴道出血增多或出现宫缩时，立即通知医师查看，遵医嘱给予止血、补血药及宫缩抑制剂。

4.加强胎儿监护，指导患者正确计数胎动，勤听胎心音。

5.严禁肛查、灌肠，慎做阴道检查，阴道检查必须在输液、输血及手术的条件下方可进行，诊断明确时不应做阴道检查。

6.保持外阴清洁。

7.对入院时已有出血性休克或期待疗法中发生大出血的患者，应立即开腹静脉通路并保持通畅，给予迅速输液或输血；给予持续吸氧；严密监测生命体征；尽快完善术前准备。

8.遵医嘱使用抗生素。

9.产后常规使用宫缩剂，预防产后出血。

【告知】

产前，注意营养，外阴清洁，防早产、感染；产后，注意休息、营养，纠正贫血，宣教产褥期知识，外阴清洁，防感染。指导避孕。

第二十二节　妊娠高血压综合征

一、症状护理

1.观察并记录病情变化，了解病人自觉症状。

2.对重度妊高征患者应准备好抢救物品。

3.遵医嘱给予解痉、降压、镇静药，并注意观察副反应及疗效。

4.嘱病人抬高下肢，并注意皮肤的护理。

5.遵医嘱给予低流量吸氧。

6.抽搐患者需专人护理，做好特护记录，详细记录病情变化、检查结果及治疗经过。

7.保持呼吸道通畅，将患者头偏向一侧。

8.观察腹痛性质，记录宫底高度及胎心变化。

9.在分娩过程中及产后48小时内仍可能发生子痫，应继续观察和护理。

10.如需剖宫产术按妇科腹部手术护理常规。

二、一般护理

1.保持病室安静，避免各种刺激。

2，协助病人生活护理，将日常生活用品及呼叫器放置方便处，满足病人需要。

3.床边加床挡，防止受伤。
4.指导摄取足够的蛋白质饮食，水肿严重时适当限制食盐。

【告知】
1.保持心情愉快，减少生活压力及刺激。
2.讲解镇静、解痉、降压等药物的作用及副作用，嘱孕妇有异常反应及时报告。
3.讲解控制体重及饮食治疗意义。
4。未终止妊娠者出院后：
(1) 遵医嘱定期来门诊检查。
(2) 出现不规则阴道流血、腹痛、头昏、视物模糊、呕吐等异常情况时及时就诊。
5 终止妊娠者：
(1) 严格避孕 1~2 年。
(2) 产褥期每周要测量一次血压和进行一次肾功能检查，以了解身体健康情况。
(3) 饮食宜多样化，保证营养丰富。
(4) 42 天内禁止性生活，不盆浴，以免引起产后感染。
(5) 充分休息和睡眠，勿过度疲劳，以免影响泌乳。
(6) 产后 42 天母婴一起来医院复查，了解母婴健康。

第二十三节　妊娠晚期出血

一、症状护理

1.阴道出血者，监测生命体征，并观察精神状态。
2.记录阴道出血量、性质。
3.严密观察病情变化，及时发现并发症，并做出相应处理。
4.观察宫缩强度，宫底高度，宫底压痛，遵医嘱给予宫缩抑制剂。
5.遵医嘱给促进胎盘成熟药。

二、一般护理

1.绝对卧床休息，避免各种刺激，以减少出血机会。
2.提供心理支持，减少恐惧感。
3.预防产后出血和感染，必要时遵医嘱用抗生素。

【告知】
1.前置胎盘保守治疗时，指导孕妇勿揉搓乳房及腹部以免诱发宫缩。
2.指导孕妇保持外阴清洁。
3.指导孕妇出现妊娠晚期出血，无论量多少均应就医，做到及时诊断，正确处理。

4.同分娩告知。

第二十四节 胎膜早破

1.按产科一般护理常规护理。

2.胎位正常，胎头已入盆者卧床休息；臀先露或头先露胎头尚未固定者，应绝对卧床休息，并抬高臀部。

3.密切注意产兆，孕周<35周出现产兆者，应立即通知医师，遵医嘱给予保胎治疗，并观察其保胎效果；孕周>35周而<37周者不予保胎，顺其自然；孕周>37周，观察6~8小时未临产者，遵医嘱静脉滴注缩宫素引产。

4.孕周<35周者，遵医嘱给予地塞米松，促胎儿肺成熟。

5.严密观察孕妇胎心音的变化、定时监测胎心音，必要时行胎儿监护。

6.严密观察羊水性状有无改变，观察体温、脉搏、血常规的变化，发现异常及时报告医师。

7.遵医嘱给予间断或持续吸氧。

8.会阴抹洗每日2次。

9.破膜时间超过12小时者，遵医嘱常规给予抗生素预防感染。

10.有感染征象时报告医师及早终止妊娠。

【告知】

1.向病人讲解有关早破水知识。

2.指导监测胎动。

3.指导孕妇用消毒卫生巾。勤换内衣内裤。

4.同分娩告知。

第二十五节 产后出血

1.立即给予产妇吸氧、保暖、取平卧位，建立静脉通路，通知医师。

2.迅速查找出血原因，协助医师施行止血处理。

（1）宫缩乏力行出血，应立即按摩子宫，同时注射宫缩剂。效果不理想时给予宫腔填塞纱条，仍达不到止血目的时，应及时配合医师做好结扎髂内动脉、子宫动脉甚至行子宫切除的术前准备。

（2）软产道裂伤者，协助医师及时准确地修补缝合。

（3）胎盘剥离不全、滞留及粘连者徒手剥离取出；部分残留徒手不能取出时，则用大刮匙刮取残留组织；若胎盘嵌顿在子宫狭窄环以上者，应在全身麻醉下行手取胎盘术；若是胎盘植入则需做好剖腹切开子宫检查的术前准备。

（4）凝血功能障碍者，遵医嘱使用药物以改善凝血机制，输新鲜血等。

3.遵医嘱急抽血查血型、血常规、DIC全套、交叉配血，必要抽血查E4A等。

4.遵医嘱及时给予输液、输血，以维持足够的循环血量。

5.准确收集并测量出血量。

6.严密观察并先洗记录产妇的意识状态、皮肤颜色、血压、脉搏、呼吸及尿量。

7.有休克者按休克护理常规护理。

8.遵医嘱给予抗生素预防感染，严格会阴护理。

【告知】

1.参照分娩沟通告知。注意保暖。

2.鼓励产妇进食营养丰富易消化饮食，多进富含铁，蛋白质，维生素的食物，注意少食多餐.

3.做好心理护理，尽量避免焦虑、恐惧、紧张等不良情绪的产生，帮助照顾好婴儿。

4.产妇一般情况好转后，可母乳喂养。

第二十六节　妊娠合并心脏病护理要点

1.按产科一般护理常规及内科心脏病护理常规护理。

2.密切观察孕妇产兆，如有产兆应及时报告医师并准备急救器械、药物、氧气等。

3.孕妇临产时持续吸氧，缩短第二产程。

4.胎儿娩出后，腹部立即放置沙袋12~24小时，以免诱发心力衰竭。

5.按医嘱记录24小时出入量。

6.慎重选用宫缩剂。

7.若发生产后出血遵医嘱输血、输液，并严格控制输血、输液的速度。

8.患者产后绝对卧床休息，注意心力衰竭，定时测血压、脉搏、呼吸。

9.心功能III级或以上者不予哺乳、应予退奶，并劝其避孕或绝育。

10.临产开始后遵医嘱使用抗生素至产后1周左右。

【告知】

1. 维持足够的休息？心脏病孕妇比一般孕妇需要更多的休息，以便减轻心脏的负担，而且需要在超过心脏负荷之前就有足够的休息，以免心输出量不足而影响胎盘及胎儿的血液灌注。心脏病孕妇至少每晚要有10小时以上睡眠时间，每餐饭后有半小时休息。为了预防低血压及增加心脏功能，建议孕妇左侧卧姿势休息。有些医师甚至建议心脏病孕妇怀孕30周后来完全卧床休息，以确保胎儿之健康，并能怀孕到足月。护理人员要让孕妇了解体息的重要性，并协助其调整其日常生活作息。

2.协助获得适当的营养心脏病孕妇比一般孕妇应更需注意其营养的摄取。她需要增加适量的体重，以确保胎儿有足够的营养，却不可增加体重超过 11Lg 以上，以免增加心脏不必要的负荷，而对怀孕有不良的影响。孕妇需摄取高蛋白、足够热量的饮食。若孕前就采低钠饮食，怀孕期间也需维持低钠饮食。不过血钠含量要能维持身体所需以供应胎盘，故怀孕期间，钠并不严格禁止。孕妇按医嘱服用铁剂，可减少因贫血使心脏负荷增加的后果。

3.协助正确使用药物怀孕期间最好小要服用药物的这条规则，并不适用于心脏病孕妇。护理人员必须让孕妇了解孕期服用药物才能确保其本身与胎儿的健康，也可能因应怀孕的需要而调整药物的用量。心脏病孕妇比一般孕妇更有机会利用药物调整其心脏功能，宜再次强调必须遵循医嘱用药之重要性。

第二十七节 妊娠合并病毒性肝炎护理要点

1.按产科一般护理及病毒性肝炎护理常规护理。

2.患者如临产，应做好抢救准备，备新鲜血、止血剂及抢救用物。

3.患者在隔离产房接生。

4.胎儿娩出后，留脐血作乙肝全套检查。

5.密切观察患者阴道流血情况，准确计量出血量。

6.患者急性期不宜哺乳，以免感染婴儿，退奶时不用对肝有损害的雌激素，可用麦芽泡水喝或用芒硝外敷乳房。

7.新生儿出生后 24 小时内遵医嘱注射乙肝高效免疫球蛋白和乙肝疫苗。

8.分娩结束后，所有用物应经严格消毒处理后备用。产房、待产室、病房均应做好终末消毒处理，防止交叉感染。

【告知】

1.食物选择方面，在妊娠早期，病人食欲不佳，食物以少油质清淡为主，适当增加糖量，以保证热量的充足。妊娠晚期仍以清淡为宜。但需增添易消化的蛋白质食品并力求做到美味可口，多样化，以促进食欲。若妊娠后期体重有明显增长趋势应及时控制油脂和糖量，防止脂肪肝。

2.在餐次安排方面最好采用少食多餐的方法。 [医 学教 育网 搜集 整理]

因为肝炎病人的消化吸收功能较弱，少食多餐既可减轻肝脏负担防止消化不良，又可增加进食量，有利于肝细胞的恢复。

切断传播途径一般来说乙型肝炎的传播途径是尿液、汗液、唾液、乳汁及血液制品感染。妊娠期，应注意个人卫生，养成良好的卫生习惯，饭前便后洗手，实行分餐制，生活用品与家人的用品分开放置经常清洗外阴，会阴纸垫焚烧。同时要加强锻炼，每天散步，增强机体免疫力，提高防病能力，预防感冒。如妊娠期患病需治疗输液、打针，严格执行针管、针头、采血针、牙科手术器械的消毒工作、医疗注射及预防接种时应做到一人一针一管制度。

3.心理护理热情接待孕妇并与其亲切交谈，向患者及家属讲述乙肝的一些基本知识，提高自身对疾病的认识，以便更好地护理病人，并指导病人自我调节，使其正视疾病，消除心理压力，增强战胜疾病的信心。讲述乙肝知识的同时讲解分娩知识，分散其注意力，使其保持愉快的心情去迎接自己的小宝宝，懂得如何呵护小宝宝，呵护自己。

4.社会因素乙肝患者在日常工作中不同程度的因此而受到影响，同事会因此避而远之，严重的甚至性格改变、忧虑、抑郁等。妊娠期的患者更会因此而加重心理负担，担心自己的宝宝受到影响。我们应给予患者更多的关心和保护，让她们树立信心，相信自己，相信医院。

5.病人出院后的生活护理病人出院后，如果生活调理得当，将有利于巩固治疗效果，促进肝功能的进一步恢复，所以康复期间病人的生活调整至关重要。

6.婴儿用品应严格消毒，避免和妈妈的生活用品接触，以防感染。

7.必须保护充足的睡眠和必要的卧床休息，勤换会阴纸垫，保持会阴部清洁干燥，换下的会阴纸垫应严格消毒处理。早睡早起，呼吸新鲜空气，适量散步和活动对于肝功能进一步恢复也极为重要。

第二十九节　母儿血型不合护理要点

1.按产科一般护理常规护理。

2.抗"A"或抗"B"效价高者，遵医嘱使用菌枝黄降低抗体效价，定期抽血查体效价，观察治疗效果。孕龄达 36 周后协助医师做好引产的准备。

3.产前密切观察孕妇胎心音、胎动情况，定期行无应激试验（NST）检查，以监测胎儿宫内安危，若出现异常及时通知医师。

4.产时密切观察产程进展及胎心音的变化情况，行宫缩应激试验检查，做好新生儿抢救的准备。

5.胎儿娩出后立即断脐，减少抗体进入胎儿体内；抽脐血做溶血全套检查。

6.严密观察新生儿黄疸出现的时间及深浅度，发现异常及时通知新生儿科医师查看，并转新生儿科治。

【告知】

告知疾病知识：母儿血型不合主要是孕妇和胎儿之间血型不合而发生的疾病，可使胎儿红细胞凝集破坏，引起胎儿或新生儿溶血症。患儿常因严重贫血、心力衰竭而死亡；或发生严重黄疸，病死率高，即使幸存，患儿智力发育也受影响。

第三十节　臀位妊娠护理要点

1.按产科一般护理常规护理。

2.待产者卧床休息，破水后绝对卧床休息，并抬高臀部，禁灌肠。

3.临产后不宜站立走动，少做肛查，必须肛查或阴指检查时，操作宜轻，以防胎膜破裂。

4.破膜后严密监测胎心音，发现异常及时报告医师。

5.不完全臀先露，胎膜已破、宫缩时阴道口可见胎足，即应洗手上台用无菌棉垫堵住阴道口，以防宫口未开全时胎足脱出阴道口外。

6.严格掌握臀助产、臀牵引的指征，必要时做好剖宫产手术准备。

7.拟行阴道分娩者，做好新生儿抢救准备。

【告知】

1.28周后仍为臀位者，应及时纠正。要鼎力宣传产前检查的重要性，及时纠正臀位，在28~30周间做B超，早发现臀位，使其在32周左右得以纠正，对臀位必需提早住院，结合B超，确定臀位类型，估计胎儿>3500克，及早决定分娩方式。

2.如确诊为臀位应让产妇立刻卧床休息抬高臀部每半小时测胎心1次。

3.因为产程往往延长，产妇衰竭继发宫缩乏力。应加强护理，指导产妇进食水，留意休息以保持良好的产力并严密观察胎心音变化及产程进展状况。对产妇应立场和蔼、细心、热心、耐心。

第三十一节　产褥期护理要点

1.分娩后在产房观察2小时，每15~30分钟检查1次子宫收缩、宫底高度、阴道出血量并记录；注意膀胱是否充盈；产妇有无头晕、乏力、肛门坠胀感等自觉症状；同时按摩子宫，以排出宫腔积血；测血压、脉搏1次。无异常送回病房休息。

2.给予产妇高热量、高蛋白、易消化的清淡饮食，注意进食蔬菜、水果，哺乳者多饮汤或按医嘱饮食。

3.产后生命体征平稳，应鼓励产妇下床活动。第1次下床时，应有人陪伴，活动量逐渐增加，避免过度疲劳。

4.入病房后定时按压子宫，产后4~6小时内每小时1次，6~24小时内每4小时1次，以后每日1次；观察宫底高度，恶露性质与量的多少，有无臭味并记录，有一次及时报告医师。

5.产后4小时内应督促产妇小便，如6~8小时仍未排尿，可采用诱导排尿，必要时给予导尿。

6.每日用1:1 000苯扎溴铵棉球抹洗会阴2次；会阴有水准者，24小时后给予50%MgSO$_4$湿热敷；疼痛明显者，可给予会阴烤电每日2次。

7.便秘者，遵医嘱给予轻泻剂。

8.测产妇体温、脉搏、呼吸每日3次，连续3日无异常者改为每日1次。

9.预防产后感染。严重产褥感染者，遵医嘱行床旁隔离。

10.做好心理护理和乳房护理。

11.加强母乳喂养宣教。

【告知】

1.产后应有温、湿度适宜、安静舒适的修养环境。室温保持18~20℃，湿度为55%~60%为宜空气新鲜，经常通风换气，保证室内有充足的光线。通风时避免对流直吹产妇，夏季要注意防暑。

2.个人卫生 产褥期应每天梳头刷牙，保持整洁及口腔卫生。产褥期早期皮肤排泄功能旺盛，排出大量汗液，尤其睡眠和初醒时最明显，这是正常生理现象。因此，产后衣着薄厚要适当，勤用热水擦身或淋浴，洗发时须注意保暖勿受凉，勤换衣裤、会阴垫及床单等。

3.营养 正常分娩后稍事休息，产妇即可进易消化的半流质饮食，以后可根据产妇具体情况进普食。产后的饮食应营养丰富、易于消化、少食多餐，多进食汤汁类可促进乳汁分泌。

4.休息与活动 产后12h内以卧床休息为主，生命体征平稳后逐渐增加活动量。产后要鼓励产妇早期下床活动，以增进血液循环、促进子宫收缩、恶露排出及会阴伤口的愈合，同时可促进大小便排泄和重体力劳动等。过早负重和疲劳过度会引起腰背和关节酸痛，甚至因盆底肌肉张力恢复欠佳而导致子宫脱垂。

5.乳房护理 乳房应保持清洁、干净，经常擦洗。分娩后第1次哺乳前产妇应洗净双手，用温水毛巾清洁乳头和乳晕。以后每次哺乳前后都用温水毛巾擦洗干净。产后哺乳时，护士应进行喂养方面知识和技能的指导。哺乳后应将婴儿竖直抱起，轻拍1~2min，排出胃内空气防止婴儿溢奶。产妇在哺乳期应佩戴大小适宜的乳罩，以支持增大的乳房，减轻不适感。

6.性生活指导 一般产褥期期间恶露尚未干净时不宜性生活。应在产后6周检查完毕，生殖器官已复原的情况下，恢复性生活。性生活时应采取避孕措施。

7.心理护理 帮助产妇保持心情愉快、放松精神，给予相关知识及技能的指导，使产妇能快适应母亲角色，顺利渡过产褥期。

8.出院告知 产妇出院前护士应认真评估其身体状况，并告知产妇继续保证合理的营养膳食，适当的活动和休息，合理安排家务及婴儿护理，注意个人卫生和会阴部清洁，保持良好的心理状态，尽快适应新的家庭生活。同时告诉产妇随访的时间，确保母婴在产后42天到医院随访。

第三十二节　剖宫产手术护理要点

【术前护理】

1.做好心理护理，消除孕妇思想顾虑，向孕妇及家属讲解手术的必要性，以取得合作。

2.备皮、交叉配血、备合血记账单、新生儿用物、写好手圈带、备新生儿病历。

3.做好抗生素皮试。

4.急诊手术患者禁食 4~6 小时，择期手术者 12 小时禁食，4~6 小时禁饮。

5.取下孕妇发夹、项链、手镯、戒指等装饰品，交家属保管，替其更换病服。

6.留置导尿管，术前 30 分钟执行术前用药。

7.准备病历夹，术中用药、合血单等带入手术室。

8.铺好麻醉床，备产后卫生用物。

【术后护理】

1.迎接并安置患者，清点带回用物，了解输液、尿管及皮肤情况。

2.患者术后 6 小时内禁止进食，6 小时后可进流质（肛门未排气禁止牛奶类饮食）肛门排气后进半流质，解大便后给普食或遵医嘱给饮食。

3.了解手术经过、麻醉方式，术中出血及输血、补液等情况，停止术前医嘱，执行术后医嘱。

4.注意阴道流血情况及腹部敷料是否干燥。

5.测患者血压、脉搏、呼吸每小时 1 次，连续 4 次平稳后改测体温、脉搏、呼吸每日 3 次，连续 7 日无异常改为每日 1 次。

6.鼓励患者床上多翻身活动，无异常者术后 2 天可下床活动。

7.会阴抹洗每日 2 次，至尿管拔除。

8.遵医嘱拔尿管，并指导和督促排尿。

9.回病房后进行母婴部分皮肤接触 30 分钟，并指导母乳喂养。

【告知】

一、 术前告知

1. 由于多种原因，胎儿不能经阴道娩出，只有采取剖宫产娩出胎儿，才能保证母子平安，产妇要消除恐惧和紧张，以配合手术。

2. 术前备皮的目的是预防术后切口的感染。

3. 择期手术者前日洗澡、洗头、剪指甲、更衣。

4. 产妇要按照医生告知的时间禁食，目的是避免术中呕吐引起误吸和窒息。

5. 进入手术室前除去发夹、饰物、假牙、隐形眼镜，目的是避免手术时假牙活动坠入气管内，避免隐形眼镜佩带时间过长刺激角膜导致角膜炎、角膜溃疡、失明、避免发夹造成身体意外损伤，贵重物品交家属保管，以免遗失。

6. 术前需插尿管，目的是避免膀胱充盈，引起手术误伤，插尿管时尿管对尿道口有刺激作用，产妇有尿意感，尿管一般为术后第一天输完液后拔除。尿管拔除后，产妇应在 4–6 小时内自行解小便。

二、 术后告知

1. 术后 6 小时内去枕平卧位，避免麻醉引起脑脊液压力降低所致头痛。

2. 术后腹部放沙袋压迫 6 小时，促进子宫收缩及防止术口渗血。

3. 术后 6 小时改半卧位，有利于改善呼吸，减轻疼痛及恶露排出。6 小时后可翻身目的是防止腹腔脏器粘连，增进肠蠕动，促进排气、排便，预防血栓形成。

4. 手术后暂禁食 6 小时，6 小时后可进流质饮食（鸡汤、肉汤等），肛门排气（打屁）前禁食糖、蛋、奶，防止肠胀气。肛门排气后可恢复到正常饮食。

5. 产妇在术后应尽早翻身，下床活动之前应在床上稍坐休息，然后下床绕床步行，并逐渐增加活动量。

第三十三节　新生儿一般护理要点

1. 婴儿出生后，即测体重，系好手圈带及写好母亲的姓名、床号、婴儿出生时间和性别，并以抗菌眼药水滴眼，肌内注射维生素 K1。

2. 新生儿 APGar 评分在 7 分以上者实行母婴皮肤接触及早吸吮 30 分钟并记录。

3. 注意保温及观察脐带残端有无渗血，如有渗血应重新进行烧灼并加压包扎。

4. 仔细观察婴儿皮肤颜色、呼吸、黄疸出现时间及深浅程度、吸吮能力、大小便、脐部情况等，每 2~3 吸吮记录 1 次。

5. 婴儿取侧卧位或平卧头偏向一侧，防止呕吐物吸入呼吸道。

6. 每日测体温 2 次，异常者增加测量次数。

7. 婴儿每次大便后用温水洗净臀部，并涂鞣酸软膏防止红臀。

8. 婴儿每日沐浴 1 次，沐浴后行新生儿抚触和脐部护理。

9. 出生后 24 小时内无禁忌证者接种卡介苗和乙肝疫苗。

【告知】

1. 注意居住环境。新生儿卧室应安静清洁，布置优雅，阳光充足。有条件的话，宝宝内温度可控制在 21~24℃之间，温度为 60~65℃左右。

2. 注意冷热护理。因为新生儿体温调节机能差，因此，冬天要保暖，夏天要防暑降温，平时要根据气温的变化及时增减衣服。

3. 注意皮肤护理。新生儿皮肤娇嫩，容易损伤，因而接触动作要轻柔，衣着要宽松，质地要柔软，不宜钉扣子或用别针。要用温水擦洗皮肤皱折处，每次大小便后清洗，并用毛巾擦干。

4. 注意脐带护理。在新脐带未脱落时，每天用 75% 的酒精擦洗脐部一次，然后用消毒纱布盖上，不要放盆内洗澡。脐带脱落后，可以不用纱布，但必须保持脐部干燥清洁。发现脐部有红或有脓性分泌物，则应进行消炎处理。

5. 要保证充足睡眠。经常变换新生儿的睡姿，以防止头颅变形。

6. 正确处理好特殊生理现象。如所谓的新生儿"马牙"、女婴出生后数天内阴道有黏液或血性分泌物，红尿、乳房肿大、红斑、色素斑以及生理性黄疸（出生后 2-3 天出现）等，这些过几天后就会自然消失，不必特殊处理。如果时间较长或有其他不良反映，则应去医院检查。

7.告知母乳喂养的好处：母乳含丰富的蛋白质、脂肪、糖、钙、磷、维生素、内分泌激素及免疫抗体等，它们的比例适宜，易于消化吸收和增加机体抵抗力。同时，母乳中各成分之间的比例能自然随婴儿生长发育的需要而改变；母乳喂养卫生、简便、经济和节省时间；母乳喂养能密切母婴关系，使婴儿在爱抚中捉进智力发育。母乳经常接触能使较早隐秘的小儿疾患及早发现和治疗；能够促进母体产后子宫收缩和恢复，并可减少乳腺癌的发生。

第三十四节　母婴同室护理要点

1.按新生儿一般护理常规护理。

2.回爱婴区 1 小时之内指导母乳喂养和正确的喂哺姿势。

3.按需哺乳，婴儿随饿随喂，母亲乳房随胀随喂，不定时间，不定次数。

4.实行 24 小时母婴同室，新生儿护理、治疗离开母亲的时间不能超过 1 小时。

5.除有医学指征不能母乳喂养者外，不准使用奶瓶及橡皮奶头，不准喂母乳代用品。

6.加强母乳喂养好处的宣传。

7.做好防止乳头破裂、保持充足乳汁、处理乳房过度充盈等的健康宣教。

【告知】

1.告知母婴同室的重要性

2.当婴儿为了要吃奶而醒时，妈妈自然跟着醒来，因之前会有一段长时间表现出准备要奶的样子，如：呼吸改变或伸展手脚，这时妈妈从浅眠中惊醒，奶水开始流出，宝宝会满足地吃奶。如果宝宝在想吃奶之前哭过一阵，那时即使他很饿，还是会抗拒吸奶。因此，要教育产妇早和宝宝睡在一起。

3.新生儿娩出后，声、光、冷、热、空气、疼痛等各种外界刺激全部集中到他们周围，赖以生存的外界环境突然发生巨大的变化，使他们茫然失措。此时，婴儿需要听到母亲的心跳、说话、轻轻抚摸、亲吻以及母亲温暖的怀抱和哺乳倾注的爱，在他们幼小的心灵上才有新世界生存的安全感，他们的心理会平静安稳，可以睡得更香。

4.母婴同室可以让妈妈同时哺乳与休息，有利于早吸吮、勤吸吮，按需哺乳，还可以促进乳汁分泌，保持足够的母乳。

5.告知母乳喂养的优点

①因母乳中白蛋白含量较多，胱氨酸和酪氨酸乳糖含量高，并含有一定量黏多糖，能促进双歧杆菌生长，从而抵制大肠杆菌的生长，含有免疫球蛋白、乳铁蛋白、淋巴细胞、巨噬细胞等能增强婴儿免疫力。初乳中尚含有较多锌，可促进婴儿生长。初乳还能帮助孩子排除体内的胎粪，清洁肠道。

②母乳喂养可增进母子感情？母亲在给孩子哺乳时，可给孩子唱歌、说话，孩子以最敏感的嘴、唇边和脸依着母亲温暖的乳房，母子之间的皮肤接触使孩子大脑中产生一种安全感，能消除紧张情绪，使之有安全感。

③母乳喂养可减少产妇疾病？及时排出乳汁，可减少乳房疾病的发病率。通过新生儿吸吮反射，引起脑垂体分泌催产素和催乳素，还能通畅腺管排出乳汁。可以减少乳腺炎、乳腺癌的发生率，早吸吮帮助子宫收缩，减少出血，利于排尽恶露并减少感染机会。

④母乳温度恒定、适中、清洁卫生，喂养经济方便，省时、省力，随需随用。

第三十五节　新生儿抚触护理要点

1.抚触时间选择在两次进食之间，小儿清醒，不疲倦、不饥饿、不过饱、不烦躁，沐浴前后均可（一般选择沐浴后）。

2.首先要确保房间内温暖（室温 26℃~28℃）、宁静，播放一些柔和的音乐，有助于母子彼此放松。

3.准备好毛巾、尿片、换洗的衣物和强生婴儿润肤油。

4.护理人员温暖双手，先在掌心倒一些润肤油，按下述步骤轻轻抚触宝宝，抚触过程中不要强迫宝宝保持固定姿势，留心宝宝的反应，一旦宝宝哭得很厉害应停止按摩，不要让宝宝的眼睛接触润肤油，脐痂未脱落时，不要按摩脐部，在抚触过程中注意保暖。

5.面部：从前额中心处用双手拇指指腹往外推压，划出一个微笑状；眉头、眼眶、人中、下巴同样用双手拇指指腹往外推压，划出一个微笑状。

6.胸部：双手放在两侧肋缘，右手朝上推向宝宝右肩，复原，左手以同样方法进行。

7.手部：将婴儿双手下垂，用一只手捏住其胳膊，从上臂到手腕部轻轻挤捏，然后用手指按摩手腕；双手夹住小手臂，上下搓滚，并轻拈宝宝的手腕和小手；在确保手部不受伤害的前提下，用拇指从手掌心按摩至手指。同样方法按摩另一只手。

8.腹部：按顺时针发现按摩腹部，在脐痂未脱前不要按摩脐部；用指尖在婴儿腹部从您的左方朝右漫步，您可能感觉气泡在指下移动。

9.腿部：从大腿至踝部轻轻挤捏，然后按摩脚踝及足部；双手夹住小棒腿，上下搓滚，并轻拈宝宝的脚踝和脚掌；在确保脚踝不受伤害的前提下，用拇指从脚后跟按摩至脚趾。

10.背部：双手平放背部从颈部详细按摩，然后用指尖轻轻按摩脊柱两边的肌肉，再次从颈部向底部迂回运动。

11.抚触全过程不超过 20 分钟，抚触结束，用 2%碘酊、75%乙醇消毒脐部，穿好衣、裤，夹好尿布，交由家属推回病房。

【告知】

1.告知家长新生儿抚触可刺激宝宝的淋巴系统，增强细胞免疫力，增强抗病力。

2.可加深新生儿的睡眠深度和时间。

3.可刺激婴儿的神经系统，平复宝宝暴躁的情绪，有利接受新环境，减少哭闹，同时松弛神经，缓解陌生环境带来的不安和恐惧。

4.新生儿腹部抚触可改善消化系统的功能，促进排便，并刺激胃肠激素的分泌，使迷走神经兴奋，增进食欲，增加体重。

5.四肢肌肉的抚触能促进血液循环，加快皮肤新陈代谢，使皮肤健康，提高新生儿抵抗皮肤致病的能力。

6.新生儿抚触最主要是促进母婴间的情感交流，搭建爱的桥梁。

第三十六节　新生儿游泳（水疗）护理要点

1.将室温调至 28℃。

2.放一次性水袋于池中，加入温水，放入溶质，测量水温在 38℃左右，游泳池水深以新生儿足不触及池底为标准。

3.检查游泳圈有无破损，双气囊各充气至 90%。

4.下水前贴好脐带防水贴（使用夹者除外）。

5.测量颈围，选择适当的游泳圈，从前往后将泳圈套入婴儿颈部，将下颌放于下颌槽中，扣好双重保险粘贴。

6.将婴儿缓慢放入水中，护理人员在旁呵护协助婴儿肢体伸展活动，并主动递给予轻柔抚触，婴儿头部始终保持在水面之上。

7.游泳时间控制在每次 10~20 分钟。

8.游泳结束双手抱住婴儿躯干离开水池，在工作台上取下游泳圈，擦干身体，注意保暖。

9.按新生儿抚触常规进行新生儿抚触。

10 用 2% 碘酊、75% 乙醇消毒脐部，穿好衣、裤，夹好尿布，由家属推回病房。

【告知】

1.婴儿游泳，室温 25℃左右，水温 35℃左右。放水后要用手搅匀，保持泳池的上下水温一致。

2.要用正规厂家生产的婴儿游泳池。非正规厂家生产的婴儿游泳池不但气味强烈，而且有可能使婴儿感染上难以治愈的皮肤病。此外，游泳圈要确保万无一失。

3.泳池放水的深度，视宝宝的身高而定，以宝宝在游泳时脚不触及池底为标准；泳池内放置可漂浮、色彩鲜艳、能发声的小玩具，以备宝宝边游边玩；在宝宝游泳的环境里，周边布置色彩鲜艳的画面，上方要有能发悦耳声的风铃。

4.进行游泳练习的最佳时段4周至3个月，此时是孩子天生的游泳条件反射年龄段；

5.新生儿游泳前脐部须贴防水护脐贴。游泳毕要迅速擦干水迹、保温，并取下护脐贴，用安尔碘消毒脐部两次，再用一次性护脐带包扎；

6.练习每天在孩子情绪高涨的时候进行，游泳前必须做4~6分钟的按摩或者专门体操(模仿小兔和青蛙活动手脚)，须在进食前15~20分钟停止；

7.第一堂游泳课为7~10分钟，以后每次增加10~15秒，到孩子一岁时增加到30~40分钟。练习时间的长短取决于孩子体力；

8.婴儿游泳操作的全过程中，操作者必须全程监护，和宝宝的安全距离保持在一臂之内。

第三十七节　早期妊娠药物流产护理要点

1.停经≤49日早孕妇女，且B超诊断宫内妊娠者（带宫内节育器妊娠者除外）适宜药物流产。

2.遵医嘱服药，服完最后1次药后，嘱患者卧床休息2小时，门诊观察6小时。

3.观察妊娠产物排出情况，并检查排出产物与停经时间是否相符。

4.观察阴道流血情况，如出现大量出血或其他异常情况，应及时报告医师，对症处理。

5.服药后8~15天来院复诊，以确定药物流产效果，必要时作B超检查，或抽血作HCG测定。

6.如药物流产失败者，须做人工流产手术。

【告知】

1.服米索三小时后仍无腹痛及阴道出血及时告知医护人员。

2.服用米索后，注意观察阴道流血、腹痛情况，流血较多、腹痛较重者及时进入产房检查。

3.若阴道出血多于经量或出血持续一周以上及时复诊。

4.流产后必要时，须进行清宫术。

5.回病房后，普食，进清淡易消化饮食，避免刺激性食物

6.注意宫缩、阴道流血情况。

7.多饮水，2小时后在家属的搀扶下排尿，注意行动缓慢，切勿摔倒。

8.观察液体是否输入通畅，按医护人员指导按时用药。

第三十八节　早期妊娠人工流产护理要点

【术前准备】

1.约定手术时间或随即手术。

2.做好患者心理护理。

3.交代患者术前 3 日禁性生活与盆浴。

4.测患者体温、脉搏、血压。

5.检查有关化验结果，如发现异常，应与医师联系并处理。

6.准备好卫生用品。

7.嘱患者排空小便。

8.无痛人流手术，术前禁食 4 小时。

【术后护理】

1.检查吸出物有无典型绒毛及蜕膜，与停经月份是否相符，如发现异常者及时送病理检查或 B 超检查。

2.对妊娠时间较长或流血多，手术时间长的患者，可使用宫缩剂及抗生素。

3.术毕，一般患者休息 2 小时，无痛手术患者待患者完全清醒后方可离院。

4.患者离院前作如下指导：

（1）注意卫生，保持外阴清洁，1 个月内禁同房、盆浴；

（2）阴道流血较多，或 10 日未干净，伴有腹痛，下坠等不适，应随时就诊；

（3）全休 15 日，避免重体力劳动 1 个月；

（4）无痛手术患者术后 2 日禁止驾驶；

（5）做好计划生育宣教工作。

【告知】

1.保持良好的心情，不要过分紧张。

2.手术后在医院卧床休息 2 小时，注意阴道流血及腹痛情况，如果阴道流血或剧烈腹痛应告诉医生处理。

3.手术后阴道少量流血不应持续超过 10 天，应及时就医。

4.手术后如有体温升高和阴道排出物有恶臭味是感染的迹象，应及时就诊。

5.采取有效的避孕措施，如避孕环和避孕套。

6.阴道出血未干净前禁盆浴，保持清洁，一个月内避免性生活。

7.手术后休息半个月。

8.手术后 2–4 周到医院复查。

第三十九节　人工流产并发症护理要点

1.人工流产综合征

（1）密切观察患者情况，如发现面色苍白出冷汗，恶心呕吐应减慢手术或停止手术，待症状缓解后，再继续手术。

（2）注意患者血压、脉搏的改变，如有异常，应给予吸氧，并肌内注射阿托品0.5mg，同时报告医师处理。

（3）有剧烈呕吐者，可指压内关、合谷等穴。

（4）嘱患者平卧休息，待症状缓解，完全恢复后，方可离院。

2.吸宫不全、漏吸

（1）术后详细检查吸出物，如与妊娠周数及子宫大小不符，或未见绒毛及胚胎者，确为宫内妊娠者，应立即施行一次性复查性吸宫术。

（2）如有大量阴道出血，腹痛或早孕反应仍存在等情况，应报告医师再行有关检查，以排除宫外孕。

（3）抗感染治疗。

3.子宫穿孔

（1）如疑为子宫穿孔，应立即停止手术。

（2）患者绝对无偿献血。测血压、脉搏。严密过程腹痛及病情变化。

（3）子宫穿孔小，症状不明显，术前感染者，可按医嘱给予宫缩剂和抗生素。

（4）对病情严重并发休克者，按休克护理常规护理。

（5）有脏器损伤者，按内脏损伤护理常规护理。

4.宫颈、宫腔粘连及感染

（1）严格执行无菌操作技术。

（2）避免吸宫不全、术后注意卫生，禁止盆浴和性交。

（3）遵医嘱给予抗生素。

（4）做好卫生宣教工作，广泛宣传计划生育，加强避孕措施，以减少人工流产次数。

【告知】

1.不孕是远期并发症，由于术后患者没有适当休息或卫生条件不好或者术后禁房事天数短引起了感染并导致输卵管堵塞，这些都有可能引起不孕。

2.人流术本身有一定的危险性，可能会发生一些并发症，影响妇女的身心健康，因此，女性朋友应在做好避孕措施，以减少人工流产造成的损害。

第四十节　放置宫内节育器护理要点

1.常规放置时间为月经干净后 3~7 日。

2.根据手术者宫口情况及宫腔大小，选择合适的宫内节育器。

3.手术时严格遵守无菌操作规程。严格掌握适应证和禁忌证。

4.术后注意卫生，2 周内禁性交及盆浴。

5.进行科普教育，增加妇女计划生育知识。

【告知】

1.术后保持外阴清洁

2.一周内不做过重的体力劳动

3.术后 2 周、阴道流血停止一周内请勿盆浴，避免性生活

4.术后可能出现短暂的下腹部胀痛，如胀痛加剧、出现持续性疼痛、阴道流血增多、发热、月经量明显增多，请及时就诊

5.术后 3 月可能出现腰酸、前 2 次月经提前、经期胀痛、经间期少量流血，属于正常范围

6.术后数月内月经期间、大便后注意节育器是否脱落

7.术后当月及第 3、6、12 个月进行一次随访，以后每年进行 1-2 次检查

8.如有以下情况，请及时就诊：月经推迟 2 周以上、怀疑已遗失节育器、出现性生活时疼痛或者您怀疑因节育器而导致健康情况上的变化

9.请记住自己所放置的型号，遇检查、诊断或治疗时给医生参考；节育器有使用期限，过期后需更换；绝经半年，需取出节育器。

第四十一节　取出宫内节育器护理要点

1.手术时间常规为月经干净后 3~7 日。

2.手术中必须遵守无菌技术操作常规。

3.有尾丝者用血管钳夹住后轻轻牵引取出。

4.五尾丝者，先用子宫探针查清节育器的位置，以取环钩钩住环的下缘，牵引取出。

5.取器困难者可在 B 超监护下操作，切忌暴力取环。

6.对带环受孕者，根据宫内情况，先取环后再吸宫，以减少宫内出血及损伤。

7.因手术导致子宫穿孔者，可按人工流产子宫穿孔护理常规护理。

8.术后应注意外阴卫生，2 周内禁性交及盆浴，做好避孕工作。

【告知】

1.术后可能有少量阴道流血，一周内逐步减少，若流血增多或者时间超过 10 天，或者出现腹痛、发热等情况，请及时就诊

2.术后 2 周、阴道流血停止一周内请勿盆浴，避免性生活

3.术后服用抗生素 3 天预防感染

4.手术当日参照计划生育规定休息 1 天

5.如无生育要求，请采取其他避孕措施。

（张琨）

第二十四章 儿科疾病护理要点与告知

第一节 儿科疾病一般护理要点

1.新入院患儿根据病情及病种安置床位。做好入院指导。

2.保持病室空气新鲜,光线充足,温湿度适宜,每周空气消毒1次。

3.入院测血压(<7岁免测)和体重。以后每周测1次,并记录。

4.入院后测体温、脉搏、呼吸,连测3日,3日无异常者改为每日1次。体温37℃~38.4℃每日测3次,体温38.5℃~39.0连续测4次后根据情况改测,体温39.0℃以上者每日测6次,并遵医嘱给予降温,30分钟后复测体温并记录。体温不升者给予保温。<3岁测肛表,<7岁免测脉搏、呼吸。

5.遵医嘱执行等级护理及饮食,注意饮食卫生。

6.入院后3日内收集大小便标本作常规检查。每日记录大小便,3日未解大便者,遵医嘱给予通便处理。

7.保持患儿皮肤、口腔清洁及床单位整洁,修剪指(趾)甲,唇干裂者涂以油剂。

8.密切观察患儿病情变化,发现异常及时报告医师处理。

9.健全儿科病房安全设施,加强安全护理。

10.做好患儿及家属的心理护理、健康宣教、出院指导。

【告知】

1.以诚恳适宜的态度接待患儿入院,病情允许时向家属介绍医院规章制度(查房时间、探视时间、陪床制度、膳食制度),介绍住院环境、住院期间的注意事项(如住院期间不得外出、补液期间不要离开病房等安全问题要先讲让患儿家人建立安全意识)。

2.宣传病室禁止吸烟,禁止使用明火,禁止使用外接电源,勿在室内使用电炉子等,避免发生火灾、触电等意外伤害事故,紫外线灯管可造成皮肤及眼睛伤害,请不要随意打开。

3.介绍科室主任、科室护士长及主管医生、主管护士的姓名、呼叫器的使用等,根据病情的情况主班护士选择时间对每一个新入院病人针对其病情进行健康宣教,(如肺炎病人介绍肺炎知识、肠炎病人介绍肠炎方面的知识)。

4.请您准备好足够的住院费用,以免影响患儿的治疗。

5.每日晨八时,管床大夫及责任护士将为您查房,请您切勿离开病房,入院第二天晨六时左右不要进食,将为您做第二次抽血化验,同时留取尿液标本于晨七时左右交于护士。

6.患儿住院期间其家人应注意保持个人及环境卫生,切勿吸烟饮酒及乱丢垃圾。发现患儿或家属有不良行为,随时进行宣教,(如病儿随地大小便或换出的尿布不及时清洗等,要及时对病人家属说,讲解环境污染影响疾病的康复)。

7.患儿住院期间不得离院,擅自离院在院外发生任何意外或影响治疗出现病情恶化者,患者方负主要责任,如需要离院应向医生请假说明情况。擅自离院超过24小时院方有权按自动出院处理。

8.住院期间护士会出具每日清单;出院时根据需要可要求医护人员出具诊断证明、出院记录;出院后可按规定复印病历。

第二节 儿科疾病监护要点

1.按儿科疾病一般护理常规护理。

2.及时安置床位,报告医师,迅速了解病情,上好监护仪,根据病情备好抢救用物及药品。

3.迅速建立静脉通道。记录单位时间内液体入量,要求准时、准量输入。

4.遵医嘱准确记录24迅速出入水量。

5.严密监测患者心电示波、血氧饱和度(SaO2)及生命体征,并做好记录。

6.熟练掌握各种监护仪的使用,并能排除常见故障,发生故障时先看患者再检查仪器。

7.严格执行消毒隔离制度,防止医院感染。进入监护室应穿好工作服,戴好口罩、帽子、换工作鞋。定时开窗通风,保持室内空气流通。

8.做好心理护理、安全护理;加强皮肤和口腔护理,防止并发症。

【告知】

1.稳定患儿家长情绪,积极配合医生救治。

2.告知病情及疾病知识。

3.进入监护室应穿好工作服,戴好口罩、帽子、换工作鞋。

第三节 小儿惊厥护理要点

1.按儿科疾病一般护理常规护理。

2.保持环境安静,减少刺激,一切检查、治疗、护理集中进行。

3.保持呼吸道通畅。患儿平卧,头偏向一侧,解开衣领,以免引起窒息或吸入性肺炎。

4.给予患儿高热量流质或半流质饮食,并能进食者,鼻饲或静脉营养。

5.遵医嘱给予吸氧,憋气或窒息者,立即施行人工呼吸和吸痰。

6.遵医嘱应用止惊药物,密切观察用药的反应。

7.密切改测患儿体温、脉搏、呼吸、神志、瞳孔的变化,发现异常及时报告医师。

8.高热者立即给予降温处理,以防诱发惊厥。

9.严密观察惊厥类型、发作时间和次数,防止舌咬伤和坠床。如有异常改变,及时报告医师。

10.降低颅内高压。对有意识障碍和反复呕吐、持续惊厥、血压升高、呼吸不规则患儿,遵医嘱给予脱水疗法。在使用脱水剂时,要按要求和速度输入,防止外渗。

【告知】

1.出现惊厥时,应告知患儿家长立即将患儿平卧,解松领扣,头偏向一侧,使口腔分泌物易于流出,以免引起窒息。若出现窒息时,应立即吸出呼吸分泌物,施行人工呼吸。

用缠有纱布的压舌板放入口腔内上、下齿之间(如没有压舌松可用铝匙柄外面裹以手帕),以防舌被咬伤。

2.保持环境安静,减少对患儿的刺激,惊厥发作不可将患儿的刺激,惊厥发作不可将患儿抱起或高声呼叫。

3.有高热时,应给以物理或药物降温。如惊厥发作时间较长,无论有无发绀,均应给以吸氧,以减轻脑缺氧。

4.惊厥发作时,禁忌任何饮食,包括饮水。待惊厥停止、神志清醒后根据病情适当给以流质或半流质。

第四节　急性肾小球肾炎护理要点

1.按儿科疾病一般护理常规护理。

2.急性期患儿绝对卧床休息 2 周。

3.饮食按医嘱。浮肿明显、高血压、尿少时给予低盐饮食,限制入水量;尿素氮增高时给低蛋白饮食;患儿无尿素氮增高时应给予优质高蛋白饮食。

4.正确收集尿标本并及时送检。

5.遵医嘱记录 24 迅速出入水量,注意尿量及颜色。

6.加强患儿口腔、皮肤护理。阴囊水肿者可用棉垫或吊带托起,并用 50%硫酸镁湿敷,皮肤破损可涂碘附。

7.密切改测患儿体温、脉搏、呼吸、血压。如有高血压脑病(头痛、目眩、意识模糊、昏迷)、心力衰竭、肾功能衰竭的表现时,及时报告医师。

【告知】

1.向家长及患儿宣教本病是一种自限性疾病,强调控制患儿活动是控制疾病进展的主要措施,尤其是前 2 周。

2.饮食饮食应根据病情加以选择,予以高糖、高维生素、适量蛋白质和脂肪的低盐饮食,在尿量增加、水肿消退、血压正常后,可恢复正常饮食,以保证小儿生长发育的需要。

1)发病初期患儿水肿、血压高、尿少,应选择无盐饮食,为了调剂口味,可加一些无盐酱油;

2)如水肿消退,可改为低盐饮食,就是一半是无盐菜,一半是正常咸味菜,两种合并在一起就是低盐菜了。用碱做的发面馒头也属有盐食品,不要给患儿吃。

3)有水肿、尿少时还应限制饮水量。

3.急性肾小球肾炎虽然 90%以上能治愈,锻炼身体,增强体质,避免上呼吸道感染,主要是链球菌感染,是预防的关键,如患扁桃体炎、皮肤感染等疾患时要进行及时彻底的治疗。

4.出院时要交代长期用药的必要性及注意事项,定期复查,加强营养,预防感染。定期查尿常规。

5.病后 1-2 个月内活动量宜加限制,3 个月内避免剧烈活动。尿内红细胞减少,血沉正常可上学,但应避免体育活动。

第五节　肾病综合征护理要点

1.按儿科疾病一般护理常规护理。

2.患儿严重水肿和高血压时需卧床休息,一般患儿不需要严格限制活动。

3.饮食遵医嘱。浮肿时给高蛋白低盐饮食,避免长期不合理忌盐。在激素治疗过程中,要协助患儿调整饭量,避免暴食,鼓励多吃新鲜水果和蔬菜。

4.遵医嘱记录出入量,注意尿量及颜色。

5.严重水肿者应尽量避免肌内注射,以防药液外渗。

6.加强皮肤护理。阴囊水肿者可用棉垫或吊带脱起,并用 50%硫酸镁湿敷,皮肤破损可涂碘附。

7.注意观察患儿的精神状态、血压、浮肿程度、有无胸水、腹水,有无发热、腹胀、呕吐及抽搐等,发现异常及时报告医师。

8.观察激素及免疫抑制剂的不良反应,注意有无恶心、呕吐、血尿及电解质失衡等。

【告知】

1.小孩不宜劳累。小孩的自我约束可以力差,从医院回到家会感到很新鲜,容易玩得过累,睡眠不足,家长要特别注意安排好小孩的作息时间,尽量得到充分的休息。

2.患儿不宜吃多盐食物。食疗要注意少盐,对血压还没有降到正常的小孩,这点十分重要。但饭菜无盐又会影响食欲,宜用低盐食疗。在水肿和高血压消失后,才可改进普通食疗,但也要清淡,不可过咸。馒头和苏打饼干中也含有钠,最好不要给小孩吃。能让小孩吃一些新鲜蔬菜和水果,以补充体内维生素。

3.小孩衣服不宜久穿不换。感染常是诱使肾炎复发的病因。经常洗澡换衣,保持皮肤清洁,可防止皮肤感染。

4.患儿不宜去公共场所。要保持室内空气新鲜,尽量不带小孩去商店、影院等公共场所。注意根据气候变化增减衣服,预防感冒。

5.不宜随便减量或停药。治疗肾炎,大都需要服用激素类药物。服用激素的病孩,一定要在医生的指导下,随病情好转,逐渐减量直至停药。家长要督促小孩按时按量服药,切不可随意减量和停药,以免造成病情反复。

第六节 心脏疾病护理要点

1.按儿科疾病一般护理常规护理。

2.病情严重者绝对卧床休息。有心力衰竭、呼吸困难时取半坐卧位。保持安静,避免哭闹,必要时遵医嘱使用镇静剂。

3.遵医嘱给予患儿营养丰富、易消化清淡饮食。浮肿者控制水、钠的摄入,给予低盐饮食,少食多餐,勿进食过饱。

4.保持患儿大便通畅,避免排便用力,多食水果及富含粗纤维的蔬菜。便秘者遵医嘱给予缓泻剂或灌肠。

5.遵医嘱给予患儿吸氧。

6.遵医嘱准确记录24胸水出入水量。浮肿者每周测体重2次(严重心力衰竭者除外)。

7.严格控制输液速度及液体总量。以免加重心脏负担。

8.密切观察病情,定时测患儿体温、脉搏、呼吸、血压,如发现面色苍白、青紫、呼吸困难、血压下降、心率增快、肝脏增大等表现时立即报告医师对症处理。

9.服用洋地黄时,注意观察毒性反应(恶心、呕吐、色视、视力模糊等)。每次服药前应听心率,婴幼儿低于100次/min,儿童低于80次/min,立即报告医师停药。

【告知】

1.注意让病儿休息,减少组织耗氧,减少心脏的负担,减轻症状。尽量不让病儿哭闹,体力活动要适当。

2.保持居室空气新鲜,温度适宜,避免燥热,根据气候变化及时增减衣服,防止感冒。环境要安静,避免大声喧哗。

3.年长儿饮食要富于营养,易于消化,少食多餐,适当控制饮食量,每顿饭不要吃得过饱。给吃奶的婴儿喂奶时应抱起喂,不要一口气把奶喂完,要分2~3次吃完,以婴儿吃奶时不感到累为准。

4.注意预防上呼吸道感染,先天性心脏病病儿一旦感冒极易患气管炎、肺炎,气管炎、肺炎又加重了心脏负担,甚至导致心力衰竭。

5.间隔缺损轻者,随着年龄增长有部分可以自然闭合,尤其是 1 岁以内。不能闭合症状明显者,平时注意加强营养,控制感染和心力衰竭,宜于学龄前期作修补手术。动脉导管未闭手术理想时间是 3~6 岁,必要时任何年龄均可手术。

6.注意保持病儿大便通畅,避免用力排便,平时饮食要多吃蔬菜、水果。对于大便干燥的病儿应按医生的嘱咐,给以开塞露或口服缓泻剂。

第七节 出血性疾病护理要点

1.按儿科疾病一般护理常规护理。

2.患儿卧床休息,注意安全,预防外伤。

3.给予患儿高蛋白、丰富维生素、易消化饮食,有消化道出血时暂禁食。

4.遵医嘱做好血型、交叉合血及输血准备。

5.凡穿刺后局部应加压,防止渗血。

6.高热者一般用物理降温(但禁用盆浴)。

7.化疗进行期间,密切观察药物疗效和不良反应,注意保护好患儿的血管,防止药物外渗,一旦外渗,要及时采取相应的措施。

8.密切观察患儿生命体征及出血倾向。如发现剧烈头痛、便血、呕血、皮肤黏膜及鼻腔出血等及时报告医师对症处理。

9.严格执行无菌操作及消毒隔离制度,预防医院感染。

【告知】

1.重视做好遗传性疾病的预防工作。

2.积极防治各种感染性疾病,做好预防接种工作。指导自我保护方法,如服药期间不与感染患者接触,去公共场所需戴口罩,衣着适度,尽可能避免感染,以免引起病情加重或复发。

3.合理营养,防止维生素 C、维生素 K、维生素 P 缺乏症。

4.防止 X 线、药物和各种毒物健康搜索的损伤造成的出血性疾病。

5.指导预防外伤方法,如不使用硬质牙刷、不挖鼻孔火罐网,禁食坚硬和多刺的食物床头床栏用软塑料制品包扎,忌玩锐利玩具,限制剧烈活动以免碰伤、刺伤、摔伤引起出血。保持大便通畅,以免排便致腹压增高诱发颅内出血。

6.尽量减少肌内注射,以免引起深部血肿

7.消除患儿对出血及止血技术操作而产生的惧怕恐惧心理,争取患儿配合。

8.应指导压迫止血方法;指导家长识别出血征象,如瘀点黑便鹅,一旦发现出血立即回院复查及治疗

第八节　新生儿疾病一般护理要点

1.保持病房空气流通、光线充足,室温 22℃~24℃,湿度 55%~65%,每日空气消毒。

2.严格执行消毒隔离制度,按病种隔离,防止医院感染。

3.新入院患儿:洗澡(危重者除外),体检、更衣,戴姓名牌(姓名、性别),并与家属核对无误,测体重、量肛温,安排床位,通知医师。

4.患儿每日测体温 6 次,早产儿及低体温者给予适当保暖,监测体温。发热患者一般遵医嘱给予物理降温,并密切观察体温。

5.保持床单位整洁,体位舒适,保持皮肤清洁,病情允许者每日洗澡 1 次,换尿布后用温水洗净臀部并涂鞣酸软膏,预防红臀。

6.喂养:按医嘱喂养,喂奶时应抱起或抬高患儿头背部,喂奶后宜取右侧卧位;保暖吸吮者用胃管或滴管喂养,喂奶前注意是否有胃潴留、腹胀、呕吐等喂养不耐受情况,同时做好口腔护理,食具及时消毒。

7.脐带护理:出生后 1~2 日开始不包扎,每日常规消毒 2~3 次,注意有无继发感染,酌情剪断脐带残端。

8.每周测体重 2 次,早产儿遵医嘱隔日或每日测体重 1 次。

9.危重患者遵医嘱给予多参数监护仪监护,随时评估生命体征、面色、皮肤颜色、哭声及自主活动等,一般患者每班至少评估 2 次,发现异常情况及时报告医师。

10.妥善固定各种管道,严格按医嘱给予液体和各种药物,用微量注射泵控制输液速度,危重患者遵医嘱没 8 吸吮记录总出入水量 1 次。

11.及时、准确填写护理记录单,严格执行床旁交接班制度。

12.患儿出院时,仔细核对床号、姓名、体查,更衣,并向家属做好出院宣教

【告知】

告患儿家长看护好孩子,取平卧位,头偏向一侧,防止误吸。向家属讲解相关疾病的知识,正确的育儿保健常识,向家长介绍喂养(包括)添加辅食、保暖、防感染、预防接种有关知识。勤换尿布,如大便异常,应留取标本送检,有臀红者,每次更换尿布时,涂以四强油保护皮肤。密切观察病情,如发现下列情况,应立即报告医生如:呼吸困难、拒奶、呕吐、腹泻、皮疹、黄疸、抽搐。

第九节　新生儿重症监护要点

1.按新生儿疾病一般护理常规护理。

2.接到危重患儿入院通知后立即做好相应准备,如预热暖箱或抢救台,准备氧气、吸

引器、气管插管用物和呼吸机等。

3.将患儿仰卧于暖箱或红外线抢救台上，垫高肩颈部，保持气道通畅，维持患儿体温正常及肢体温暖。

4.连接多功能监护仪，密切观察患儿生命体征、面色四肢末梢循环情况，躁动患儿遵医嘱使用镇静剂。

5.迅速建立静脉通路，微泵控制输液速度，遵医嘱快速准确给予各种药物及治疗护理措施和进行血糖、血气分析监测等。

6.遵医嘱给予氧疗，保持气管插管患儿的气道通畅，及时翻身、拍背、吸痰和气管内给药，动作轻巧，避免插管过深或脱管。

7.当仪器报警或出现故障时，必须先查看患儿情况，及时正确处理并报告医师。

8.按医嘱给予喂养，禁食或管饲患儿加强口腔护理。

9.及时填写护理记录单，准确记录出入水量，严格执行床旁交接班。

10.针对不同病种分别执行七护理常规护理。

【告知】

1.进入 NICU 的患儿是无陪的，封闭式地接受治疗和护理，家长探视也有严格的时间限制，不是迫不得已他们均不愿让患儿自己待在医院。他们会产生紧张、恐惧、不信任等心理，担心患儿的病情，担心 NICU 的护士把自己的孩子弄错了等多重心理。医护人员耐心解释治疗、护理的必要性，安慰家长。

2.非语言交流 在非语言交流中，要温柔、体贴、搂抱和触摸不仅满足皮肤需要，还具有治疗功能，如足月儿喂饱后抱起、拍背，有条件时让母亲喂奶使其充分接触患儿以增加母子感情。早产儿在暖箱内给予温柔的抚触，不仅可改善患儿的烦躁情绪，减少哭泣，同时也给患儿带来被爱的满足，使他们感到安全、自信。

第十节　早产儿护理要点

1.按新生儿疾病一般护理常规护理。

2.加强环境管理，严格执行消毒隔离制度，实行保护性隔离。

3.置患儿于暖箱，根据胎龄、体重设置适宜温、湿度，维持体温正常，一切操作均应在暖箱内进行，暖箱每日清洁且每周将使用中的暖箱于备用暖箱更换 1 次，加湿器内蒸馏水每天更换。

4.患儿保持舒适体位，减少噪声、光线、疼痛的刺激。

5.按医嘱喂养，保证热卡供给，患儿如持续腹胀、胃潴留、呕吐等喂养不耐受情况时应报告医师及时处理。

6.遵医嘱给予患儿各种药物，持续恒速静脉输液，防止低血糖发生。

7.密切观察患儿生命体征，及时发现并正确处理呼吸暂停等异常情况。

8.遵医嘱给氧并监测血氧饱和度,防止氧中毒。

9.遵医嘱每日或隔日测体重1次。

【告知】

1.注意保暖:对早产儿要注意保温问题,但保温并不等于把孩子捂得严严的,在家庭护理中,室内温度要保持在24~28℃,室内相对湿度55%~65%之间,如果室内温度达不到,可以考虑用暖水袋给孩子保温,但千万注意安全。婴儿体温应保持在36~37℃,上、下午各测体温1次如最高体温或最低体温相差1℃时,应采取相应的措施以保证体温的稳定。当婴儿体重低于2.5千克时,不要洗澡,可用食用油每2—3天擦擦婴儿脖子、腋下、大腿根部等皱褶处。若体重3千克以上,每次吃奶达100毫升时,可与健康新生儿一样洗澡。但在寒冷季节,要注意洗澡时的室内温度和水温。

2.精心喂养:早产儿更需要母乳喂养。因为早产母亲的奶中所含各种营养物质和氨基酸较足月儿母乳多,能充分满足早产儿的营养需求;而且早产母亲的奶更利于早产儿的消化吸收,还能提高早产儿的免疫能力,对抗感染有很大作用。所以妈妈一定要有信心,相信自己的乳汁最适合喂养孩子,要想办法让孩子吃到母乳,或者想办法让孩子出院后吃到母乳。母亲要尽可能地与早产儿接触,如孩子住院的医院有母婴同室病房,妈妈一定要陪伴孩子住入母婴同室病房。对不能吸吮或吸吮力弱的孩子,妈妈要按时挤奶(至少每三小时挤一次),然后将挤出来的奶喂婴儿。

3.婴儿抚触:抚触给孩子带来的触觉上的刺激会在孩子大脑形成一种反射,这时孩子的眼睛、手脚跟着活动起来,当这种脑细胞之间的联系和活动较多时,就促进了孩子智力的发育。还有一个好处是孩子可以减少哭闹,可以更好地睡眠。而腹部的按摩,可以使孩子的消化吸收功能增强。

第十一节　新生儿窒息护理要点

1.按新生儿疾病一般护理常规护理。

2.将患儿置于恒温抢救台上,保持体温正常及肢体温暖。

3.及时清除患儿口、鼻、咽分泌物,保持呼吸道通畅。

4.保持安静,减少搬动,各种治疗护理操作集中进行,动作轻柔。

5.遵医嘱给予患儿鼻导管或头罩吸氧,重度窒息者立即配合医师进行气管插管等抢救。

6.遵医嘱给予监护,动态观察患儿病情变化,如哭声、面色、呼吸、心率及神经系统症状,有脑水肿、颅高压、肌张力改变等异常情况时,及时报告医师。

7.严格控制输液量及输液速度,及时、准确给予各种药物。

8.遵医嘱喂养,患儿喂奶后取后高右侧卧位,防止吐奶引起误吸,重度窒息者要推迟喂奶。

9.及时、详细记录病情变化。

附 新生儿复苏步骤:积极配合医生按 A、B、C、D、E 程序进行复苏。

(A)通畅气道 (1)安置体位:患儿仰卧,肩部垫高 2~3cm,使颈部稍后伸至中枕位。(2)立即清除口、鼻、咽及呼吸道分泌物。

(B)建立呼吸 (1)触觉刺激:拍打或弹足底和摩擦患儿背部促使呼吸出现。(2)复苏器加压给氧:面罩应密闭口、鼻,通气频率为 30~40 次/分,压力大小应根据患儿体重而定,一般认为食指与拇指按压时压力为 1.5~2.0kpa,每增加一指,压力递增 0.5kpa;氧气流量为 5 升/分。通气有效可见胸廓起伏。

(C)恢复循环 胸外按压心脏:一般采取拇指法,操作者双拇指并排或重叠于患儿胸骨体下 1/3 处,其他手指围绕胸廓托在后背,按压频率为 120 次/分,按压深度为胸廓压下 1~2cm。按压有效可触摸到颈动脉和股动脉搏动。

(D)药物治疗 (1)建立有效的静脉通道。(2)保证药物应用,胸外按压心脏不能恢复正常循环时,可给予静脉、气管内注入 1:1000 肾上腺素,根据医嘱,及时正确输入纠酸、扩容剂等。

(E)评价 复苏步骤中,每操作一步的同时,均要评价患儿情况,然后再决定下一步骤操作。

【告知】

安慰家长,解答相关病情,介绍有关的医学基础知识,指导家长正确喂养患儿。指导育儿保健知识,做好喂养(包括添加辅食)、保暖、防感染及预防接种等相关知识介绍。

第十二节 新生儿颅内出血护理要点

1.按新生儿疾病一般护理常规护理。

2.置患儿于恒温抢救台,维持体温正常及肢端温暖。

3.患儿保持静卧,减少搬动,头部制动,头肩部抬高 15~30°,采取不压迫头部血肿或产瘤的卧位。治疗护理集中进行,动作轻柔。

4.遵医嘱给予患儿监护仪监护、吸氧,保持呼吸道通畅。

5.严密观察患儿生命体征及神经吸痰的症状,如激惹、抽搐、呕吐、脑性尖叫等,并注意前囟张力及头围大小,发现异常情况,及时报告医师。

6.遵医嘱给予喂养,危重患儿给予鼻饲,注意加强口腔护理和保持全身皮肤清洁。

7.严格控制输液速度和量,避免输液过快,遵医嘱监测血糖和电解质的变化,防止发生脑水肿。

8.妥善固定输液管道,防止脱水机液体外渗造成组织损伤。

【告知】

1.病情危重时及时向家长介绍病情和治疗,护理方案;鼓励家长表达内心感受;耐心解答家长的疑问;给予支持和安慰,减轻其紧张和恐惧心理。

2.避免外在因素如奶瓶、被子遮盖等压迫患儿引起窒息。

3.注意保持头正中位,以免压迫颈动脉;注意保暖,避免操作后包被松开。

4.给予心理支持和安慰。

5.恢复期应指导康复方法,鼓励坚持治疗和随访。

6.有后遗症者指导家长做好患儿智力开发,教会家长对患儿进行肢体功能训练。

第十三节　新生儿腹泻护理要点

1.发现腹泻患儿立即隔离,并送大便培养,由专人负责护理,工作人员必须按消毒隔离要求进行操作。

2.观察患儿的全身情况,如面色、呼吸、体温、神志、精神状态、食欲等。

3.注意观察患儿的失水情况,每日称体重 1 次。观察患儿皮肤弹性以及尿量。

4.观察大便次数、形状及量。

5.保持静脉输液按时、按量、准确输入。

【告知】

保持口腔清洁,多喂开水(禁食者除外),勤换尿布,预防臀红。

第十四节　新生儿败血症护理要点

1.按感染性疾病一般护理常规护理。

2.患者卧床休息。

3.按高热护理常规护理。

4.遵医嘱给予患者清淡、易消化、富含维生素和优质蛋白的流质或半流质饮食。

5.做好皮肤护理,密切观察皮肤颜色、是否出现瘀点或瘀斑等。

6.做好口腔护理,观察是否有口腔细菌感染。

7.密切观察患者体温、脉搏、呼吸、血压、意识的情况,如出现感染性休克或中毒性脑病等并发症时报告医师处理。

8.遵医嘱及根据患者体温的情况进行血培养和药敏试验。

【告知】

1.保证营养,合理喂养。

2.维持体温稳定,患儿体温易波动,应密切检测。体温偏低或体温不升时,用热水袋或暖箱保温;体温过高时,散开包被,多喂水或调节室温。

3.向患儿家长介绍早期,足量,静脉用药,足疗程的重要性。

4.向家长解释疾病的相关知识,取得家长配合,并安慰家长,克服其紧张,焦虑心理。接触患儿前洗手,预防交叉感染。

5.经常仔细注意患儿的皮肤,保持其皮肤清洁和脐部干燥、清洁。皮肤有破损时及时给予处理,防止感染扩散。

6.合理喂养,保证营养的供给,保持室内空气新鲜,平时减少人流量,当患儿有拒奶、精神差等表现时应及时就诊检查。

第十五节　新生儿破伤风护理要点

1.密切观察病情,防止窒息。

2.保持安静,减少刺激,各种护理操作尽可能集中进行,并做到动作轻柔。

3.早期痉挛频繁发作时,暂禁食,痉挛减轻后,鼻饲喂养。

4注意保温,掌心保持干燥,定期翻身,以防坠积性肺炎,牙关紧闭不能进食,需每天进行口腔护理。

5.脐部每天用3%过氧化氢清洗,再涂以2.5%碘酊,直到伤口愈合,并在脐周注射破伤风抗生素1500~3000单位,脐部处理所用纱布、棉签应焚烧。

【告知】

减少探视,减少噪音　,卧位舒适,保持呼吸道通畅,积极配合治疗。

第十六节　新生儿黄疸的护理要点

1.按新生儿疾病一般护理常规护理。

2.遵医嘱监测微量胆红素,密切观察黄疸的进展情况及核黄疸先兆,如患儿有嗜睡、吸吮反射减弱或肌张力改变等情况时,及时报告医师。

3.观察患儿大小便颜色并记录。

4.行蓝光治疗的患儿,其护理:

(1)预热蓝光箱并保持箱内适宜温、湿度。

(2)给患儿修剪指甲,戴黑眼罩,遮住其会阴部,置患儿于蓝光箱内并使全身皮肤尽量暴露。

(3)密切观察光疗箱内温度,保持患儿体温正常。

(4)适当增加喂水次数,以补充不显性失水。

(5)勤换尿布,观察大小便的颜色、性状。

(6)保持患儿安静,妥善固定输液针头,躁动时遵医嘱给予镇静,防止意外损伤。

（7）密切观察患儿病情变化及光疗的不良反应,如呼吸不规则、皮疹、青铜症等,并及时报告医师。

（8）光疗结束后给患儿洗澡,检查皮肤有无破损,观察黄疸反跳情况。

（9）清洁消毒蓝光箱,记录蓝光灯的使用时间。

5.光疗效果不佳,需要进行换血治疗时,及时做好换血的术前准备。

【告知】

1.使家长了解病情,对于新生儿溶血症,应做好产前咨询及孕妇预防性服药。

2.有胆红素脑病后遗症者,指导正确的康复训练方法。

3.母乳性黄疸者,指导家属继续母乳喂养,吃后仍出现黄疸,改为隔次母乳逐步过渡到正常母乳喂养;黄疸严重,一般情况差,应暂停母乳喂养,黄疸消退后再恢复母乳喂养。

4.若为红细胞 G6PD 缺陷,告知家长忌食蚕豆及豆制品,患儿衣服保管时忌放樟脑球,并注意药物的选择。

5.耐心喂养,保证奶量摄入。平时不需要喂养糖水,以免影响正常奶量的摄入。

6.继续观察黄疸的变化,如皮肤泛黄很快,需立即来医院就医。

7.一些会导致黄疸或加重黄疸的情况需避免,如蚕豆症婴儿应避免接触樟脑丸、紫药水。

8.用药时需经医师处方,某些药物会引起蚕豆症婴儿发生溶血现象。

9.可继续母乳喂养;如婴儿有呕吐、面色苍白、不愿活动、发烧、小便变黄、大便颜色变白,请立即就医。

第十七节　新生儿肺炎的护理要点

1.按新生儿疾病一般护理常规护理。

2.严格执行消毒隔离制度,保持室内空气新鲜。

3.及时给予患儿雾化、吸痰,保持呼吸道通畅,及时翻身、拍背和吸痰,分泌物黏稠应采取雾化吸入以湿化气道。雾化吸入每次不超过 20min,以免引起肺水肿。

4、合理用氧,改善呼吸功能,保持室内安静,空气新鲜,温湿度适宜,选择与病情相适应的用氧方式,遵医嘱给氧。

5.保持患儿安静,哭吵厉害时遵医嘱给予镇静药。

6.根据病情采取适当的喂养方法,宜少食多餐,喂奶后宜头高侧卧位,以防呕吐、误吸。

7.用恒速输液泵严格控制输液量及速度,遵医嘱记录出入水量。

8.密切观察患儿病情变化,注意有无心力衰竭及中毒性脑病的发生,发现异常情况,及时报告医师。

【告知】

1.向家长讲述疾病的相关知识和护理要点。

2.及时让家长了解患儿的病情。

3.指导家长阅读有关育儿知识。正确喂养和护理患儿,喂养患儿时应细心,预防奶液吸入,防止窒息,保持清洁卫生。

4.向家长解释本病的预防和护理知识,接触患儿前洗手,预防交叉感染。

5.新生儿肺炎临床表现不典型,故患儿拒奶、精神差、面色发绀、口吐泡沫或喂奶后呛咳、气促应考虑有此病的可能,应及时就诊治疗。

6.平时注意室内空气流通,避免受凉,衣被适度,室温不宜过高,勿与发热、咳嗽、流涕等人员接触。

7.母亲有感冒,接触患儿时必须戴口罩。平时家庭成员不要经常亲吻小儿,以免从呼吸道传入病菌。

第十八节　新生儿硬肿症护理要点

1.按新生儿疾病一般护理常规护理。

2.根据患儿体温采取不同的复温方法,体温过低者应在6~12小时内使体温逐渐恢复正常,禁止复温过快。

3.密切观察患儿体温及箱温的变化,一切治疗护理应在温箱内集中进行,以免影响复温效果。

4.注意改变患儿体位,避免局部长时间受压和皮肤破损。

5.遵医嘱给予合适的喂养方法,保证热量供给。

6.注射时应避开硬肿部位,且尽量避免皮下和肌内注射。

7.保持输液通畅,严格控制输液速度和液体总量。

8.遵医嘱给予患儿监护仪监护,观察患儿硬肿部位、范围、程度及有无出血倾向等,如有病情变化及时报告医师。

【告知】

1.接待家属,解答病情介绍有关硬肿症的疾病知识、嘱母亲坚持排乳、保持母乳通畅,避免因患儿住院而造成断奶。

2.介绍有关保暖、喂养、防感染、预防接种等育儿知识。

第十九节　麻疹护理要点

1.按感染性疾病一般护理常规护理。

2.实行呼吸道隔离,隔离至出疹后5日,伴呼吸道并发症者应延长至出疹后10天。

3.患者卧床休息直至体温正常和至少出疹后5日。

4.饮食宜富营养易消化,并应补充维生素 A,多饮水。

5.患者体温过高,可服用小剂量退热药物或头部冷敷,忌用冰敷于醇浴降温。并按高热护理常规护理。

6.出疹期注意观察出疹顺序、皮疹颜色及分布情况,如出疹过程不顺利,提示哭闹发生并发症,需报告医师。

【告知】

1.保持良好的个人卫生习惯,勤洗手,打喷嚏或咳嗽时应用手帕或纸巾掩住口鼻,避免飞沫污染他人。保持良好的生活习惯,多喝水,不吸烟,不酗酒。搞好家庭环境卫生,保持室内和周围环境清洁。

2.经常锻炼身体,保持均衡饮食,注意劳逸结合,适量运动,充足休息,提高自身抗病能力。

3.要根据天气变化适时增减衣物,避免着凉。

4.学校教室等人员集中的场所应经常开窗通风,保持室内空气新鲜

5.在呼吸道传染病高发期,尽量不到人多拥挤空气污浊的公共场所,不得已必须去时,最好戴口罩。

6.在呼吸道流行季节可在医生的指导下有针对性地进行预防接种,也可减少感染的机会或减轻发病症状。

7.防控呼吸道传染病,还要做到"四早",即早期发现病人、早期报告、早期隔离、早期治疗。

8.同学们一旦确诊为呼吸道传染病应及时去医院治疗。

9.麻疹患儿对维生素 A 需要量大,可以多补充些维生素 A。

10.卧床休息,房内保持适当的温度和湿度,有畏光症状时房内光线要柔和;给予容易消化的富有营养的食物,补充足量水分;保持皮肤、黏膜清洁。

第二十节　水痘护理要点

1.按感染性疾病一般护理常规护理。

2.实行呼吸道隔离和接触隔离,隔离至全部疱疹结痂或出疹后 7 日。其污染物及用具可用煮沸或日晒等方法消毒。

3.发热患者按发热护理常规护理。

4.做好皮肤护理,皮肤瘙痒者可用炉甘石洗剂涂擦,避免抓伤疱疹处导致感染。

5.疱疹破裂后可涂甲紫或抗生素软膏。

【告知】

1.告知疾病方面的知识　传播途径:主要通过呼吸道和接触传播,亦可因接触水痘

病毒污染的衣服、用具等而得病。

2.隔离：水痘在目前还未普遍施行自动免疫，因此预防水痘，主要靠隔离好病儿，尽可能避免健康儿童与患水痘病儿的接触。患了水痘的病儿一经确诊，立即在家隔离直至全部结痂。水痘虽然症状较轻，一般都能顺利恢复，但它的传染性很强。

3.休息与饮食告知　发热时要让病儿休息，吃富有营养易消化的食品，要多喝开水和果汁水。给病儿多喝水并供给营养丰富容易消化的食物.如牛奶鸡蛋水果蔬菜等.忌吃辛辣鱼虾等食物;预防受凉感冒特别不要吹风。

4.皮肤护理　适宜用温水洗澡，保持皮肤清洁，减少感染危险。常洗手.洗脸.勤换衣保持皮肤清洁;注意衣物和用具的清洁消毒/讲究卫生.居室要经常通风。

第二十一节　流行性腮腺炎护理要点

1.按感染性疾病一般护理常规护理。

2.实行呼吸道隔离至腮腺肿大后9日，方可解除隔离。

3.患者饮食以清淡易消化的流质或半流质为宜，勿进食酸性食物，保证营养及液体摄入量。

4.高热患者按相应护理常规护理。

5.观察患者腮腺肿痛的表现及程度、口腔黏膜处的腮腺导管开口有无红肿及脓性分泌物，出现异常报告医师。

6.青春后期以后的患者注意观察是否出现睾丸炎、卵巢炎、乳腺炎等并发症。

【告知】

流行性腮腺炎易在幼儿园中形成暴发，家长朋友可在家中隔离治疗护理。患儿因腮腺肿痛，影响吞咽，口腔内残留食物导致细菌繁殖，应经常用温盐水漱口，不会漱口的幼儿应帮助其多喝水.进食给予富有营养，易消化的半流质或软食.不可吃酸、辣、硬而干燥的食物，否则可引起唾液分泌增多，不容易吐出，使腺体肿痛加剧。腮腺局部冷敷，使血管收缩，减轻炎症充血程度及疼痛。首选万应膏敷于患处。起到活血解毒的作用。发烧伴有并发症的患儿卧床休息至热退。鼓励患儿多喝水以利于汗液蒸发散热。对患儿的呼吸道分泌物及污染物应进行消毒。在流行期间加强托幼机构的消毒。对易感儿可接种腮腺炎减毒疫苗，90%可产生抗体。家长朋友们学会观察病情，一旦出现严重症状，立即到正规医院就诊。

第二十二节　流行性出血热护理要点

1.按感染性疾病一般护理常规护理。

2.患者实行血液、体液隔离。

3.患者绝对卧床休息(病情轻者亦应如此)。严禁搬动患者,以免加重出血。

4.给予患者高热量、丰富维生素、易消化饮食。少尿期给予低蛋白饮食;多尿期给予半流质和含钾食物。

5.密切观察尿量,遵医嘱记录24迅速尿量或出入水量。

6.发热患者以物理降温为主,但保暖采用乙醇或温水擦浴,禁用强效退热药。

7.密切观察患者生命体征、意识、瞳孔等,出现异常及时报告医师处理。

8.血液透析者按相应护理常规护理。

【告知】

1.患者绝对卧床休息,严禁搬动患者,以免加重出血。

2.对患者的分泌物、排泄物严密隔离,集中消毒处理。

第二十三节　流行性乙型脑炎护理要点

1.按感染性疾病一般护理常规护理。

2.实行虫媒隔离至体温正常。

3.给予患者流质、半流质饮食,补充足够的营养和水分。

4.高热患者按高热护理常规护理,注意降温不宜过快、过猛,禁用冰水擦浴。室温控制在30℃以下。

5.昏迷者按昏迷护理常规护理。

6.躁动的患者加护栏。

7.严密观察患者病情,如有体温、脉搏、呼吸、血压、意识、瞳孔变化或呼吸衰竭、脑水肿、脑疝征象时,及时报告医师,积极配合抢救。

8.恢复期加强营养和肢体功能锻炼。

【告知】

1.患儿居室应保持凉爽通风,室温宜保持在30℃以下,病室保持安静。

2.密切观察患儿的体温、呼吸、脉搏、血压、面色及瞳孔大小、神志变化等,及时发现危重症,以便抢救。

3.注意患儿五官和皮肤的清洁,可用生理盐水或1:5000呋喃西林液清洁眼、鼻、口腔等。

4.昏迷患儿需经常翻身,拍背,更换体位,防止呼吸道梗阻及褥疮发生。

5.急性期宜流质饮食,供给充分水分,必要时进行鼻饲。恢复期应注意逐渐增加营养。

6.恢复期要早期进行被动性功能锻炼,使患儿肢体运动功能尽早恢复。

第二十四节 伤寒护理要点

1.按感染性疾病一般护理常规护理。

2.实行消化道隔离,临床症状消失后,遵医嘱每隔5~7日送粪便进行伤寒杆菌培养,连续2次阴性才可解除隔离。

3.高热患者按相应护理常规护理;热退后每日策略体温3次,连测2周。

4.发热期应给予患者流质或无渣半流质饮食,少量多餐。饮食应减少豆奶、牛奶等容易产气的食物;并发肠出血的患者遵医嘱暂时禁食或仅进少量流质;并发肠穿孔的患者应给予禁食并遵医嘱使用胃管进行胃肠减压。

5.若连续3日未见大便者,可遵医嘱使用生理盐水300~500mL低压灌肠或用50%甘油60mL或液状石蜡100mL低压灌肠,禁用高压灌肠或泻药;腹胀时禁用新斯的明等促进肠蠕动的药物。

6.严密观察患者体温、脉搏、呼吸、血压、皮肤、大便、小便等情况,如有异常及腹痛便血等症状,立即报告医师。

【告知】

1.出汗后及时更换衣服,避免受凉。

2.若合并有心肌炎的患儿要嘱其卧床休息,减少活动。

3.若有肺部感染的患者,要随时增减衣服,避免背部受凉。

4.注意个人卫生,饭前便后要洗手,进无渣饮食,忌辛辣和粗纤维饮食,多饮水,保持大便通畅,注意休息。

第二十五节 细菌性食物中毒护理要点

1.按感染性疾病一般护理常规护理。

2.及时留取患者呕吐物送检,沙门菌食物中毒应作消化道隔离。

3.给予患者易消化的流质或半流质饮食,多饮水,呕吐剧烈者暂禁食。

4.注意观察患者病情变化,如有血压、脉搏、呼吸异常及脱水、酸中毒等病情变化及时报告医师。

【告知】

1.必须注意的是,呕吐时应让其完全吐出。在呕吐现象出现时,不要喝水或吃任何食物。

2.食物中毒时若是吐泻严重,应禁食8至12小时。病情好转后要选择清淡的饮食,先吃那些容易消化的食物,尤其避免容易刺激胃的食品。在病情好转后的两三天内不吃油腻食物。

3.处理任何食物前,记得先把双手洗干净。

第二十七节 霍乱护理要点

1.按感染性疾病一般护理常规护理。

2.实施严密隔离,确诊患者和疑似患者应分别隔离。患者症状消失后 6 日,遵医嘱隔日粪便培养 1 次,连续 2 次粪便培养阴性后方可解除隔离。

3.患者呕吐物、排泄物就地用≥4%含氯消毒剂搅匀后静置 30 分钟再行常规消毒。

4.密切接触者应检疫 5 日,遵医嘱给予预防性服药。

5.患者严格卧床休息,减少搬动。

6.有剧烈泻、吐者应禁食,泻、吐不剧烈者可给予流质饮食,恢复期给予易消化半流质饮食,注意少量多餐。

7.迅速建立静脉通路,遵医嘱及时正确补液。

8.遵医嘱准确记录出入水量,呕吐及腹泻的次数、性质。

9.密切观察患者皮肤弹性、口渴程度、生命体征及意识等情况,如有异常及时报告医师处理。

【告知】

1.告知污染水源是最重要的传播途径。食物、食具、日常生活用品也可引起接触传染。

一是早期发现病人,早期隔离,尽早治疗,搞好疫点消毒。

二是接触病人后要用肥皂和流动水洗手。

第二十八节 细菌性痢疾护理要点

1. 按感染性疾病一般护理常规护理。

2.实行消化道隔离。症状消失后 1 周,或大便 2 次培养阴性者,方能解除隔离。

3.遵医嘱患者禁食或给予流质、半流质、低渣饮食。

4.入院后服药前,送大便培养。

5.每日记录大便次数及性状。

6.重症者注意生命体征的变化,如有高热、抽搐、昏迷、休克者应立即报告医师,并按相应护理常规护理。

【告知】

1.急性期病人的餐具、衣被应煮沸消毒,尿粪等应钾排泄物量 1/10 的漂白粉搅拌后放置 2 小时再弃去。连续两次粪便细菌培养阴性才能解除隔离。

2.急性期病人应卧床休息,饮食以流质、稀饭、面条为主,忌食生冷、油腻及刺激性食物。

3.腹泻量多导致失水者,应多饮水,口服补液盐溶液,严重脱水者考虑静脉补液。

4.遵医嘱服药,最好吃些生大蒜或马齿苋煎汤服等。

5.慢性菌痢患者应注意生活规律,进食易消化、富于营养的食物,忌食生冷、油腻。在医生指导下合理应用抗生素治疗。

第二十九节　流行性脑脊髓膜炎护理要点

1.按感染性疾病一般护理常规护理。

2.实行呼吸道隔离;隔离至症状消失后 3 日,一般不少于病后 7 日。

3.密切观察患者生命体征、意识、瞳孔的变化,出现异常及时报告医师。

4.注意患者体位及吸痰,保持呼吸道通畅。

5.意识障碍者加护栏,加强安全防护,必要时使用约束带。

6.注意皮肤护理和口腔清洁。

7.高热者按相应护理常规护理。

8.并发败血症者按相应护理常规护理。

9.并发颅内高压者按相应护理常规护理。

【告知】

流行期间做好卫生宣传工作,注意环境及个人卫生,搞好室内卫生,开窗通风,勤晒衣被和儿童玩具,不带儿童去公共场所,尽量避免集会,外出时戴口罩,加强体育锻炼和营养,增强体质。早期发现和隔离病人,发现病人及时隔离与治疗,至少隔离至症状消失后 3 天,但不得短于病后 7 天,对接触者应进行医学观察。

(孙伟　杨娜　陈水莲)

第二十五章 五官科
常见疾病护理要点与告知

第一节 五官科一般护理要点

1.病人入院后热情接待，合理安排床位，做好入院宣教，12时内完成入院评估。

2.即刻测体重、T、P、R、BP并记录，急症病人即刻建立静脉通路，根据病情给予吸氧。24小时内测T、P、R，每4小时1次，连测3次，无异常者改为每日测2次。

3.了解病人心理状况，向病人解释病情，有针对性地做好心理护理。

4.严密观察病情，注意有无合并症，警惕休克的发生。

5.根据病情给予不同饮食，注意改善病人营养状况。

6.有手术指征者及时做好术前准备，以备急症手术。择期手术者根据手术需要，术前指导练习卧位大小便及有效咳嗽，按麻醉方式及术式做好常规术前准备，术后注意做好预防并发症的护理。

7.协助医师完成各项辅助检查及留取化验标本，每日下午记录大小便次数，如有腹泻、便秘及时给予处理。

8.入院24小时内完成洗澡、洗头、剪指（趾）甲、更衣等卫生处置，本班次内完成护理病例的首次记录。有吸烟史病人劝其戒烟，以免呼吸道分泌物增多导致肺部并发症。

9.病房内应安静舒适、阳光充足、空气新鲜，室温保持在摄氏18~22度，地面、桌面及用物每日用消毒液擦拭消毒。病人如有伤口应按时更换敷料，并做好废弃敷料的焚烧处理，严防院内感染的发生。

10.病情许可时，鼓励并协助病人下床活动，鼻饲及生活不能自理的病人行口腔护理，每日2次。长期卧床的病人注意做好皮肤护理。

11.有引流管者，注意保持导管固定，经常检查有无脱出、移位、折叠、受压，每日定时挤压以保持通畅，向病人交代注意事项，翻身及下床活动时应注意保护导管。观察引流物性质及量，如有异常及时通知医师。

12.应用中药治疗者，应详细交代服用的方法及注意事项。

【告知】

1.急症手术术后安返病房者，告诉患者手术顺利结束并给予鼓励、安慰。根据医嘱指导患者的治疗护理、用药护理。在治疗完毕后，指导生活、饮食护理。

2.介绍医院的环境、制度及主管医生、护士长、责任护士；医院和病房的规章制度包括：查房时间、探视时间、陪床制度、膳食制度。不同的病情，入院告知要区别对待，护士根据轻重缓急有计划的工作。

3.介绍病室环境，作息时间，卫生间的使用，贵重物品的报管安全及注意事项，呼叫器的使用，应用心电监护者，嘱其家属禁忌乱动机器及私自调节开关和阀门，以防发生意外。不得搬动病房内的医疗设备，注意安全。

4.病室禁止吸烟，禁止使用明火，禁止使用外接电源，保持病房清洁安静，请您不要随地吐痰，不要乱扔果皮纸屑、乱泼水，输液钩上除挂液体外，不要挂其他东西，严禁在病房内大声喧哗，饮酒等。病人不能擅自外出。请您爱惜病房内的一切设施，不要将脚放在坐凳和踩在床边处。

5.入院后请不要随便离开病房，以免医师不能及时与您联系，耽误治疗，如有特殊情况需离开病房，须征得医师的同意后写请假条，方可离院。擅自离院在院外发生任何意外或影响治疗出现病情恶化者，患者方自负责任，擅自离院超过 24 小时院方有权按自动出院处理。

6.住院期间护士会出具每日清单；出院时根据需要可要求医护人员出具诊断证明、出院记录；出院后可按规定复印病历。

7.住院期间请您准备好足够的医药费用，以免影响患者的治疗。

第二节　眼科疾病一般护理要点

1.热情接待新患者，安置床位，介绍病室环境及入院须知，告知责任护士、主管医师以及护士长的姓名，及时通知医师诊治。

2.遵医嘱分级护理。

3.遵医嘱给予饮食。

4.入院后患者测体温、脉搏、呼吸每日 3 次，连续 3 日无异常改为每日 1 次；体温在 37.5℃以上每日 3 次，体温 38.5℃每日 4 次，体温 39℃以上每日 6 次同时按高热护理常规护理；连续 3 日正常后改为每日 1 次。手术后患者测体温、脉搏、呼吸，每日 3 次，连续 3~7 日，无异常者改为每日测 1 次。

5.入院后测体重，每周 1 次并记录。

6.每日记录大小便，便秘者遵医嘱给予缓泻剂，注意保持大便通畅。

7.入院后测血压 1 次，以后每周 1 次并记录，特殊情况遵医嘱。

8.严格执行医嘱，按时滴眼药；使用多种眼药时，先滴刺激性小的眼药，后滴刺激性大的眼药，眼药之间间隔 10~15 分钟；滴可能出现毒副作用的眼药如阿托品时，应压迫泪囊区 2~3 分钟，以防吸收导致毒副作用。

9.传染性眼疾应严格隔离，注意医护人员和患者的清洁消毒，避免医院感染。

10.加强心理护理，对视力极差及双眼包扎的患者协助日常生活。

【告知】

（1）注意卧床休息，避免受凉，防止感冒。

（2）注意清洁卫生，点眼药前洗手，告知正确使用眼药，不能使用他人眼药；睡眠时应垫高枕头，减少低头时间。

（3）训练转动眼球，特别是向下转动及固视，以便配合手术。

（4）增加营养，多食水果、蔬菜等保持大便通畅的重要性。

（5）做好出院指导，告知保护眼睛于滴眼药的方法，定期来院复查，病人如感到眼部疼痛，视力模糊等及时就诊。

第三节　角膜溃疡护理要点

1.按眼科一般护理常规护理。

2.普食，鼓励患者多吃含维生素 A 丰富的食物如动物肝脏，胡萝卜等以改善角膜的营养，促进角膜上皮再生，促进溃疡的愈合。

3.严格实施消毒隔离措施，加强卫生宣教，注意医护人员和患者的消毒，防止医院感染。

4.滴眼药时，动作应轻柔，切勿用手压迫眼球，以防角膜穿孔。球结膜下注射时应避免在同一部位反复注射，注射针头应背离角膜，切勿注入眼内。

5.行结膜囊冲洗时，冲洗管的头端应置于眼内眦角处，勿触及角膜。

6.角膜刺激症状严重，如出现眼痛、畏光、流泪等，酌情遮盖患眼，避免强光刺激使咽部疼痛加剧。

【告知】

1.多食营养丰富、易消化、含维生素 A 丰富的食物，如动物的肝脏、胡萝卜、蛋类等，多吃蔬菜、水果以改善角膜营养，提高组织修复力，促进炎症吸收，从而促使角膜愈合。

2.由于角膜炎病程较长，且多反复发作，易导致视力下降，使患者失去对疾病治疗的信心，易产生焦虑、悲观、失望的心理。对此应耐心地与患者进行交流，帮助、开导并鼓励患者，使其消除焦虑，以良好的心态配合治疗护理。

3.眼睛畏光、流泪、异物感明显时，用眼垫遮盖患眼，避免强光刺激，加重患眼疼痛。

4.眼睛前房积液、积脓时，疼痛异常剧烈，可以用止痛剂，禁止热敷，避免感染扩散。

5.注意眼部卫生与休息，按时滴眼药水。

6.注意手的清洁;不揉擦患眼;不与其他人共用洗脸毛巾和脸盆，避免交叉感染。

第四节　前房积血护理要点

1.按眼科一般护理常规护理。

2.患者包扎双眼 5~7 日，取半坐卧位，嘱卧床休息，以利于前房内血液的吸收，并防止发生继发性出血。

3.给予患者饮食。

4.注意患者病情变化，发现有眼部剧痛、头痛、恶心、呕吐等高眼压症状及时通知医师给予降眼压处理。

5.及时遵医嘱使用止血药物，当非手术方法治疗无效后给予前房穿刺术时，按前房穿刺手术方法护理常规护理。

【告知】

1.护士要态度和蔼，言谈举止稳重，主动询问病人的病情，向其讲清本病的有关治疗和护理知识，告知待积血吸收后视力会恢复，不必担心，使他们能正确对待病情，消除恐惧心理，安心接受治疗，并及时与家属沟通，取得他们的积极配合。

2.伤者入院后即给予取半卧位，将头部抬高 40°~45°卧床休息，籍重力使血液下沉，不仅可防止血液蓄积在瞳孔区，还可减轻颈部及眼部静脉充血。一般半卧位至出血吸收后方可以改为自动体位。但是较长时间半卧位，病人会感觉不舒适，经常私自变换卧位，护士要向他们说明取半卧位的重要性，并多巡视，及时给予纠正。对儿童患者，则要求家长积极配合。

3.伤者入院后即给予加压双眼纱布包扎，使虹膜和睫状体不活动，眼球运动减少，从而避免因眼球转动时眼外肌对眼球施加压力而加重出血。护士要告知病人这一措施的重要性，让其不要随意私自取下包扎带，并嘱病人如果伤眼有不适感觉，要及时反映，以便及时诊治。

4.防止眼球负压或碰撞 告诉伤者尽量减少头部活动，禁止用手挤压双眼，对不合作或儿童给戴眼科专用眼罩加以防护。病床旁保持无障碍物，将常用物品放于伸手能及的地方，嘱病人下床时小心谨慎，防止该眼再次碰撞受伤。

5.避免过度用力 病人禁食过硬食物，避免牙齿过度咀嚼震动传导至眼部加重前房积血。鼓励多吃水果和富含粗纤维食品，防止大便干结，避免因排便用力屏气时使眼压升高发生血管破裂再度出血。

6.出院告知： 嘱病人出院后要注意眼部卫生，勿用手揉眼，避免剧烈运动，防止碰撞双眼，定期门诊复诊。如出现眼痛或视力减弱、头痛等症状，应及时就诊。要求病人按时服药和点眼药水，并教会病人及家属正确使用眼药水的方法。

第五节 急性虹膜睫状体炎护理要点

1.按眼科一般护理常规护理。

2.注意观察患者瞳孔大小，有异常及时通知医师。

3.应用大剂量激素及免疫抑制剂治疗时，可能会出现如向心性肥胖、食欲缺乏、骨质疏松、应激性溃疡、血常规异常等不良反应，应密切观察，告知患者可能出现的上述反应，给予心理护理并指导饮食；如发现不良反应，应及时报告医师。

4.球结膜下注射麻痹扩瞳剂时 应观察患者有无心前区不适、心悸、气促等不良反应，并及时报告医师处理。

5.遵医嘱按时滴眼药，用强效扩瞳剂时，应注意压迫泪囊区。

6.加强心理护理。

【告知】

1.向病人介绍本病的特点，说明坚持用药的重要性，帮助病人掌握本病的保健知识，树立战胜疾病的信心，积极配合治疗与护理。协助视力严重下降的病人做好日常生活护理。

2.在散瞳时，并告诉病人注射后出现明显的心跳、面红、口干等症状是药物的反应，休息片刻即可缓解。如上述症状加重伴头晕、烦躁不安、胡言乱语等应立即停药，并及时通知医生，嘱病人卧床休息，多饮水，注意保暖，静脉滴注葡萄糖。

3.讲解滴眼药水的目的和方法：阿托品眼药水散瞳预防黏膜粘连。每次滴眼后须按压内眦 1~2 分钟。

4.指导搞好眼部卫生，勿揉眼。

5.指导避免进食刺激性食物，保持大便通畅。

第六节 视神经炎护理要点

1.按眼科一般护理常规护理。

2.腰椎穿刺患者，按腰椎穿刺护理常规护理。

3.需行高压氧治疗者，按高压氧科护理常规护理。

4.根据视力情况遵医嘱分级护理。

5.密切观察患者的精神状态及有无神经系统症状，嘱患者多闭眼休息。

6.遵医嘱静脉滴注激素时，应密切观察患者有无消化道应激性溃疡的反应。

【告知】

1.饮食上还应注意增加富含维生素 E、B1、B12 及促进体内新陈代谢的食物，忌食辛辣，禁止吸烟及饮烈性酒，少吃刺激性的食物，多吃一些新鲜的蔬菜、水果及蛋白质含量高的食物。饮食选择清淡、易消化、营养丰富的食物。忌烟、酒、辛、辣、炸烤食物。多进食新鲜水果、蔬菜，凉性素菜及水果，如冬瓜、梨、香蕉、西瓜，可适当增加动物肝、牛奶、蛋黄，勿暴饮暴食。

2.遵医嘱，按时用药。对视力严重损伤者家属更应照相馆顾周到，以免因行动不便造成其他的伤害。

3.如经用药，视力仍继续恶化，可能失明，应迅速送医院治疗。

第七节　眼化学烧伤护理要点

1.按眼科一般护理常规护理。

2.合并面部及其他部位的烧伤按烧伤科护理常规护理。

3.根据视力情况遵医嘱分级护理。

4.滴眼药时动作轻柔，勿压眼球。使用自血滴眼时，血液置 4℃冰箱做中保存，隔日更换 1 次。

5.行球结膜下注射时，注意保护球结膜，避免在同一部位反复注射，勿注入眼内。

【告知】

1.院前处理：化学性烧伤后立即用大量清水或其他清洁溶液冲洗结膜囊，冲洗时转动眼球，并要反复多次，用 1~2L 冲洗液，充分冲洗至少 30 分钟以上，立即送医院诊治。

2.病室温度湿度要适宜、光线要柔和，避免强光直射。对病人进行卫生宣教，避免用脏手或不洁毛巾檫眼。饮食上给予易消化的清淡食物，避免辛辣刺激性食物，禁烟、酒。

3.心理指导：严重眼组织损伤者，由于视功能的严重破坏，常使患者对工作、生活悲观，失望，不接受现状，不配合治疗，对医学知识缺乏者，对现代医学技术抱有不切实际的期望心理，将角膜移植，装义眼，误解为换眼球、复明术，从而不重视必要的预防护理措施，也不珍惜现有的残余视力，针对病人出现的不同心理状况，医护人员要运用通俗易懂的语言向患者解释现代医学所能达到的、重视必要的预防性护理措施，共同努力保护好现有的视力，避免并发症的发生。

4.眼烧伤属眼科急症，早期必须争分夺秒，发现化学性眼烧伤后，现场急救非常重要，首先应及时用生理盐水冲洗结膜囊，如找不到生理盐水，可用自来水。

第八节　眼内手术一般护理要点

【术前护理】

1. 按眼科一般护理常规护理。

2.全身麻醉者，按全身麻醉术前护理常规护理。

3.了解病情，注意是否有发热、咳嗽、月经来潮及局部炎症等情况；眼部是否有结膜充血及分泌物。

4.做好术前各项检查，观察患者有无其他部位的化脓性病灶及其他慢性疾病。

5.耐心向患者解释，消除紧张和恐惧心理，取得患者合作。

6.术前晚及术晨观察合作体温、脉搏、呼吸、血压的情况，如有异常及时报告医师。

7.术前 1 日遵医嘱做好抗生素皮试，协助患者做好全身卫生处置。

8.便秘者，遵医嘱给予缓泻剂或术前肥皂水灌肠。

9.手术当天遵医嘱执行术前用药，代为保管贵重物品。

【术后护理】

1.按眼科一般护理常规护理。

2.全身麻醉者，按全身麻醉后护理常规护理。

3.迎接安置患者，清点带回用物，双眼包扎者，协助日常生活。

4.嘱患者安静休息、头部少活动，勿大声叫喊、用手揉眼、咳嗽和用力大便。

5.注意观察患者体温、脉搏、呼吸、血压、排尿及排便情况，如有异常及时通知医师。

6.观察术眼视力情况及有无伤口疼痛、敷料松脱，避免局部潮湿，并注意非手术眼视力的情况，发现异常及时报告医师。

7.注意眼内反射；密切观察患者病情变化，对卧床休息的患者协助日常生活。

8.取下敷料后，嘱患者勿压眼球，滴眼药时动作轻柔。

9.告知患者术后术眼会出现轻度眼干、异物感等，此为术后常见反应，不必惊慌。术后 1 个月内术眼勿进水，避免风沙、烟的刺激。

10.在使用激素类眼药时，应严格遵医嘱执行，并注意用药时间及频次。

11.观察非手术眼的情况，如出现眼红、视力下降等及时报告医师处理。

【告知】

1.术前患者每天滴抗生素眼药水 4 次、眼膏每晚 1 次，预防手术感染。术前禁止吸烟，以免刺激气管黏膜，增加分泌物，诱发咳嗽，如有咳嗽应给予止咳剂，并教患者止咳法，如张口呼吸或用舌尖顶向上颚。术前 1~2 日做好全身清洁，包括理发、洗头、洗澡、剪指甲等。泪囊手术及内眼手术须常规冲洗泪道。手术前训练病人眼球向各方向运动，使病人能配合手术操作者的需要，术后需绝对卧床休息的患者，术前还应训练适应床上生活，如进食，使用大小便器，以免术后引起尿潴留及便秘。眼肌、眼球摘除手术，小儿及全麻患者术前 4~6 小时禁食、禁水，并在术前当晚和手术前 1 小时给予镇静剂，手术当天早晨测血压、体温、呼吸、脉搏，术前排空大小便，更换衣服，穿对胸结扣的衣服为适宜，避免穿套头衣服，以免术后脱衣时碰伤术眼。长发妇女应编成两条辫子，耳环应脱下，按手术要求备皮及清洁皮肤，术前半小时护送病人入手术室。

2.术后用手术车送患者回病房，协助病人过床时，嘱病人放松头部，张口呼吸，不要用力，协助过床者一人双手执托头部，另一人协助病人将身体轻移过床，不可震动头部，值班护士应听取手术室护士及麻醉师交班，并嘱病人不要用力挤眼和不要剧烈活动。并根据手术不同种类，交代其他注意事项并使患者安静休息，协助患者日常生活，嘱病人不要用力咳嗽，不要用力大小便等，术后进半流质，以后无特殊者可改普通饮食。一般创口疼痛可用止痛剂，若病人反映头痛，或伴有恶心、呕吐及其他情况，应及时报告手术医生，检查是否感染或眼压增高。内眼手术应加用护眼罩，防止碰及术眼，并注意眼部绷带松紧，有无脱落、移位，伤口有无渗血及渗液，及时汇报并给予处理。

3.术后保持大小便通畅，对绝对卧床者、术后不习惯床上排尿者，应解除患者思想顾虑和紧张情绪，采取引导法帮助排尿，如按摩，热敷，声音诱导，针刺关元、足三里、三阴交，取侧卧位排尿，尽量避免污染，防止感染。术后便秘对创口不利，如病人用力大便，腹压增高，会导致眼部切口裂开及术眼出血等并发症，应适当用开塞露或中药帮助排便。

第九节　前房穿刺术护理要点

【术前护理】
按眼内手术术前护理常规护理。

【术后护理】
1.按眼内手术术后一般护理常规护理。
2.患者取半坐卧位，头部少活动。
3.给予患者饮食，多吃水果、蔬菜。
4.注意患者是否出现头痛、眼胀等症状，如有发生及时报告医师处理。

【告知】
1.告知患者饮食，多吃水果、蔬菜。
2.勿用手揉眼睛。

第九节　白内障手术护理要点

【术前护理】
1.按眼内手术术前护理常规护理。做好病人的心理护理，生活不能自理者给予必要的协助，吸烟者戒烟。

2.术前常规滴激素与抗生素的混合制剂眼药。

3.注意观察患者是否有全身性疾病。白内障病人需做血、尿常规，肝、肾功能。如有糖尿病，一般控制在正常指标下，根据情况决定手术。

4.扩瞳：术前护理是白内障手术的必要环节，一般瞳孔扩大至6mm以上为宜。

5.注意术眼扩瞳药时，勿使扩瞳药流入非手术眼。

【术后护理】

1.按眼内手术术后护理常规护理。

2.术后患者卧床休息，嘱患者少低头工作，勿用力大便。

3.术眼戴眼罩，如有头痛、头晕、呕吐、刀口疼痛、发热、夜间不能入眠，及时通知医生。

4.勿用力揉眼，遵医嘱给予卧姿。注意观察术眼有无不适，如出现眼痛、视力下降、复视等症状，及时报告医师。

5.做好出院指导，告知定期白内障专科复查。

【告知】

1.告知病人点药、服药及出院后的注意事项、复诊时间。

2.注意饮食和休息，并做到用眼卫生，防止视疲劳。

3.术后3个月内，创口尚未长牢，人工晶体还不稳定，所以不宜做重体力劳动及剧烈的活动，同时要防止碰撞，不要揉眼。

4.平卧位，头部少用力活动，避免咳嗽及情绪激动。

5.眼部勿施加压力，勿低头，用力等。

6.进易消化半流质饮食，不吃带骨刺及难咀嚼的硬性食物。保持大便通畅，减少用力。

7.术后3个月内避免重体力劳动，咳嗽者应用镇咳剂；戒烟。

8、遵照医生的嘱咐来院复查和佩戴眼镜。

9.告诉病人术后常感视物发蓝或眩目，此是正常现象，逐步可以习惯，不必恐惧，若出现眼痛、眼胀、视力下降等情况应及时就诊。

第十节 青光眼手术护理要点

【术前护理】

1. 按眼内手术术前护理常规护理。

2.给予患者清淡饮食，保持大便通畅。

3.做好患者安慰解释工作，避免患者情绪激动，以利术中良好的配合。

4.观察患者有无高眼压症状如眼痛、眼胀、恶心、呕吐等，如有及时报告医师处理。

5.尽量避免在光线过暗的地方久留，如看电视时宜开灯；避免长时间低头，衣领不宜过紧。

6.注意观察患者用药后反应。服用乙酰唑胺时，应先告知患者可能出现手足麻木等反应，如有发生请勿过度紧张，并报告医师处理；使用噻吗洛尔类药物是，注意观察患者心率，如<50次/min，要及时报告医师停药。

【术后护理】

1.按眼内手术术后护理常规护理。

2.给予患者清淡饮食。

3.注意观察患者术眼有无高眼压症状，如有发生及时报告医师处理；给予球结膜下注射麻痹扩瞳剂时，并观察患者心率、血压；静脉滴注20%甘露醇应嘱患者卧床休息，并观察尿液的颜色与量。

4.如果术后术眼滴扩瞳药，非手术眼滴缩瞳药，滴眼药时，必须严格执行查对制度，防止扩瞳药流入非手术眼；并注意非手术眼有无青光眼的发作，如出现视力巨降、眼部剧痛、眼胀、头痛、恶心、呕吐等症状，应及时报告医师处理。

5.做好出院指导，告知出院后继续滴抗生素眼药，嘱患者多休息，保证充足的睡眠，保持大便通畅，注意眼部卫生，防止感染，保持良好的情绪，合理饮食，定期青光眼专科复查。

【告知】

（1）眼外引流术，注意眼部卫生，避免结膜炎的发生，以免细菌进入切口引起眼内感染。

（2）衣着适度，避免受凉，防止感冒。

（3）睡眠时垫高枕头，减少低头时间，衣领不要过紧，防止头面部充血，引起眼压增高。饮水采取多次少量的方法。

（4）生活规律，保持心情舒畅和充足睡眠，避免情绪激动引起眼压增高。

（5）定期来院复查眼压、眼底、视野及视力等。

（6）感到有头痛、眼胀、虹视等应及时就诊。

（7）改变不良的生活习惯，禁用烟酒、浓茶及刺激性食物。

第十一节　白内障摘除、人工晶体植入、抗青光眼联合手术护理要点

【术前护理】

1.按眼内手速术前护理常规护理。

2.耐心与患者交流，消除恐惧心理，增强信心，取得合作。

3.遵医嘱术前扩瞳，快速静脉滴注20%甘露醇250mL，观察合作病情变化。

【术后护理】

1.按眼内手术术后护理常规护理。

2.术后合作卧床休息，嘱其勿低头穿鞋、取物及咳嗽，观察病情变化，如出现术眼疼痛等高眼压症状及时通知医师处理。

3.术后进食易消化、营养丰富食物；禁烟酒和辛辣刺激食品，避免一次性大量饮水。

4.患者保持大便通畅，防止用力大便，便秘者遵医嘱给予缓泻剂。

5.指导患者用眼卫生，不在光线较弱处连续工作或阅读，尽量少看电视。

6.给予患者相应自我护理知识的指导，避免情绪波动、过度疲劳；出现视力下降、复视等症状及时报告医师。

7.告知患者定期复诊，尤其出现患侧额部疼痛、眼胀、畏光、流泪等情况时，应立即就诊。

【告知】

同白内障、青光眼手术。

第十二节 玻璃体切割手术护理要点

【术前护理】

1.按眼内手术术前护理常规护理。

2.给予患者清淡饮食，保持大便通畅。

3.嘱患者卧床休息，减少患眼活动；双眼包扎者，协助生活护理。

4.加强心理护理，尤其后部玻璃体切割手术难度大、时间长，要引导患者配合治疗，增强信心。

5.遵医嘱使用扩瞳剂术眼扩瞳。

【术后护理】

1.按眼内手术术后护理常规护理。

2.给予患者清淡饮食。

3.施行后部玻璃体切割加硅油填充或注气术患者，卧床休息，根据视网膜裂孔方位。严格遵医嘱取相应卧位，并协助生活护理。

4.观察患者病情变化如出现伤口疼痛及高眼压症状，应及时报告医师处理。

5.观察患者视力变化，注意术眼视野中是否出现云雾状阴影、视物变形等视网膜脱离征象，如有发生及时报告医师。

6.加强心理护理。

7.协助患者术后下床大小便，防止体位性低血压导致的晕倒。

【告知】

1. 嘱病人安静卧床 2 周，减少眼球运动以及防止头部震动。切勿揉眼，以免引起出血，不利伤口恢复。

2.嘱病人食流质及易消化食物，多吃水果及蔬菜，保持大便通畅。忌烟、酒、辛辣等刺激性食物，注意保暖，以防感冒而影响疗效。

3.术眼涂眼膏并加敷料遮盖，随时注意观察敷料有无渗血、松脱，防止感染。

4.做好病人出院前的告知，遵医嘱特殊体位，避免重体力劳动，1 周后定期眼底专科复诊。

第十三节　外路视网膜脱离手术护理要点

【术前护理】

1. 按眼内手术术前护理常规护理。

2.给予患者普食，多进食含纤维素丰富的食物，保持大便通畅。

3.嘱患者卧床休息，减少患眼活动，防止视网膜继续脱离。双眼包扎者协助生活护理。

4.做好心理护理。

5.遵医嘱使用扩瞳剂术眼扩瞳。

【术后护理】

1.按眼内手术术后护理常规护理。

2.给予患者清淡饮食。

3.术后双眼包扎者，协助生活护理。

4.术后患者卧床休息，减少头部活动、避免低头工作、勿用力大便、咳嗽、打喷嚏。

5.观察患者病情变化，如出现伤口疼痛及高眼压症状，及时通知医师处理。

6.做好出院指导，避免眼碰伤和低头工作；术后半年内避免重体力劳动；定期眼底专科复诊。

【告知】

1.术前充分散瞳，详细查明视网膜脱离区和裂孔。若视网膜积液较多，不易查找裂孔时，嘱病人卧床休息，戴小孔眼镜，必要时双眼包扎，使眼球处于绝对安静状态，2~3 日后再检查眼底。

2.静卧休息，并使裂孔区处于最低位，防止脱离范围加大。

3.安静卧床休息一周，双眼包扎，避免活动，以减少出血。玻璃体注气或注油的病人为帮助视网膜复位和防止晶状体混浊应采取低头或俯卧位，待气体吸收后改为正常卧位。告知病人和家属保持正确体位的重要性，以取得配合，保证疗效。同时观察病人有无特殊体位引起的不适，及时给予指导。

4.帮助病人适应病房环境，做好无障碍设施护理，协助病人卧床期间的生活护理，满足病人各项生活所需。

第十四节　眼外伤手术一般护理要点

【术前护理】

1. 按眼科一般护理常规护理。

2.全身麻醉者，按全身麻醉术前护理常规护理。

3.了解患者全身情况，做好术前各项检查，观察患者有无其他部位的化脓性病灶及其他慢性疾病。

4.询问女性患者是否来月经。

5.向患者进行疾病和手术知识宣教。

6.遵医嘱备皮。

7.眼眶肿瘤患者遵医嘱抽血验血型、交叉合血。

8.遵医嘱滴抗生素眼药水，冲洗泪道。

9.术前晚和术晨分别测患者体温、脉搏、呼吸 1 次；术前 1 日遵医嘱做皮试；按要求做好全身卫生处置，剪指甲、更衣等。

10.指导患者练习卧床时眼球上下左右转动（视网膜脱离者禁用），教会患者如何防止咳嗽、打喷嚏。

11.术晨观察患者结膜囊内有无分泌物和结膜充血，有无感冒、发热、咳嗽等。

12.遵医嘱执行术前用药。

13.嘱患者排便，代为保管贵重物品。

【术后护理】

1.按眼科一般护理常规护理。

2.全身麻醉者，按全身麻醉后护理常规护理。

3.注意患者有无呕吐，如有呕吐则取侧卧位，头偏向健侧，避免敷料被呕吐物污染；呕吐不剧烈时，嘱患者深呼吸；呕吐频繁时，应记录呕吐量和次数，观察呕吐物颜色并保管医师处理。

4.观察患者伤口有无活动性出血，敷料是否松脱，保持敷料干燥、固定。

5.有负压引流管患者，保持引流管通畅，及时观察引流液的性状、颜色，量并记录，如有异常及时报告医师。

6.伤口疼痛者，给予心理安慰，并遵医嘱使用止痛剂。

7.做好出院指导，定期复诊。

眼外伤手术护理要点

【术前护理】

1. 按眼内手术术前护理常规护理。

2. 做好心理护理，消除患者对手术的恐惧和顾虑。

3.预防感染，遵医嘱局部和全身使用抗生素，使用 TAT。

4.协助做好各项检查。

5.如有严重眼内出血遵医嘱使用止血药，嘱患者卧床休息。

【术后护理】

1. 按眼内手术术后护理常规护理。

2.预防术后感染，遵医嘱使用抗生素。在大剂量激素治疗时，注意患者胃肠道反应，如有异常通知医师处理。

3.术后注意观察患者健侧眼情况，预防交感性眼炎；保护健眼，如健眼出血视力下降，视物模糊时及时报告医师。

4.做好出院指导，角膜缝线者，遵医嘱按时拆线，如术眼有不适，随时就诊。

【告知】

1.卧床休息，头高位或半卧位；避免情绪激动。避免受凉，引起咳嗽，造成眼内出血；可用消毒纱布轻拭眼部或戴有色眼镜。

2.多吃蔬菜、水果及营养丰富的食物；保持大便通畅。

3.闭目休息，减少对侧眼的转动，以减少患眼转动摩擦，以免伤口疼痛。

4.根据需要定期到门诊随访。

5.需点眼药水者，嘱其在点眼药水前要洗手，注意眼部卫生。

第十五节　慢性泪囊炎手术护理要点

【术前护理】

1. 按眼外手术术前一般护理常规护理。

2.遵医嘱患者行泪道冲洗，鼻腔冲洗。

3.用 1%呋麻液滴鼻。

4.鼻毛长者，剪鼻毛。

【术后护理】

1.按眼外手术术后一般护理常规护理。

2.给予患者饮食，避免过热、过硬饮食。

3.患者取半坐卧位，不可剧烈活动。

4.观察患者病情变化，注意有无伤口出血，记录伤口渗出液颜色，量；鼻腔纱条及引流管有无脱出；是否仍有溢泪、溢脓，如出现一次报告医师处理。

5.遵医嘱用1%呋麻液滴鼻和行泪道冲洗。

【告知】

1.增强体质，提高抗病能力。

2.注意眼部卫生，不用脏手揉眼。

3.改善环境和个人卫生条件，避免不良理化因素刺激，不用劣质化妆品。

第十六节　眼部肿瘤手术护理要点

【术前护理】

1. 按眼外手术术前一般护理常规护理。

2. 遵医嘱备皮。施眶颅沟通性肿瘤切除术者，剃光头。

3.协助做好各项检查。

4.合并颅内肿瘤及其他并发症时，密切观察患者神志、瞳孔、血压、脉搏、呼吸变化。

5.眼睑闭合不全者，遵医嘱涂眼膏或眼垫遮盖患眼一保护角膜。

【术后护理】

1.按眼外手术术后一般护理常规护理。

2.化疗患者按化疗护理常规护理。

3.患者全身麻醉醒后取半坐卧位。

4.全身麻醉术后留置导尿者，保持导尿管通畅，及时记录尿量。

5.观察患者伤口有无活动性渗血，如有异常及时报告医师处理。

6.施行眶颅沟通性肿瘤切除术者，卧床休息，密切观察患者神志、瞳孔、血压、脉搏、呼吸并记录，必要时行心电监护。

7.恶性肿瘤或多次复发的眶内肿瘤者，加强心理护理。

【告知】

1.肿瘤病人认为自己得了"绝症"，缺乏对疾病治疗的信心，护士应多关心安慰体贴病人，向病人解释肿瘤并不可怕，使病人增强信心，配合治疗。

2.对放疗、化疗病人因身体消耗大，应注意营养，给予高蛋白、高热量、多维生素饮食，并定期检查血象，观察药物及皮肤反应。

第十七节　眼科整形手术护理要点

【术前护理】

1.按眼外手术术前一般护理常规护理。

2.患者需植皮时，备供皮区皮肤，并观察供皮区皮肤的完整性。

3.结膜囊成形术口腔黏膜移植术者，术前遵医嘱朵贝液漱口。

【术后护理】

1.按眼外手术术后一般护理常规护理。

2.需植皮者，注意观察植皮区的血运，有无感染、坏死的现象，遵医嘱使用抗生素。

3.结膜囊成形术后，给予患者流质饮食，并在每次进食后清水漱口。

4.施口腔黏膜移植术者，术后遵医嘱朵贝液漱口。

5.加强心理护理。

【告知】

1.新入院病人的告知　病人入院后，由责任护士对其介绍病区环境、主管医生、作息时间、治疗时间等，帮助病人结识病友，尽快熟悉病房环境，适应住院生活。

2.心理指导　眼科患者心理负担较重，担心日后能否正常自理生活，因此评估病人焦虑的程度及原因，耐心倾听病人的内心感受，向病人讲解有关疾病的知识，使病人了解治疗的过程，减轻焦虑，正确面对目前的状况，积极配合治疗护理。

3.有关检查治疗项目的介绍　详细解释各项检查治疗的目的、方法和需要配合的要求，如眼部 A、B 超检查的意义、测眼压后注意勿揉眼等，使各项工作按时顺利进行，以利疾病的早日确诊和康复。

4.有关药物知识的介绍　正确使用药物是有效治疗的重要保证。向病人讲解有关药物的治疗作用、用药时间及可能出现的毒副作用、预防措施等，如：阿托品眼液点眼后需压迫泪囊 2~3min，避免药物流入鼻泪管经黏膜吸入引起中毒；口服乙酰唑胺后可出现四肢麻木及针刺感，停药后可自行缓解。对需要眼部注射治疗的患者，应耐心讲解方法及可能出现的不良反应，消除顾虑，已达到有效的治疗目的。

5.术前宣教　针对手术患者解释手术的必要性，根据手术方式做好术前准备如备皮、泪道冲洗、结膜囊冲洗等的解释工作，训练病人仰卧时头部不动、眼球固视或向下转动，教会病人床上使用便器的方法，指导病人做好全身清洁卫生，给予心理安慰，消除对手术及预后的顾虑。

6.术后告知　解释保持正确卧位的意义及保护术眼的重要性。指导病人咳嗽、打喷嚏时要张口呼吸，以缓解冲动、避免手术意外和术后出血。加强术后观察，注意饮食，多吃蔬菜、水果，忌辛辣刺激性食物，保持排便通畅，避免因用力而致眼压升高。

7.出院告知　指导病人有关用眼卫生、情绪、饮食、用药及复诊等方面的知识教育，增强病人预防保健意识。告知病人禁止剧烈运动和意外受撞击等。

第十八节　甲亢突眼开眶减压手术护理要点

【术前护理】
1.按眼外手术术前一般护理常规护理。
2.备眶周皮肤。
3.眼睑闭合不全者，睡前涂眼膏，用眼垫覆盖双眼。
4.协助做好甲状腺功能检查和心功能检查，遵医嘱抽血查血型、交叉合血。

【术后护理】
1.按眼外手术术后一般护理常规护理。
2.患者全身麻醉清醒后取半坐卧位。
3.注意伤口有无活动性出血，有无甲亢危象。观察患者体温、脉搏、呼吸，每日3次连续7日。
4.注意保持伤口敷料干燥，预防伤口感染。

【告知】
1.消除精神紧张等对本病不利的因素。治疗初期，予以适当休息和各种支持疗法，补充足够热卡和营养物质如糖、蛋白质和各种维生素等，以纠正本病引起的消耗。
2.术前稳定病人情绪，减少心理刺激，充分了解其心理状况，针对性地解释、开导和安慰是预防甲状腺危象的关键。
3.术后让血压平稳病人取半坐卧位，严密观察P，R，BP的变化，有无发生呼吸困难和窒息.
4.指导病人使用正确的咳嗽方法，针对不同原因引起的呕吐进行相应处理，限制探视，让病人尽量使用手势或书写等方法沟通，以减少出血的发生。
5.进食时特别是饮水时，观察有无发生呛咳，误吸等情况，协助病人坐起进食或进半流质固体食物，进食速度不宜过快。

第十九节　眶骨骨折修复手术护理要点

【术前护理】
1.按眼外手术术前护理常规护理。

2.备眶周皮肤。

【术后护理】
1.按眼外手术术后一般护理常规护理。
2.注意伤口有无活动性出血。
3.保持伤口敷料干燥、预防伤口感染。
4.患者伤口疼痛剧烈时，遵医嘱使用止痛剂。

【告知】
1. 禁止擤鼻，禁止揉眼，避免过度弯腰低头及咳嗽、喷嚏，取平卧位休息。
2.张口时疼痛给软食，禁食辛辣刺激性食物，忌烟酒，多吃新鲜蔬菜、水果、谷类、豆类、动物肝脏、禽蛋等富含维生素 B1 和维生素 B12 的食物，保持大便通畅。
3.眶骨骨折患者视力不同程度下降，颜面青紫，眼部出血，外表美观受到影响，情绪激动易冲动，入院后我们主动接近患者与他们谈心，取得他们的信任，要尊重和理解他们，理解他们的感受和想法，允许家属陪伴，鼓励患者与其他病友交流，发挥家庭及社会支持系统的作用。
4.由于眶骨骨折患者住院时间短，完全康复必须在家完成，出院告知很重要，交代患者出院后 2 周、4 周、8 周到医院复诊，其间有疼痛、不适随时就诊，避免剧烈运动，避免再次外伤，按时点眼药，保持口腔清洁，保持大便通畅。

第二十节　斜视手术护理要点

【术前护理】
1.按眼外手术术前护理常规护理。
2.术前遵医嘱洗眼。
3.抗生素眼药水滴眼。

【术后护理】
1.按眼外手术术后一般护理常规护理。
2.给予患者松软、易消化饮食，避免过热、过硬食物。
3.注意伤口渗血情况，保持敷料干燥、固定。
4.注意眼心、眼胃反射，如有呕吐时，嘱患者侧卧位，头偏向健侧，防止污染敷料；向患者解释呕吐是术后常见反应，消除紧张心理；呕吐剧烈时，记录呕吐物的量、次数、颜色并报告医师处理。
5.嘱患者定期到斜视专科复诊。

【告知】

1.手术后作双眼包扎，应嘱病人闭目养神，尽量少转动眼球，以免影响愈合。

2.正确点眼药水。首先家属或病人将手洗干净，然后病人取仰卧位，嘱其眼睛向上看，家属或病人左手拇指食指分开上下睑，拇指向下轻拉下睑，右手持眼药瓶，将眼药点于下窟窿部，嘱其轻转眼球后闭目1-2分钟，用吸水纸拭去流出的药液。点眼药时瓶口距眼睑1-2厘米，勿触及睫毛，同时点两种药物以上者每种药间隔3-5分钟，每次点1-2滴。

3.注意用眼卫生，不要过度用眼，揉眼，避免眼睛过度疲劳，保证充足睡眠。

4.饮食上注意营养摄入要均衡，忌烟酒和辛辣刺激性食物。

5.对有屈光不正的患者，术后需及时配镜治疗。对于部分调节性内斜视的儿童，术后应带原矫正眼镜，且尽量不用近距离视力，以免调节而至内斜视的复发。如有弱视，需在医生指导下进行弱视训练。

（孙伟 邵明芳 庞凤美 陈永花）